S. Chrubasik E. Martin (Hrsg.)

Zur Behandlung akuter und chronischer Schmerzen

Springer

Berlin
Heidelberg
New York
Barcelona
Budapest
Hongkong
London
Mailand
Paris
Santa Clara
Singapur
Tokio

S. Chrubasik E. Martin (Hrsg.)

Zur Behandlung akuter und chronischer Schmerzen

Mit 44 Abbildungen und 31 Tabellen

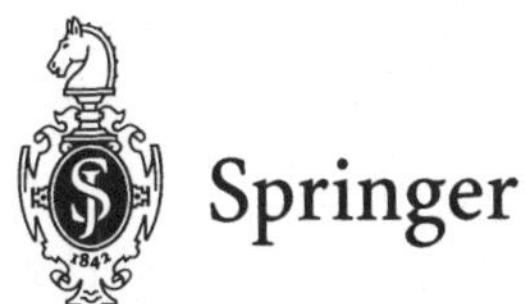

Springer

Dr. med. Sigrun Chrubasik
Zentrum der Pharmakologie
Abteilung für Klinische Pharmakologie
Universität Frankfurt
Theodor-Stern-Kai 7
D-60590 Frankfurt

Professor Dr. med. Eike Martin
Klinik für Anästhesiologie
Universität Heidelberg
Im Neuenheimer Feld 110
D-69120 Heidelberg

Die Deutsche Bibliothek – CIP-Einheitsaufnahme
Zur Behandlung akuter und chronischer Schmerzen: S. Chrubasik ; E. Martin (Hrsg.). –
Berlin ; Heidelberg ; New York ; Barcelona ; Budapest ; Hongkong ; London ; Mailand ;
Paris ; Santa Clara ; Singapur ; Tokio ; Springer, 1996

ISBN-13: 978-3-540-60496-9   e-ISBN-13: 978-3-642-61066-0
DOI: 10.1007/978-3-642-61066-0

NE: Chrubasik, Sigrun [Hrsg.]

Umschlaggestaltung: Design & Production, Heidelberg
SPIN: 10514077   19/3133 – 5 4 3 2 1 0 – Gedruckt auf säurefreiem Papier

Gewidmet

Herrn Prof. Dr. N. RIETBROCK
zum 65. Geburtstag

Vorwort

Es ist unethisch, Patienten in Schmerzen ohne Hilfe zu lassen, sei es postoperativ oder bei einer gutartigen oder bösartigen Krankheit. Der Grund für die in Deutschland noch immer große Anzahl schmerztherapeutisch unzureichend behandelter Patienten liegt weniger in der Verweigerung einer Schmerztherapie als in Unwissen oder mangelhafter Ausbildung.
Darum haben wir auf Bitte vieler Studenten und niedergelassener Kollegen ausgewählte Kapitel aus den Symposiumbänden *Advances in Pain Therapy* I und II ins Deutsche übersetzt und die Darstellungen – wenn erforderlich – durch neuere wissenschaftliche Erkenntnisse ergänzt. Denn die Beiträge ergänzen die bestehende Literatur. Wir hoffen, damit einen Beitrag zur Verbesserung der Schmerztherapie in Deutschland zu leisten.

Frankfurt, Heidelberg   S. CHRUBASIK
im Frühjahr 1996   E. MARTIN

Inhaltsverzeichnis

Teil II: Zur Behandlung chronischer Schmerzen

Mitarbeiterverzeichnis

BLACK, A., M. D., B. M., B. CH., M. A., D. Phil., F.C. Anaes,
F.A.N.Z.C.A.
Department of Anesthesiology, University of Bristol
Bristol Royal Infirmary
Bristol, BS2 8HW, UK

CARR, D. B., M. D., Professor of Anesthesiology
Department of Anesthesiology, Massachusetts General Hospital
Harvard Medical School
Boston, MA 02114, USA

CHRUBASIK, J., Professor Dr. med.
Klinik für Anästhesiologie, Universität Heidelberg
69120 Heidelberg, Germany

CHRUBASIK, S., Dr. med.
Department of Clinical Pharmacology, University of Frankfurt
60590 Frankfurt, Germany

COUSINS, M. J., M. D., F.A.N.Z.C.A., Professor of Anesthesiology
Department of Anesthesiology, University of Sydney
Royal North Shore Hospital
St. Leonards, NCW 2065, Australia

DETHLEFSEN, U., M. D.
MKL Institute of Clinical Research
20259 Hamburg, Germany

ECOFFEY, C., M. D., Professor of Anesthesiology
Department of Anesthesiology, Université Paris-Sud
Hôpital de Bicétre
94275 Le Kremlin-Bicétre, France

FRANIAK, R. J., M. D.
  Department of Anesthesiology, Duke University Medical Center
  Durham, NC 27710, USA

GLASS, P. S. A., M. D., Professor of Anesthesiology
  Department of Anesthesiology, Duke University Medical Center
  Durham, NC 27710, USA

LAZORTHES, Y., Professor Dr.
  Department of Neurosurgery, University Hospital
  Toulouse, France

McPEEK, B.
  Department of Anesthesiology, Massachusetts General Hospital
  Harvard Medical School
  Boston, MA 02114, USA

MAGORA, F., M. D., Professor of Anesthesiology
  Department of Anesthesiology, Hadassah University Hospital
  Jerusalem, Israel

NEWTH, C. J. L., M. D., F.R.C.P.(C), Professor of Pediatrics
  Division of Pediatric Critical Care
  Children's Hospital of Los Angeles
  University of Southern California
  Los Angeles, CA 90027, USA

NIV, D., M. D., Professor of Anesthesiology
  Department of Anesthesiology, Tel Aviv Sourasky Medical Center
  Ichilov Hospital
  Tel Aviv, Israel

PARRIS, W. C. V., Professor Dr.
  Department of Anesthesiology, Vanderbilt University
  Nashville, USA

PENN, R. D., Professor Dr.
  Department of Neurosurgery, University Hospital
  Chicago, USA

ROSENBERG, P. H., M. D., Professor of Anesthesiology
  Department of Anesthesiology, Helsinki University
  Surgical Hospital
  Helsinki, Finland

Rowbotham, D. J., M. D.
    Department of Anesthesiology, Leicester Royal Infirmary
    University of Leicester
    Leicester, LE1 5WW, England

Smith, G., M. D., Professor of Anesthesiology
    Department of Anesthesiology, Leicester Royal Infirmary
    University of Leicester
    Leicester, LE1 5WW, England

Teil I

Zur Behandlung postoperativer Schmerzen

Management einer Behandlungseinheit für akute Schmerztherapie

D.B. Carr, B. McPeek

Einleitung

Das öffentliche Interesse an neuen Therapieansätzen und Fortschritten bei der Behandlung akuter Schmerzen ist gewachsen. Aufgrund neuester Entwicklungen in der medizinischen Forschung und Praxis, insbesondere im Bereich der Neurobiologie, können Schmerzen heute gezielt bekämpft werden; in manchen Fällen kann bereits der Entstehung von Schmerzen erfolgreich vorgebeugt werden [31]. Ermöglicht wird dies durch technische Neuerungen, neue Medikamente und Therapieansätze, so z.B. durch nichtinvasive, endoskopische und chirurgische Maßnahmen, die das Gewebe nur minimal verletzen. Gesetzgeber, Berufsverbände, wissenschaftliche Fachgesellschaften und Patienten beschäftigen sich mit verschiedenen Themen, die in Zusammenhang mit der Schmerztherapie stehen, z.B. der Frage nach der Kostenübernahme durch Krankenversicherungen. Zu den Organisationen, die sich mit dieser Thematik befassen, zählen die Weltgesundheitsorganisation, das britische Royal College of Surgeons [25] und in Amerika die American Pain Society (APS) [16, 17], die Joint Commission for Accreditation of Health Organizations und die Agency for Health Care Policy and Research (AHCPR) [4]. Der Patient ist heute über die Fortschritte im medizinischen Bereich im Bilde und erwartet dementsprechend eine hervorragende ärztliche Versorgung einschließlich einer wirksamen Schmerzlinderung.

Als Reaktion auf diese Entwicklung bemühen sich viele Krankenhäuser um eine Optimierung ihrer Möglichkeiten zur Behandlung von Schmerzen [5]. Eine große Anzahl wissenschaftlicher Artikel und Monographien befaßt sich mit den technischen Aspekten einzelner Therapieverfahren (z.B. mit Nervenblockaden, patientengesteuerter Analgesie und periduraler Opioidapplikation) und deren Besonderheiten, wie z.B. der Dosierung des Medikaments, nichtmedikamentösen Behandlungsmethoden etc. [2, 3, 8, 23]. Der vorliegende Artikel wird sich nicht in die Gruppe dieser Publikationen einreihen; vielmehr soll an dieser Stelle Ärzten eine Anleitung zur Organisation und zum Management einer Behandlungseinheit für akute Schmerztherapie gegeben werden: Modelle solcher Einrichtungen, logistische Überlegungen für die Gründung, erforderliche Ausstattung und personelle Besetzung, Integration dieser Einrichtungen in die institutionelle Qualitätssicherung. Natürlich unterliegen die regionalen und nationalen Gewohnheiten für den Betrieb einer solchen Schmerzbehandlungseinheit und für die Kostenübernahme durch die Krankenversicherungen kontinuierlichen Veränderungen. Die Ergebnisse der daraus resultierenden heftigen Diskussionen über die wirtschaftlichen Aspekte einer Schmerzbehandlungseinheit [30, 32] sind dementsprechend nicht über regionale Grenzen hinaus anwendbar; selbst innerhalb dieser Grenzen können sie rasch an Gültigkeit verlieren.

Ein Arbeitsausschuß des britischen Royal College of Surgeons [25] hat überzeugend dargelegt, daß die konventionelle Analgesie „nach Bedarf" abzulehnen ist; der Ausschuß beruft sich auf Daten der vergangenen 40 Jahre, aus denen hervorgeht, daß nach chirurgischen Eingriffen 30–50 % der Patienten unter mäßigen bis schweren Schmerzen leiden (Tabelle 1).

Die Versagerquote blieb über Jahrzehnte hinweg inakzeptabel. Die ineffiziente Analgesie steht bei der Behandlung anhaltender starker Schmerzen bei einer Dosierung nach Bedarf in Relation zu den Dosie-

Tabelle 1. Versagerquote der konventionellen Analgesie („nach Bedarf") bei der Behandlung postoperativer Schmerzen. (Nach [25])

Literatur	Unzureichende Analgesie bzw. mäßige oder schwere Schmerzen [%]
Papper et al. (1952) [20]	33
Lasagna u. Beecher (1954) [14]	33
Keats (1965) [12]	26–53
Keeri-Szanto u. Heaman (1972) [13]	20
Cronin et al. (1973) [9]	42
Banister (1974) [1]	12–26
Tammisto (1987) [28]	24
Cohen (1980) [6]	75
Tamsen (1982) [29]	38
Donovan B. (1983) [10]	31
Weis et al. (1983) [33]	41
Donovan M. (1987) [11]	58
Seers (1989) [26]	43
Owen et al. (1990) [19]	37

rungsintervallen. Der Patient ruft erst dann nach der Krankenschwester, wenn seine Schmerzen mäßig oder stark sind; dies ist jedoch mit einer Verzögerung in der Applikation des Medikaments verbunden, so daß die Schmerzlinderung hinausgezögert wird und ein Teufelskreis aus Angst, Hilflosigkeit und Schlaflosigkeit entsteht [8].

Abgesehen von ethischen und humanen Überlegungen ist mittlerweile auch der physiologische Wert einer gezielten Schmerzbekämpfung erwiesen [4]. Akute Schmerzen gehen mit einer Streßreaktion einher durch Ausschüttung sog. Streßhormone, welche einen Gewebeschaden, Substratausschwemmung und Flüssigkeitsretention hervorrufen können; die Reaktionen des kardiovaskulären Systems bestehen in Tachykardie, Bluthochdruck, Ischämie und einem erhöhten Risiko für ventrikuläre Arrhythmien. Als Folge der Streßsituation tritt eine Immunsupression ein. Selbst bewußtlose Patienten unter einer „schwachen" Allgemeinnarkose zeigen diese unerwünschten Reaktionen. Sind die Patienten bei vollem Bewußtsein, so können Schmerzen beim Atmen oder Husten zu einer Verstärkung postoperativer Lungenfunktionsstörungen führen und Infektionen prädisponieren; die Bettlägrigkeit der Patienten kann zudem das Risiko der Entwicklung einer Phlebothrombose erhöhen.

In der nachfolgenden Liste sind die Ergebnisse ausgewählter Studien zur postoperativen Schmerzbehandlung metaanalytisch zusammengefaßt. Die neueren Methoden der postoperativen Schmerzbehandlung

---

Metaanalyse zur postoperativen Schmerztherapie mittels patientengesteuerter Analgesie oder periduraler Applikation von Opioiden oder Lokalanästhetika im Vergleich zur Schmerzbehandlung mit konventionellen, intramuskulär, nach Bedarf verabreichten Opioiden

---

Patientengesteuerte Analgesie:
- bessere Qualität der Analgesie,
- größere Zufriedenheit des Patienten,
- tendenziell kürzerer Krankenhausaufenthalt,
- tendenziell geringerer Medikamentenbedarf.

Peridurale Opioidapplikation:
- bessere Qualität der Analgesie,
- erhöhte maximale Exspirationsflußgeschwindigkeit,
- geringere Inzidenz an Atelektasen.

Peridurale Instillation von Lokalanästhetika:
- bessere Qualität der Analgesie,
- verbesserte arterielle O_2-Sättigung,
- geringeres Risiko des Auftretens von Lungenfunktionsstörungen,
- geringeres Risiko des Auftretens von Phlebothrombosen.

(die patientengesteuerte Analgesie, die peridurale Opioid- und Lokal-
anästhetikaapplikation) wurden mit der konventionellen, intramuskulären, nach Bedarf verabreichten Opioidgabe verglichen. Diese Untersuchungen gehen über die Messung physiologischer Parameter zur Evaluierung von Mortalität, Dauer und Kosten eines Krankenhausaufenthalts
oder einer Behandlung auf der Intensivstation hinaus und weisen auf die
Vorteile einer gezielten Schmerztherapie bei der Behandlung postoperativer Schmerzen hin. Das gilt insbesondere für gebrechliche, ältere
Patienten, bei denen ein größerer invasiver Eingriff vorgenommen wird.

Rahmenbedingungen/Grundlagen

Nicht jede neue Analgesietechnik ist technisch aufwendig. Das Bewußtsein, daß eine zufriedenstellende Analgesie am ehesten mit Hilfe einer
kontrollierten, verbesserungsfähigen, flexiblen Therapie erzielt werden
kann, muß als wichtigster Grundstein beim Management akuter
Schmerzen angesehen werden [16, 18, 22]. Durch die sachkundige
Anwendung medikamentöser und nichtmedikamentöser Standardme-
thoden, bei der nach kontinuierlicher Einschätzung der Schmerzintensität titriert wird, läßt sich bei den meisten Patienten eine zufriedenstellende Analgesie erzielen. Ein Komitee der APS (American Pain
Society) hat die Grundprinzipien der Analgesie mit Opioiden bei der
akuten Schmerztherapie und bei der Behandlung von Krebsschmerzen
zusammengestellt [17]:
1) individuelle Abstimmung von Applikationsweg und Opioiddosie-
    rung auf den einzelnen Patienten;
2) bei anhaltenden Schmerzen Applikation des Analgetikums in regel-
    mäßigen Abständen;
3) Kenntnis von Dosierung und Wirkungsdauer, wenn mehrere starke
    Opioide verabreicht werden müssen;
4) angemessene Opioiddosierung bei Kindern;
5) genaue Patientenbeobachtung, besonders bei Beginn oder bei
    Umstellung der Therapie;
6) bei Umstellung der Therapie auf ein anderes Opioid oder einen
    anderen Applikationsweg Verwendung eines äquivalenten Dosie-
    rungsschemas; nachfolgende Anpassung der Dosierung;
7) Erkennen und Behandlung der Nebenwirkungen;
8) Berücksichtigung möglicher Risiken bei der Applikation von Pethi-
    din oder von Opioid-Agonist/Antagonisten, z.B. Pentazocin;
9) keine Placeboanwendung zur Ermittlung des Schmerztypus;

10) Erkennen und Behandlung einer Opioidtoleranz;
11) Erkennen einer physischen Abhängigkeit und Vorbeugen der Entzugserscheinungen;
12) Patienten nicht als „süchtig" (psychisch abhängig) bezeichnen, wenn er von einem Opioid körperlich abhängig ist oder eine Toleranz entwickelt hat;
13) Beobachtung der psychischen Konstitution.

Durch das wiederholte Einschätzen der Schmerzintensität (im einfachsten Fall durch Einstufung der Schmerzintensität auf einer Skala von 0–10) kann die Schmerzbehandlung individuell auf den einzelnen Patienten abgestimmt werden. Die Schmerztherapie erhält dadurch eine wissenschaftliche Basis, ähnlich anderer Therapieformen, die sich z. B. nach der Leukozytenzählung, der Drogenkonzentration im Blut oder der Prothrombinzeit richten. Bei der Einschätzung der Schmerzintensität müssen auch das Alter des Patienten, seine Konstitution und das Umfeld [2, 3] berücksichtigt werden. Bei stationären Patienten sollte das angestrebte Behandlungsergebnis auf einer 10-Punkte-Skala bei 4 oder darunter liegen. Unter Berücksichtigung der Vitalzeichen kann dann festgelegt werden, ob die Dosis des Analgetikums erhöht werden muß, ob das Analgetikum öfter verabreicht werden muß oder ob die nächste Stufe innerhalb des Behandlungsalgorithmus angewendet werden sollte. Das von der AHCPR (Agency for Health Care Policy and Research) erarbeitete kurze Schema (Abb. 1) hebt die Bedeutung eines solchen Therapieansatzes hervor.

Trotz der großen Bedeutung der neuen Analgesietechniken werden heute bei der postoperativen Schmerztherapie noch immer die etablierten Therapieverfahren zur Anwendung gebracht: nichtopioide Analgetika, Opioide und Lokalanästhetika. Nur wenn die postoperativen Schmerzen durch die nichtinvasive Standardtherapie nicht ausreichend gelindert werden können, werden andere Medikamente, Applikationswege oder Techniken verwendet bzw. primär eingesetzt. Die bei einer Dosierung nach Bedarf unvermeidliche Verzögerung der Applikation kann bei kontinuierlicher Applikation vermieden werden, z. B. durch Einnahme von systemisch oder zentral wirkenden Medikamenten in regelmäßigen Abständen oder durch die patientengesteuerte kontinuierliche Zufuhr von Opioiden parenteral oder rückenmarksnah (intravenöse, subkutane oder peridurale patientengesteuerte Analgesie).

Obwohl diese neuen Therapieansätze vielversprechend und relativ sicher sind, raten APS und AHCPR zu häufigen Überprüfungen und Wiederanpassungen der Analgetikadosen, damit die Risiken möglichst minimal gehalten werden können.

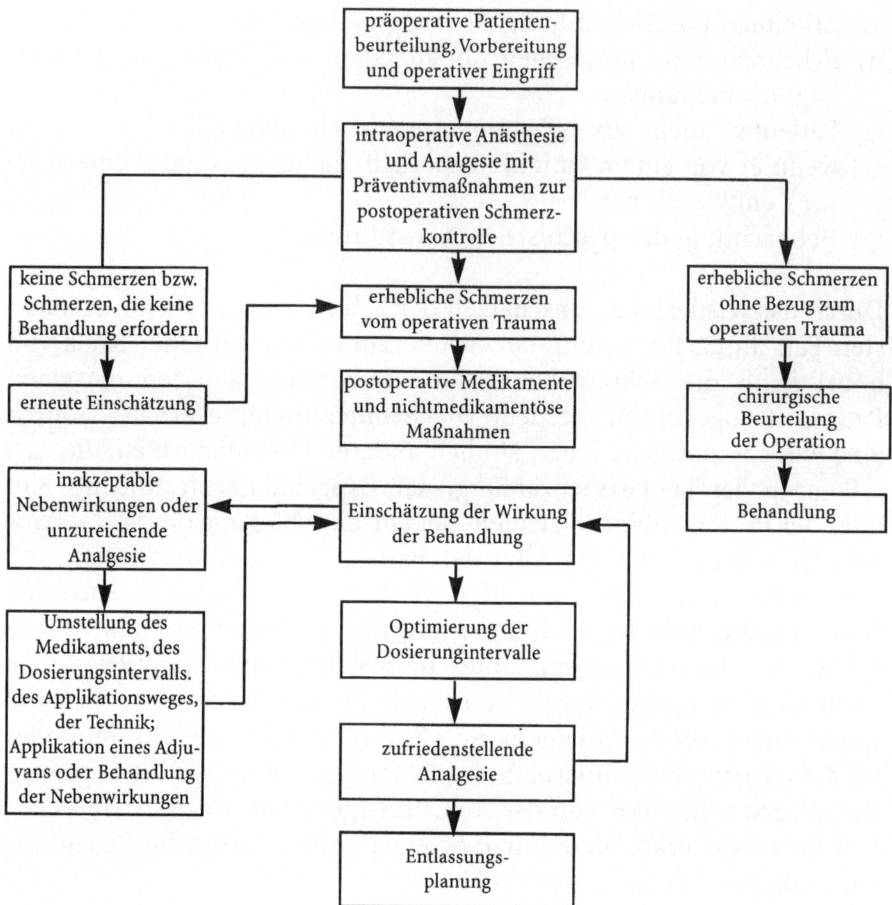

Abb. 1. Schema zur postoperativen Schmerzbehandlung. (Nach [4])

Sowohl Wechselwirkungen zwischen Medikamenten als auch mangelhafte Überwachung von Risikopatienten (z. B. Nichterkennen einer Atemdepression) können zum Tode des Patienten führen. Bei der Verwendung von Analgetika muß daher die gleiche Sorgfalt angewendet werden wie bei anderen Medikamenten, z. B. bei Verwendung von Digitalis oder Insulin. Der amerikanische Accreditation Council on Graduate Medical Education hat vor einiger Zeit den Schmerz und seine Behandlung als ein Spezialgebiet eingestuft, zu dessen Ausübung eine formale Ausbildung mit einer abschließenden schriftlichen Prüfung notwendig sei, wobei beides den empfohlenen Anforderungen von der International Association for the Study of Pain (IASP) entsprechen müsse [15]. In Tageskliniken, Erste-Hilfe-Stationen und bei ambulanter Pflege zu Hause, wo nicht unbedingt ausgebildete Schmerztherapeuten oder Spezialisten arbeiten, sind derart hohe Standards nicht erforderlich; dennoch sollten auch in diesen Bereichen einzelne ausgewählte Personen die Verantwortung für eine risikofreie und wirksame Schmerztherapie tragen. Viele Publikationen zur Schmerzlinderung berichten mit großem Enthusiasmus über die Sicherheit bei der Anwendung neuer therapeutischer Maßnahmen; dies sollte jedoch den einzelnen Praktiker nicht dazu verleiten, neue technische Verfahren anzubieten, zu deren sorgfältiger Anwendung ihm die Ausbildung fehlt.

Vor Gründung und Organisation einer Behandlungseinheit für akute Schmerztherapie muß deshalb genau festgelegt werden, welchen Schwerpunkt die Schmerzbehandlungseinheit haben soll; Organisation und Struktur müssen den internationalen Standards entsprechen. Die IASP hat verschiedene Organisationsformen von Schmerzbehandlungseinheiten (siehe S. 185) definiert [15]:
- *Multidisziplinäres Schmerzzentrum*
- *Multidisziplinäre Schmerzklinik*
- *Schmerzklinik*
- *Therapieverfahrenorientierte Schmerzklinik*

Notwendigkeit und Rentabilität einer Behandlungseinheit für akute Schmerztherapie müssen feststehen, ebenso sollte ein institutionelles Interesse an Ausbildung und wissenschaftlichen Untersuchungen bestehen. Es muß von vornherein klar sein, ob in der Schmerzbehandlungseinheit akute und chronische Schmerzen oder evtl. nur Krebsschmerzen therapiert werden sollen. Sind z.B. keinerlei Mittel für den Kauf und die Wartung von Infusionspumpen oder für die personelle Besetzung vorhanden, dann sollte man sich mit technisch weniger aufwendigen Mitteln zur Schmerzlinderung begnügen, z.B. mit regelmäßigen Injektionen von nichtopioiden Analgetika oder Opioiden. Zu den notwendigen Maßnahmen vor der Gründung einer Schmerzbehandlungseinheit zählen u.a. auch die Auswahl des Kollegiums (Chirurgen, Anästhesisten und Pflegepersonal) und die Sicherstellung seiner Bereitschaft zur Mitarbeit [27]. Um eine reibungslose Funktionsfähigkeit der Einheit sicherzustellen, sollten auch Spezialisten anderer Disziplinen (z.B. Pharmazie, Industrie und Bio-/Medizintechnik) am Gründungsprozeß mitwirken. Eine Behandlungseinheit für akute Schmerztherapie muß multidisziplinär geführt sein [7, 24]. Hinsichtlich des Stellenwerts von Behandlungseinheiten für akute Schmerztherapie hat ein Arbeitsausschuß des Royal College of Surgeons in Zusammenarbeit mit dem britischen College of Anaesthesists die wichtigsten Aufgabengebiete zusammengestellt [25]:
1) Verantwortung für die postoperative Schmerzbehandlung;

2) Sicherstellung eines Pflegestandards, der sowohl der Konstitution des Patienten als auch der technischen Ausstattung entsprechen sollte;

3) Bereitstellung einer Weiterbildungsmöglichkeit für Ärzte und Pflegepersonal, die im Bereich der postoperativen Schmerzbehandlung arbeiten. Die Weiterbildungsveranstaltungen müssen auch eine Anleitung zur Diagnose und Behandlung evtl. während der Schmerztherapie auftretender Komplikationen geben;

4) Auflistung der Vorteile und Risiken der angewandten Therapieverfahren und Auswertung neuer Verfahren;

5) klinische Forschung zur Linderung akuter Schmerzen.

Von der Theorie zur Praxis

Vor der Gründung einer Behandlungseinheit für akute Schmerztherapie nach den Empfehlungen der IASP muß zunächst ein detaillierter Plan zur personellen Besetzung und Ausstattung der Behandlungseinheit ausgearbeitet werden, in dem auch festgelegt wird, wie viele Patienten und welche Typen von Schmerzsyndromen in der Einrichtung behandelt werden sollen. Ein 24-h-Service für Notfälle ist unabdingbar. Ein Spezialist zur Anleitung des Pflegepersonals ist von unschätzbarem Wert. Unter diesem Gesichtspunkt müssen die Verantwortlichen im Krankenhaus, inklusive der Verwaltung, berücksichtigen, daß zu Beginn die Kosten eine Zeitlang die Einnahmen überschreiten können. Es sollten Pläne zur Deckung dieser Kosten erstellt werden. Der finanzielle Aspekt ist derzeit – angesichts der Tatsache, daß im Gesundheitsbereich allgemein der Trend möglichst viele Kosten einzusparen, besteht – der schwierigste Faktor bei der Einrichtung einer Schmerzbehandlungseinheit; und dies, obwohl sich die Ausgaben durch die Zufriedenheit der Patienten, die kürzeren Krankenhausaufenthalte und die verbesserten Resultate mehr als bezahlt machen werden. Auch müssen präzise Protokolle und Orderpapiere ausgearbeitet werden:
- wie und von wem Medikamente und Geräte bereitgestellt werden;
- auf welche Weise häufig auftretende Probleme, wie unzureichende Analgesie und Nebenwirkungen, behandelt werden müssen;
- wer für Materialanforderungen, Wartung und Qualitätssicherung zuständig ist.

Die Erfahrung hat uns gelehrt, daß nur die behandelnden Ärzte, die auch die patientengesteuerte Analgesie oder peridurale Infusionen anwenden, Zugang zu den Analgetika, Sedativa und Hypnotika haben sollten. Wir empfehlen, daß zu Beginn nur eine begrenzte Anzahl von Patienten, bei denen bestimmte Eingriffe vorgenommen wurden (z.B.

thorakale oder vaskuläre Operationen) und deren postoperative Schmerzen mit großer Wahrscheinlichkeit auf die geplante Therapie ansprechen, von Chirurgen und Anästhesisten behandelt wird. Später kann die Schmerzbehandlungseinheit dann in die tägliche Praxis des Krankenhausbetriebes integriert werden und Tag und Nacht therapeutische Maßnahmen anbieten. Wir empfanden es als hilfreich, einmal am Tag eine Visite bei den an akuten Schmerzen leidenden Patienten zu machen; diese kann natürlich auch mit den täglichen postoperativen Visiten kombiniert werden. Bei den meisten Patienten kann die Therapie nach 3–4 Tagen von der bedarfsgesteuerten oder der periduralen Opioidapplikation auf die orale Gabe von Analgetika umgestellt werden; dennoch ist es aufgrund der großen interindividuellen Bandbreite möglicher Einstellungen notwendig, daß Titration und Überwachung wiederholt über die gesamte Behandlungsdauer hinweg individuell auf den einzelnen Patienten abgestimmt werden.

Damit eine Behandlungseinheit für die Therapie postoperativer Schmerzen erfolgreich arbeiten kann, muß jeder einzelne Mitarbeiter das zugrundeliegende Konzept verstehen und umsetzen können. Um dies sicherstellen zu können, bedarf es der kontinuierlichen Weiterbildung und Zusammenarbeit aller Ärzte, des Krankenpflegepersonals und der Patienten. Eine erfolgreiche Behandlungseinheit für akute Schmerztherapie macht sich rasch bezahlt. Bei Expansion muß jedoch weiterhin die Qualitätssicherung im Vordergrund stehen.

Die Einrichtung einer Behandlungseinheit für akute Schmerztherapie am Beispiel amerikanischer Kliniken

Anästhesie
  Chefarzt
  Risikomanagement
    Rechtsabteilung
  Angestellte
    Behandlungseinheit für postoperative Schmerztherapie
    Intensivpflege
    Leitender Assistenzarzt
    Assistenzärzte und Hilfskräfte

  Abteilungsrat
    Fachbereichsleiter
  Komitee für klinische Praxis und
    Patientensicherheit (z. B. Genehmigungsverfahren für neue Verfahren und Geräte)

Verwaltung
Finanz- und Personalabteilung
(z. B. zusätzliches Krankenpflegepersonal)
Fortbildung
  Kleine Runde
  Große Runde
  Memos / Handouts

Chirurgie
  Chirurgen
    Private Angestellte
    Leitende Assistenzärzte und Oberärzte für jede Abteilung
  Wartung
  Formale Datenerhebung zur
    Bestimmung des Klinikbedarfs
  Formlose Kommunikation

Die Einrichtung einer Behandlungseinheit für akute Schmerztherapie am Beispiel amerikanischer Kliniken *(Fortsetzung)*

Krankenpflege
- Abteilungsleiter
- Verschiedene Verwaltungskomitees
  - Überprüfung/Genehmigung von Pflegemaßnahmen und -verfahren (z.B. Verwaltung, Praxis, Leitung, Verfahren, Qualitätssicherung)
- Kollaborative Ausbildungsmaßnahmen
  - Personalentwicklungsbüro entwikkelt und überprüft Wartungsmaterial
- Spezialisten für stationäre Patientenpflege
  - praxisorientierte Kliniklehrkräfte
- Wartung individueller Patientenpflegeeinheiten
  - Krankenpflegepersonal / Schwestern
  - Oberschwestern
  - Krankenpflegepersonal für intravenöse Therapie

Technik
- Klinische Technik
  - Auswahl der technischen Ausstattung
  - Preisverhandlungen
  - Inspektion, Wartung
- Bio-/Medizintechnik
  - Einschätzung der technischen Ausstattung, um eine Auswahl zu treffen

Wartung

Apotheke
- Abteilungsleiter
- Koordinator für Informationen über Medikamente
- Stellvertretender Abteilungsleiter
  - Zubereitung / Inventur der Medikamente

Aufnahme
- Aufnahmekomitee der Klinik
  - Genehmigungsverfahren neuer Konzepte, die in die Patientenkarteien aufgenommen werden

Klinikverwaltung
- Abteilungsleiter
- Angestellte
  - Betriebliche Entwicklung
  - Fortbildung der Leiter
  - Fortbildung der Sekretärinnen
- Leitendes Sekretariat

Finanzen
- Wirtschaftsmanager der Anästhesie
- Verantwortliche für die Patientenpflege
- Debitorenbuchhaltung
- Verantwortliche für das Versicherungswesen
- Einkaufsabteilung
- Sekretärin der Schmerzeinheit: Rechnungsstellung

Personal
- Befragungen zur Erstellung von Stellenbeschreibungen
- Bewerbungsgespräche

Kopierzentrum der Klinik
- Kopierservice
  - Standardaufträge, Rechnungsformulare
  - Aufzeichnungsformulare, Geschäftskarten
  - Stationsunterlagen

Handwerker
- Produktpräsentation
- Kontinuierliche Nachanfertigung und Instandhaltung der Ausstattung
- Konkurrenzangebote (Leasing vs. Kauf)
- Materialien zur Ausbildung

Beratung mit den Behandlungseinheiten für postoperative Schmerztherapie anderer Kliniken

Teilnahme an Konferenzen und Tagungen

Qualitätssicherung

Die Qualitätssicherung besitzt inzwischen in der medizinischen Praxis einen hohen Stellenwert. Die wichtigsten Punkte, die bei der Qualitätssicherung im Bereich der Schmerztherapie berücksichtigt werden müssen, sind: das Wohlergehen des Patienten und seine Zufriedenheit mit der Behandlung, das Angebot der in der Schmerzbehandlungseinheit anzubietenden analgetischen Verfahren, die Art und Weise, in der diese Verfahren angewandt werden sollen, die Herabsetzung der mit den Behandlungen einhergehenden Nebenwirkungen und Komplikationen [27]. Die APS hat Standards für die Qualitätssicherung bei der Behandlung akuter Schmerzen und Krebsschmerzen entworfen [16].

Erkenne und behandle Schmerzen sofort:
- Schmerzintensität und Qualität der Schmerzlinderung feststellen und aufzeichnen,
- Schmerzskalen zur Messung der subjektiven Schmerzintensität definieren,
- Zufriedenheit des Patienten überwachen.
  Informationen über Analgetika bereitstellen.
  Den Patienten eine wirksame Schmerzlinderung versprechen.
  Vorgehensweise bei der Verwendung moderner analgetischer Verfahren explizit festlegen.
  Einhaltung der Standards überprüfen.

Pasero u. Hubbard [21] stellten einen beispielhaften Qualitätssicherungsplan für eine große Schmerzbehandlungseinheit (625 Betten) zusammen. Dieselben Autoren haben auch ein detailliertes Handbuch zu diesem Thema veröffentlicht [22].

Da eine wirksame Schmerzlinderung nur interdisziplinär durch die enge Zusammenarbeit von Spezialisten aus verschiedenen Fachgebieten erzielt werden kann, müssen im Verlauf dieses Prozesses mehrere wichtige Punkte beachtet werden.

Ein Plan zur Qualitätskontrolle einer Behandlungseinheit für akute Schmerztherapie. (Nach [21])

Generelle Vorgehensweise:
1) Es muß ein schriftlicher Plan ausgearbeitet werden, in dem die regelmäßige Beurteilung der Qualität und die Angemessenheit der Arbeitsweise der Behandlungseinheit für akute Schmerztherapie festgelegt wird.
2) Die Beurteilung der therapeutischen Maßnahmen sollte zusätzlich zur Überprüfung der direkt integrierten Mitarbeiter auch die Mitarbeiter einschließen, die nicht direkt in die Versorgung der Patienten integriert sind.
3) Die Mitarbeiter der Behandlungseinheit für akute Schmerztherapie müssen die Daten schematisch sammeln und tabellarisch festhalten und Vorkehrungen für eventuelle Probleme treffen, mit anderen Fachabteilungen zusammenarbeiten, wenn dies für eine wirksame Schmerzlinderung notwendig ist und die Wirksamkeit der therapeutischen Maßnahmen wiederholt überprüfen.
4) Die gesammelten Daten, Schlußfolgerungen, Empfehlungen und vorgenommenen Maßnahmen werden in den Besprechungen der Mitarbeiter der Behandlungseinheit für akute Schmerztherapie besprochen und dokumentiert.
5) Vierteljährlich muß ein Bericht über die Qualitätssicherung, einschließlich der gesammelten Daten, Schlußfolgerungen, Empfehlungen und vorgenommenen Maßnahmen zur zuständigen Behörde geschickt werden.
6) Die für die Qualitätssicherung zuständige Behörde muß diesen Bericht über die Qualitätssicherung vierteljährlich der Verwaltung zukommen lassen.
7) Der Verwaltungsdirektor der Behandlungseinheit zur akuten Schmerztherapie und sein klinischer Leiter müssen jedes Jahr die Rentabilität der Einrichtung und der von ihr angebotenen therapeutischen Maßnahmen überprüfen. Aufgrund der Ergebnisse dieser Prüfung müssen gegebenenfalls organisatorische Änderungen vorgenommen werden. Das Prüfungsergebnis wird in schriftlicher Form der zuständigen Behörde vorgelegt.

Zweck: Qualität und Angemessenheit der therapeutischen Maßnahmen überprüfen und bewerten, die Probleme der einzelnen Abteilungen erkennen und gegebenenfalls organisatorische Verbesserungen vornehmen, damit die·therapeutischen Maßnahmen verbessert werden können.

Ziel: Hohen Pflegestandard halten.

Zu 1: Jeder daran beteiligte Mediziner und Nichtmediziner muß genau darüber unterrichtet sein, welche Aufgabe er oder sie zu erfüllen hat: Wer koordiniert die einzelnen therapeutischen Maßnahmen? Wer ist bevollmächtigt und wird die analgetischen Maßnahmen anordnen?

Zu 2: Das Einverständnis des Patienten (oder gegebenenfalls das seiner Familie) zu der geplanten Therapie muß sichergestellt sein; dies beugt der Planung von Vorgehensweisen vor, die aufgrund einer Nichtakzeptanz von seiten des Patienten zum Scheitern verurteilt sind. Viele Patienten lehnen z.B. die PCA-Behandlung ab oder ziehen kognitiv-verhaltenstherapeutische Behandlungsverfahren zur Schmerzbehandlung vor. Es sollten schriftliche Anweisungen vorliegen, wie bei häufig vorkommenden Problemen, z.B. Obstipation, Harnretention oder Nausea, Über- oder Unterdosierung von Schlaf- oder Beruhigungsmitteln und Nachuntersuchungen, vorgegangen werden soll. Schließlich müssen regelmäßig Besprechungen mit möglichst allen am Prozeß beteiligten Personen zum maximalen gegenseitigen Informationsaustausch abgehalten werden.

Schlußfolgerungen

Die revolutionären Neuerungen bei der Behandlung akuter Schmerzen haben bei manchen Patientengruppen, wie z.B. den sehr jungen oder den sehr alten gebrechlichen Patienten, zu einer Senkung der Morbidität, einer Steigerung der Lebensqualität und zu einer größeren Zufriedenheit der Patienten und ihrer Familien geführt. Aufgrund wirtschaftlicher Engpässe kann der Schmerzbehandlung im Rahmen der Pflege der Patienten erst langsam Priorität eingeräumt werden. Doch fördert der soziale Druck zunehmend die Einführung von Behandlungen, die mit einer verbesserten akuten Schmerztherapie einhergehen. Bei allem Enthusiasmus muß jedoch bedacht werden, daß nicht jedes Therapieverfahren zur Linderung akuter Schmerzen geeignet ist. In der von der AHCPR veröffentlichten Richtlinie [4] findet sich diesbezüglich folgende Aussage:

Es gibt eine Vielzahl unterschiedlicher Schmerzbehandlungseinheiten; sie unterscheiden sich in der Größe, der Komplexität, der Anzahl der angewandten Therapieverfahren und der Art der behandelten Patientengruppen. Man kann daher von keinem generell gültigen Konzept zur postoperativen Schmerzbehandlung sprechen. Die Verantwortung für die Therapie der Patienten sollte aber in jedem Fall bei den Ärzten liegen, die über das fundierteste Wissen, die meiste Erfahrung und das größte Interesse im Bereich der Schmerztherapie verfügen und dementsprechend in der Lage sind, den Patienten innerhalb eines angemessenen Zeitraumes eine Linderung ihrer Schmerzen zu verschaffen.

Die Risiken bei bestimmten Techniken zur Schmerzlinderung, wie z.B. bei der periduralen Opioidapplikation oder der patientengesteuerten Analgesie, können durch ihre organisierte, methodische Anwendung mit häufiger Überprüfung und Titration minimal gehalten werden. Unter solchen Umständen muß die Verantwortung für eine wirksame Schmerzlinderung zwangsläufig Expertenteams übertragen werden. Wenn sich keine solchen Teams einrichten lassen (z.B. in Tageskliniken, Erste-Hilfe-Stationen, Pflegeheimen), sollte auf die Anwendung solcher Verfahren verzichtet werden; die Verantwortung für eine wirksame Schmerzlinderung sollte aber auch hier bei bestimmten, rechenschaftspflichtigen Personen liegen.

Gegen die oben genannten Vorsichtsmaßnahmen könnte man einwenden, daß Komplikationen unter der patientengesteuerten und der periduralen Opioidapplikation wie z.B. Blutdruckabfall und Sedierung nicht zwangsläufig mit der Anwendung dieser Verfahren zur Schmerzlinderung assoziiert sein müssen. Hypovolämie, Hämorrhagie und andere Faktoren wie z.B. Hyponatriämie können Symptome hervorrufen, die leicht mit einer Überdosierung des Analgetikums verwechselt werden können bzw. die die hemmende Wirkung der Opioide und Lokalanästhetika auf das kardiovaskuläre System oder das zentrale Nervensystem potenzieren können. Unter diesen Umständen kommt der Behandlungseinheit für akute Schmerztherapie eine wichtige Rolle zu, da sie Sicherheit garantiert und jederzeit eine medizinische bzw. chirurgische Intervention vornehmen kann.

Literatur

1. Banister EHD. (1974) Six potent analgesic drugs. A double-blind study in postoperative pain. Anaesthesia 29: 158–162
2. Berde CB, Schechter NL, Yaster M (eds) (1992) Management of pain in infants, children, and adolescents. Williams & Wilkins, Baltimore
3. Bonica JJ (ed) (1990) The management of pain, 2nd edn. Lea & Febiger, Philadelphia
4. Carr DB, Jacox AK, Chapman CR et al. (1992) Acute pain management: operative or medical. procedures and trauma. Clinical. practice guideline. Agency for Health Care Policy and Research, Rockville/MD (AHCPR publication No. 92-0032)
5. Carr DB, McPeek B, Todd DP, Ryder E (1989) So you want to start a postoperative pain service? J Clin Anesth 1: 320–321
6. Cohen FL (1980) Postsurgical pain relief: patients statua und nurses medication choices. Pain 9: 265–274
7. Cousins MJ, Mather LE (1989) Relief of postoperative pain: advances awaiting application. IASP Newsletter (Nov–Dec): 1–3
8. Cousins, MJ, Phillips GD (1986) Acute pain management. Churchill Livingstone, New York
9. Cronin M, Redfern PA, Utting JE (1973) Psychometry and postoperative complaints in surgical patients. Br J Anaesth 45: 879–886
10. Donovan BD, (1983) Patient attitudes to postoperative pain relief. Anaesth Intens Care 11: 125–129
11. Donovan M, Dillon P, McGuire L. (1987) Incidence and characteristics of pain in a sample of medical-surgical inpatients. Pain 30: 69–78
12. Keats AS (1956) Postoperative pain: research and treatment. J Chro Dis 4: 72–83
13. Keeri-Szanto M, Heaman S (1972) Postoperative demand analgesia. Surg Gynecol Obstet 134: 647–651
14. Lasagna L, Beecher HK (1954) The optimal. dose of morphine. JAMA 156: 230–234
15. Loeser JD, Boureau F, Brooks P et al. (1990) Desirable characteristics for pain treatment facilities and standards for physician fellowship in pain management. IASP, Seattle
16. Max MB, Donovan M, Portenoy RK et al. (1991) American Pain Society quality assurance standards for relief of acute pain and cancer pain. In: Bond MR, Charlton JE, Woolf CJ (eds) Proceedings of the VIth World Congress on Pain. Elsevier, Amsterdam, pp 185–189

17. Max MB, Payne R, Edwards WT et al. (1992) Principles of analgesic use in the treatment of acute pain and cancer pain, 3rd edn. American Pain Society, Skokie/IL
18. Miaskowski C, Jacox A, Hester NO, Ferrell B (1991) Interdisciplinary guidelines for the management of acute pain: implications for quality improvement. J Nurs Care Qual 7: 1–6
19. Owen H, McMillan V, Rogowski D (1990) Postoperative pain therapy: a survey of patients' expectations and their experiences. Pain 41: 303–307
20. Papper E.M., Brodie B.B., Rovenstine E.A. (1952) Postoperative pain: its use in the comparative evaluation of analgesics. Surgery 32: 107–109
21. Pasero CL, Hubbard L (1991) Development of an acute pain service monitoring and evaluation system. Qual Rev Bull (Dec 1991): 396–401
22. Pasero CL, Hubbard L (1992) Acute pain management operation manual. Available from Schumpert Medical Center. Shreveport/LA
23. Ready LB, Edwards WT, Benedetti C et al. (1992) The management of acute pain – a practical. guide. IASP, Seattle
24. Ready LB, Oden R, Chadwick HS et al. (1988) Development of an anesthesiology-based postoperative pain management service. Anesthesiology 68: 100–106
25. Royal. College of Surgeons and Royal. College of Anesthetists (1990) Report of the working party on pain after surgery. Royal College of Surgeons, London
26. Seers K (1989) Patients' perception of acute pain. In: Wilson-Barnett J, Robinson S (eds) Directions in nursing research. Scutari Press, London, pp 107–116
27. Sriwatanakul K, Weiss OF, Allova JL et al. (1983) Attitudes of patients, house staff, and nurses towards postoperative analgesic care. Anesth Analg 62: 70–74
28. Tammisto T (1978) Analgesics in postoperative pain relief. Acta Anaesthesiol Scand [Suppl 70] 22: 47–50
29. Tamsen A (1985) Comparison of patient-controlled analgesia with constant infusion and intermittent intramuscular regimens. In: Harmer M, Rosen M, Vickers MD (eds) Patient-controlled analgesia. Blackwell, London, p 111
30. VadeBoncoeur TR, Ferrante M (1993) Management of a postoperative pain service at a teaching hospital. In: VadeBoncoeur TR, Ferrante M (eds) Postoperative pain management. Churchill Livingstone, New York, pp 625–640
31. Wall PD (1988) The prevention of postoperative pain. Pain 33: 289–290
32. Weeks JG, Campbell PM (1992) Acute pain management professional. services, coverage, and payments: issues, options, and strategie. In: Sinatra RS, Hord AH, Ginsberg B, Preble LM (eds) Acute pain: mechanisms and management. Mosby-Year Book, St. Louis, pp 601–608
33. Weis OF, Sriwantanakul K, Alloza JL, Weintraub M, Lasagna L (1983) Attitudes of patients, housestaff and nurses toward postoperative analgesic care. Anesth Analg 62: 70–74

Neue Opioide und neue Konzepte ihrer Applikation

P.S.A. Glass, R.J. Franiak

In den 50er Jahren wurde recht eingehend die Struktur-Wirkungs-Beziehung von synthetischen Opioiden erforscht. Auf der Basis dieser Arbeiten wurden mehrere neue Phenylpiperidine mit deutlich erhöhter Wirkstärke und Sicherheit synthetisiert und schließlich auf den Markt gebracht. Die erste dieser Verbindungen war Fentanyl. Bald darauf wurden auch Alfentanil und Sufentanil zur klinischen Anwendung in den USA freigegeben. Inzwischen wurden weitere neue Piperidinderivate synthetisiert, die sich von den bisherigen Opioiden unterscheiden. Sie werden derzeit klinisch geprüft.

Obwohl sich die Grundeigenschaften der neuen Opioide nicht geändert haben, sind wir heute durch ein besseres Verständnis von Pharmakokinetik und Pharmakodynamik in der Lage, die neuen Opioide sicherer einzusetzen. Dieses Kapitel gibt einen kurzen Überblick über die pharmakokinetischen und pharmakodynamischen Konzepte, die bei der Applikation von Opioiden berücksichtigt werden müssen. Ferner werden die pharmakologischen Eigenschaften der neueren Phenylpiperidine sowie neuere Applikationsformen abgehandelt.

Pharmakokinetik-Pharmakodynamik von Opioiden bezogen auf ihre Applikation

Bei allen reinen Opioid-Agonisten geht eine Dosissteigerung mit einer Wirkungssteigerung und einer linear ansteigenden Blutplasmakonzentration einher. Es darf daher angenommen werden, daß sich mit steigenden Plasmakonzentrationen die Opioidwirkung verstärkt. Diese Annahme impliziert, daß es wesentlich ist, die Konzentrations-Wirkungs-Beziehung für jedes Opioid und für jeden gewünschten Endpunkt (also Analgesie vs. Atemdepression) zu kennen. Ist diese erst bekannt, so läßt sich die Verabreichung des Opioids bis zum Erreichen der gewünschten Konzentration im Blut steuern.

Dies setzt jedoch voraus, daß die Opioidkonzentration im Plasma stets die am Rezeptor widerspiegelt. Leider trifft das für die Fentanylderivate nicht zu. EEG-Messungen lassen erkennen, daß zwischen Plasmakonzentration und Wirkung des Opioids eine zeitliche Verzögerung besteht. Bei schnellen Infusionen entsteht so eine Hysterese der Konzentrations-Wirkungs-Beziehung [54, 55]. Durch Zusammenschieben der Hysteresekurve läßt sich die Interkompartimentbeziehung zwischen Plasmakonzentration und Wirkung ableiten. Sie drückt sich im Verteilungsgeschwindigkeitskoeffizienten k_{eo} und seiner Halbwertszeit $t_{1/2\,keo}$ aus. Auf der Basis dieses Wissens können geeignete Studien die Beziehung von Plasmakonzentration und Wirkung präzise bestimmen. Bei der Gabe von Opioiden sind zwei Parameter von besonderer Relevanz: dies sind die minimale analgetisch wirksame Konzentration („minimal effective analgesic concentration", MEAC) bei der Behandlung postoperativer Schmerzen [26, 36, 37] und die Cp_{50} (die Plasmakonzentration des Opioids, die in Kombination mit 70 % N_2O bei 50 % aller Patienten eine somatische, hämodynamische oder autonome Reaktion auf den Hautschnitt verhindert) [3, 12, 20, 42]. Diese Werte sind für Fentanyl, Sufentanil und Alfentanil in Tabelle 1 aufgeführt.

Darüber hinaus wurden zwei weitere Parameter für das Verhältnis von Konzentration und Wirkung ermittelt: die erforderlichen Opioidkonzentrationen, die die MAC (die minimale alveoläre Konzentration, bei der 50 % aller Patienten auf den Hautschnitt nicht mehr mit einer Abwehrbewegung reagieren) von Isofluran um 50 % reduzieren [43] sowie die Konzentrationen, die für eine 50 %ige Reduzierung des spektroskopischen Signals nötig sind (IC_{50}) [54, 55]. Die relative Wirkungs-

Tabelle 1. Plasmakonzentrations-Wirkungs-Beziehung bei Alfentanil, Sufentanil und Fentanyl

Parameter	Fentanyl [ng/ml]	Sufentanil [ng/ml]	Alfentanil [ng/ml]
MEAC	0,5–1,5	0,01–0,15	10–40
Cp_{50}	4,2	0,5–2	240
50 % MAC-Reduzierung	0,75–1,5	0,1–0,2	30–60
IC_{50}	5–10	0,5–1	400–800

MEAC minimal analgetisch wirksame Plasmakonzentration; Cp_{50} Plasmakonzentration, die in Kombination mit 70 % N_2O bei 50 % aller Patienten eine somatische, hämodynamische oder autonome Reaktion verhindert; *MAC* minimale alveoläre Konzentration, bei der 50% der Patienten keine Abwehrbewegung auf einen Hautschnitt zeigen; IC_{50} Konzentration, die zur 50 %igen Verringerung des spektroskopischen Signals erforderlich ist.

stärke der drei Opioide (Fentanyl, Alfentanil, Sufentanil) erscheint für alle diese Parameter recht konstant.

Die Kenntnis des k_{eo}-Wertes eines Opioids ermöglicht eine rationalere Handhabung bei der Applikation. Arzneistoffe mit kurzer $t_{1/2\,keo}$ haben einen schnellen Wirkungseintritt und zeigen meist eine tiefergehende Wirkung verglichen zur äquipotenten Dosis eines Pharmakons mit längerer $t_{1/2\,keo}$. Dies liegt daran, daß nach Verabreichung eines Wirkstoffs mit kurzer $t_{1/2\,keo}$ der Ausgleich zwischen Plasma und Gehirn schon vor einer wesentlichen Verteilung eintritt. Nach Gabe eines Pharmakons mit langer $T_{1/2\,keo}$ hingegen führt die bereits stattgefundene wesentliche Verteilung dazu, daß Plasma und Gehirn bei einer sehr viel niedrigeren Konzentration ins Gleichgewicht kommen, woraus ein niedrigeres Wirkungsmaximum resultiert. Alfentanil, das eine kurze $t_{1/2\,keo}$ aufweist, ist daher zur Erzeugung einer kurzdauernden intensiven Analgesie ideal. Sowohl bei Fentanyl als auch bei Sufentanil tritt das Wirkungsmaximum 2–4 min nach einem intravenösen Bolus ein. Daher muß der Bolus zeitlich gut auf das Schmerz-/Streßereignis abgestimmt sein (d.h. diese Arzneistoffe sollten 2–4 min vor einer trachealen Intubation gegeben werden, um die Dämpfung der hämodynamischen Reaktion auf diese Maßnahme zu optimieren).

Ein weiteres pharmakokinetisches Konzept, das für die Opioidapplikation relevant ist, ist das der kontextsensitiven Halbwertszeiten („context-sensitive half-times") [31]. Im allgemeinen wird die Eliminationshalbwertzeit als Maß für die Wirkdauer eines Arzneimittels verwendet. Das Aufhören der Wirkung ist von Eliminations- und Verteilungsvorgängen abhängig. Somit hängt das Wirkungsende von der Verabreichungsdauer und der komplexen Beziehung zwischen Verteilung und Elimination zum Zeitpunkt der Beendigung der Opioidgabe ab. Aus diesem Grund wurde der Begriff der kontextsensitiven Halbwertszeiten als aussagekräftigerer Parameter für die Wirkungsdauer eines Pharmakons eingeführt. Gemessen wird die Zeit, in der die Plasmakonzentration eines Pharmakons um 50 % nach Abbruch der Infusion absinkt. Das Infusionsschema garantiert eine konstante Plasmakonzentration des Pharmakons. Die Halbwertszeit ist somit „kontextsensitiv" zur Infusionsdauer. Anhand der Berechnung der kontextsensitiven Halbwertszeiten (Abb. 1) wird deutlich, daß sich Alfentanil, Fentanyl und Sufentanil bei einer einstündigen Infusion hinsichtlich des Aufhörens der Wirkung nur wenig unterscheiden.

Bei Infusionen über 1–9 h, bei denen eine schnelle 50 %ige Erholung erwünscht ist, wird eindeutig Sufentanil zum Opioid der Wahl. Bei Infusionen von mehr als 9 h Dauer tritt die 50 %ige Erholung am schnellsten bei Alfentanil ein. Die kontextsensitive Halbwertszeit muß

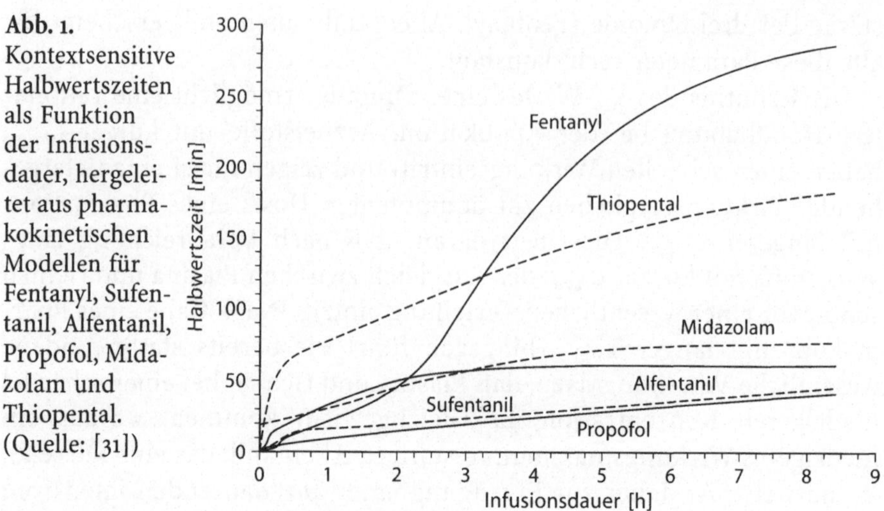

Abb. 1. Kontextsensitive Halbwertszeiten als Funktion der Infusionsdauer, hergeleitet aus pharmakokinetischen Modellen für Fentanyl, Sufentanil, Alfentanil, Propofol, Midazolam und Thiopental. (Quelle: [31])

deshalb in Relation mit dem angestrebten klinischen Ergebnis gesehen werden. Bei einer sorgfältig titrierten N_2O-Narkose ist i. allg. eine Senkung der Plasmaopioidkonzentration um 50 % erforderlich, damit der Patient erwacht und spontan atmet. Wenn die Plasmaopioidkonzentration jedoch um mehr als 50 % herabgesetzt werden soll, so ist Sufentanil u. U. nicht mehr das Pharmakon der ersten Wahl, da die kontextsensitive Zeit zur Konzentrationsverminderung um 60 %, 70 %, 80 % usw. nichtlinear mit der kontextsensitiven Halbwertszeit korreliert (Abb. 2) [57].

Ist eine 80 %ige Erholung erwünscht, so ist auf jeden Fall Alfentanil das Opioid der Wahl. Während einer „balanced anaesthesia" wird das Opioid meist in Konzentrationen gegeben, die nahe an den zur Analgesie erforderlichen Plasmakonzentrationen liegen. Diese Konzentrationen haben meist keine signifikante atemdepressive Wirkung und sollten zum Wohle des Patienten zudem bis in die frühe postoperative Phase aufrechterhalten werden. In diesen Fällen ist Fentanyl (aufgrund seiner längeren kontextsensitiven Halbwertszeit) das Opioid der Wahl.

Zielgesteuerte Applikation von Opioiden

Ist die Konzentrations-Wirkungs-Beziehung ermittelt, so ist es im nächsten Schritt erforderlich, das Opioid bis zur gewünschten Konzentration zu verabreichen. Pharmakokinetische Modelle bringen die mathematischen Beziehungen zwischen Dosis und resultierender Konzentration zum Ausdruck. Auf der Basis dieser mathematischen Konstruktionen lassen sich daher Dosierungspläne zum Erreichen be-

Abb. 2.
Erholungskurven für Alfenta-
nil, Fentanyl und Sufentanil.
Dargestellt ist die Zeit, die zur
Verringerung der Steady-
state-Konzentration am Wirk-
ort um einen bestimmten
Prozentsatz (neben jeder
Kurve eingetragen) nach
Beendigung der Infusion
benötigt wird. (Quelle: [57])

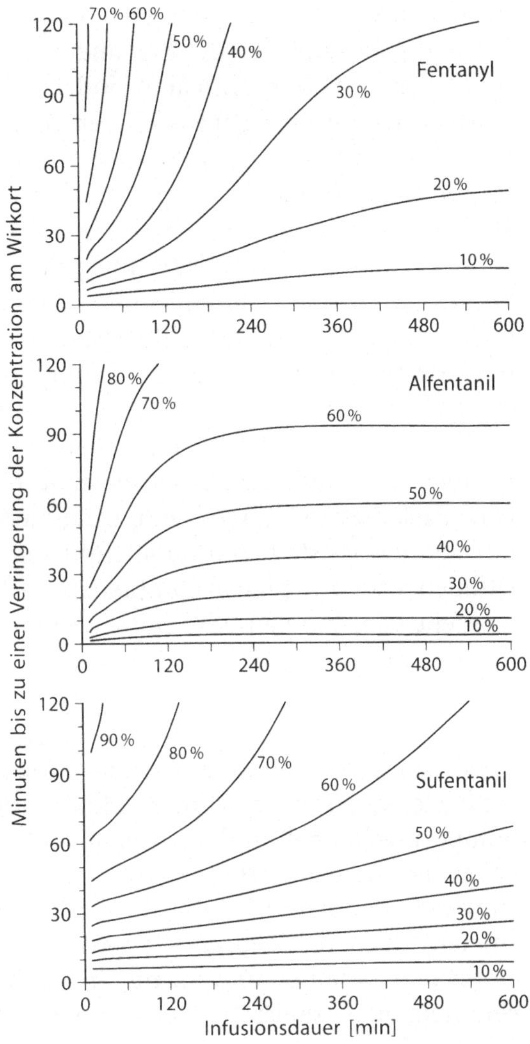

stimmter Zielkonzentrationen ableiten. So beschrieb Krüger-Thiemer
im Jahre 1968 ein Infusionsschema (BET-Schema), das theoretisch bei
einem intravenös verabreichten Arzneimittel (pharmakokinetisches
Zweikompartimentmodell vorausgesetzt) rasch zur konstanten Plasmakonzentration führt und diese aufrechterhält [34]. Er erweiterte diesen
Ansatz für Multikompartimentmodelle. Er zeigte beispielsweise, daß
bei einem Pharmakon, dessen Kinetik mit einem Dreikompartiment-
modell beschrieben wird, eine konstante Plasmakonzentration nur
dann aufrecht erhalten werden kann, wenn ein Bolus und eine biexpo-
nentiell abnehmende Infusion auf einer kontinuierlichen Infusion auf-
gelagert werden. Es ist klar, daß sich derart komplexe Dosierungspläne,

bei denen sich die Infusionsraten bis zum Erreichen eines Steady-states beständig als Funktion der Zeit ändern, nicht manuell berechnen lassen und deshalb nicht praktikabel sind.

Mehr als ein Jahrzehnt nach der Veröffentlichung von Krüger-Thiemers klassischem Artikel koppelten Schwilden [53] und seine Kollegen in Bonn eine Infusionspumpe mit einem Mikrocomputer und demonstrierten die klinische Anwendbarkeit des BET-Infusionsschemas. Unter Nutzung des Überlagerungsprinzips schrieben sie ein Softwareprogramm zur Berechnung und Anwendung von BET-Infusionsschemata mit Echtzeiten, mit Hilfe derer die vom Anästhesisten spezifizierten Konzentrationen eines Arzneimittels im Plasma aufrechterhalten werden können.

Heute ist das BET-Infusionsschema nur eines von mehreren Algorithmen zur Realisierung optimaler Konzentrationen bei der Infusion von Anästhetika durch computerunterstützte Dauerinfusionsgeräte („computer-assisted continuous infusion", CACI) [21]. Alle diese Algorithmen sind aus pharmakokinetischen Modellen – durch multiexponentielle Gleichungen oder mittels Kompartimentmodellen – hergeleitet, um die theoretisch nötigen Infusionsraten zum Erreichen einer gewünschten Plasmakonzentration zu berechnen.

Die einzelnen Prototypen von CACI-Geräten mögen sich zwar im Detail unterscheiden, doch von der Konzeption her sind sie alle gleich: Sie bestehen jeweils aus einem Mikrocomputer, der an eine Infusionspumpe angekoppelt und mit einem von den Wissenschaftlern geschriebenen neuartigen Softwareprogramm ausgestattet ist, das die Umsetzung der auf einem Modell basierenden Infusion steuert. Der Arzt spezifiziert (über die Tastatur) die gewünschte Zielkonzentration individuell für den Patienten und für die pharmakologischen Eigenschaften des verabfolgten Arzneistoffs (für Fentanyl z.B. beträgt die Zielkonzentration für die postoperative Analgesie meist 1 ng/ml). In rasch aufeinanderfolgenden Abständen (beispielsweise alle 15 s) vergleicht das Programm den berechneten Istwert mit dem berechneten Sollwert der Plasmakonzentration. Ein Pumpensteuerungsalgorithmus innerhalb des Programms reagiert auf jede Diskrepanz zwischen vorausgesagter und angestrebter Konzentration, indem er eine neue Infusionsrate zum Erreichen oder zur Aufrechterhaltung des Sollwertes berechnet. Die Infusionsrate wird dann elektronisch an die Infusionspumpe mit dem Arzneistoff weitergeleitet. Diese Infusionsrate wird auch an die pharmakokinetische Simulation zurückgemeldet, so daß die nächste Konzentrationsvoraussage berechnet werden kann (Abb. 3).

Da das Computerprogramm mit dem Infusionsgerät kommuniziert, kann es Systemfehler, wie etwa eine Okklusion des intravenösen Kathe-

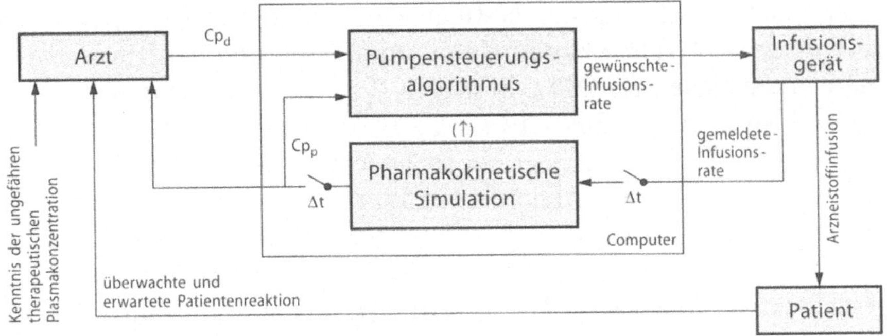

Abb. 3. Computerunterstütztes Dauerinfusionsgerät. Der Arzt gibt die angestrebte Plasmakonzentration des Arzneistoffs (Cp_d) ein. Ein Steuerungsalgorithmus ermittelt anhand eines pharmakokinetischen Modells für das infundierte Pharmakon die nötige Infusionsrate für das nächste Infusionsintervall (z.B. 10 s). Das Infusionsgerät verabreicht dem Patienten den Arzneistoff, und die Infusionsrate wird in eine Simulation des pharmakokinetischen Modells eingespeist, um die aktuelle vorausgesagte Plasmakonzentration des Arzneistoffs (Cp_p) zu errechnen. (Quelle: [32])

ters, berücksichtigen und den Anwender warnen. Der Anwender sollte die Zielkonzentration so oft anpassen können, wie er möchte. Ein CACI-System kann Arzneimittel nicht aus dem Blut entfernen, aber es kann ständig die theoretische Plasmakonzentration berechnen und die Zeitdauer vorhersagen, die zum Erreichen einer bestimmten Konzentration nach Verringerung oder Beendigung der Infusion benötigt wird; dies gibt wichtige Anhaltspunkte zur Titration des Arzneistoffs. Bei ausreichender Aussagekraft und Genauigkeit des zugrundegelegten pharmakokinetischen Modells ist die CACI ein effizientes und zuverlässiges Verfahren zur Steuerung von Arzneistoffkonzentrationen (z.B. eines Opioids) im Plasma. Ein solches System ermöglicht somit eine genauere Steuerung der Arzneimittelwirkung.

Applikation von Opioiden über die Schleimhaut

Die Wirksamkeit der Verabreichung von Arzneimitteln über die Schleimhäute ist schon seit langem bekannt. Doch erst kürzlich wurden erstmals hochwirksame Opioidagonisten auf diesem Weg verabreicht. Die Applikation von Arzneistoffen über die Schleimhaut des Mundes (bukkal) oder der Nase (nasal) ist einfach, wirksam und wird allgemein gut akzeptiert. Es gibt Untersuchungen zur Verwendung von bukkal appliziertem Fentanylzitrat („oral transmucosal fentanyl citrate", OTFC) sowie nasal appliziertem Fentanyl und Sufentanil.

Stanley et al. beschrieben erstmals den Einsatz von fentanylgetränkten Lutschern (OTFC) zur Analgesie und Sedierung bei Kindern [59]. Die Fentanyldosen im OTFC betrugen 5, 4, 2, 1 und 0,5 mg. Dosen von 0,5 und 1 mg entsprechen etwa 5–20 µg/kg. Die Bioverfügbarkeit von Fentanyl aus dem OTFC liegt bei 50 %, wobei die Resorption über die Mund- und die Magenschleimhaut erfolgt. Die Resorption ist von zahlreichen Faktoren abhängig, u. a. von der Lutschgeschwindigkeit, der Speichelproduktion, dem pH-Wert im Mund und der Menge des geschluckten Speichels. Die maximale Fentanylkonzentration im Plasma nach einer 15 µg/kg-Einheit betrug 2,8 ± 1 ng/ml und wurde 23 ± 3 min nach Verabfolgung erreicht. Die Eliminationshalbwertszeit von Fentanyl nach intravenöser und OTFC-Verabreichung ist gleich. Dies belegt, daß die Sequestration von Fentanyl in der Wangenschleimhaut minimal ist [62].

In Folgestudien wurde die Sicherheit und Wirksamkeit von OTFC zur Prämedikation bei Kindern bewertet [15, 19, 25, 46, 60, 61]. Aus diesen Untersuchungen geht hervor, daß OTFC innerhalb von 20 min nach Verabreichung eine wirksame präoperative Sedierung und Angstlösung bewirkt. Hohe Dosen OTFC (20–25 µg/kg) verursachten deutlich mehr Nebenwirkungen als eine konventionelle Prämedikation mit oral verabreichtem Pethidin, Diazepam und Atropin [25]. OTFC eignet sich daher nicht zur klinischen Routine. Niedrigere OTFC-Dosen (10–15 µg/kg) bewirkten eine gleich gute Sedierung und Angstlösung wie die höhere Dosis [2], sind aber immer noch von zu vielen unangenehmen Nebenwirkungen begleitet. Mit einer Inzidenz von 60–100 % war präoperativer Juckreiz die häufigste Nebenwirkung. Übelkeit und Erbrechen traten mit einer Häufigkeit von 22–65 % auf. Im Vergleich zu Kindern, die keine Prämedikation erhalten hatten, fand sich unter der OTFC-Prämedikation eine Vergrößerung des Magenvolumens [60]. Die Vergrößerung war mit 7–8 ml zwar statistisch signifikant, aber im Grunde nicht groß. Durch prophylaktische Gabe von Droperidol (50 µg/kg i. v.) konnte das Auftreten von Übelkeit und Erbrechen nach der OTFC-Verabreichung nicht signifikant gesenkt werden [13]. Das Risiko des Auftretens einer Atemdepression ist bei Verwendung von Dosen unter 15 µg/kg relativ gering. Somit ist OTFC zwar eine wirksame und sichere Prämedikation für Kinder, die aber mit einer hohen Inzidenz von Übelkeit, Erbrechen und Juckreiz verknüpft ist.

OTFC eignet sich auch zur Behandlung plötzlich auftretender Schmerzen bei Karzinompatienten [1, 16]. Bei 10 Patienten mit fortgeschrittenem Karzinomschmerz wurde OTFC als sichere und wirksame analgetische Therapie eingesetzt mit einem raschem Eintritt der Analgesie [1]. Opioidnebenwirkungen traten in dieser Studiengruppe weniger häufig auf. Bei Kindern mit bösartigen Krebserkrankungen wurde OTFC vor der Durchführung diagnostischer Maßnahmen eingesetzt [56]. Eine Dosis von 12,5 µg/kg bewirkte bei älteren Kindern (7–18 Jahre) eine ausgezeichnete Schmerzlinderung. Bei Kindern im Alter von 3–6 Jahren konnte hingegen keine Schmerzlinderung erzielt werden.

Zur präoperativen Sedierung können Sedativa auch über die Nasenschleimhaut verabreicht werden, so z.B. Sufentanil bei Kindern und Erwachsenen. Infolge seiner hohen Lipidlöslichkeit und Wirkungsstärke rufen schon kleine Mengen Sufentanil eine klinisch signifikante Wirkung hervor. Bei Erwachsenen trat innerhalb von 10 min nach intranasaler Gabe von 10 µg Sufentanil (Median) eine Sedierung ein; nach 60 min ließ die sedierende Wirkung nach [66]. 20 min nach der intranasalen Verabreichung bestand bei fast 80 % der Patienten eine deutliche Sedierung. Eine höhere Sufentanildosis (20 µg) erwies sich nicht als wirksamer. Das Nebenwirkungsausmaß bei intranasaler Sufentanilbehandlung ist geringer als unter der OTFC. Am häufigsten trat ein kurzzeitiges Schwindelgefühl auf, mit einer Inzidenz von 16 %. Bei einem Vergleich zwischen intravenöser und intranasaler Sufentanilmedikation (15 µg) zur Prämedikation bei Erwachsenen [27] wurde für intranasales Sufentanil eine Bioverfügbarkeit von 78 % bei maximalen Plasmakonzentrationen von 0,08 ng/ml nach 10 min errechnet. Nach intravenöser Verabreichung von Sufentanil setzte die Sedierung rascher ein als nach intranasaler Gabe. Nach 20 min waren jedoch sowohl der Sedierungsgrad als auch die Plasmasufentanilkonzentrationen in beiden Gruppen etwa gleich, und klinisch fanden sich danach bis zum Ablauf von 1 h nach der Applikation keine Unterschiede mehr zwischen den Gruppen. Präoperativ läßt sich daher mit intranasal appliziertem Sufentanil eine schnell einsetzende und wirksame Sedierung erzielen. Auch hier trat Schwindel als häufigste Nebenwirkung auf: 3 von 9 Patienten waren davon betroffen. Eine Atemdepression wurde unter der intranasalen Verabreichung nicht beobachtet, während es unter der intravenösen Sufentanilbehandlung zu einem deutlichen Abfall der arteriellen O_2-Sättigung kam.

Da die intranasale Gabe von Sufentanil eine nichtinvasive Methode ist, eignet sie sich besonders zur präoperativen Sedierung bei Kindern. Henderson et al. [28] bewerteten die Sicherheit und Wirksamkeit von intranasal appliziertem Sufentanil (1,5–4,5 µg/kg) bei Kindern zwischen 0,5 und 7 Jahren [28]. Verglichen mit einem Placebo waren die Kinder nach der Sufentanilgabe leichter von den Eltern zu trennen und ruhiger. So waren innerhalb von 10 min nach Verabreichung 75–86 % der Kinder bereit, sich von den Eltern zu trennen. Ein ähnlicher Prozentsatz (75–95 %) der Kinder war zum Trennungszeitpunkt ruhig. Darüber hinaus benötigten die Kinder, die Sufentanil erhalten hatten, postoperativ weniger Analgetika. Allerdings trat bei 50 % der Kinder nach der Sufentanilgabe dosisabhängig eine signifikante Abnahme der Lungendehnbarkeit (Compliance) während der Anästhesieinduktion auf. Ein Patient in der 3-μg/kg-Gruppe benötigte Succinylcholin, Sauerstoff und Überdruckbeatmung aufgrund der erheblichen Abnahme der Compliance und der arteriellen O_2-Sättigung. Ein anderer Patient klagte präoperativ über Erbrechen.

Kürzlich wurde die Sicherheit und Wirksamkeit der Prämedikation von intranasal verabreichtem Sufentanil mit der von intranasal verabreichtem Midazolam verglichen [33]. Obwohl beide Sedativa wirksam waren, kam es bei Sufentanil (2 μg/kg) signifikant häufiger zur Abnahme der Lungencompliance und der arteriellen O_2-Sättigung. Bei fast einem Viertel der mit Sufentanil behandelten Kinder fiel die pulsoxymetrisch gemessene O_2-Sättigung unter 90 %, und 37 % der Kinder waren nicht leicht zu beatmen. Aus diesem Grund sollte Sufentanil nur unter sorgfältiger Überwachung zur Prämedikation eingesetzt werden.

In begrenztem Umfang wurde auch Fentanyl intranasal zur postoperativen Schmerzbekämpfung eingesetzt. Striebel et al. haben gezeigt, daß die Qualität der Analgesie nach intranasaler Gabe der von intravenös appliziertem Fentanyl entspricht [63]. Die intranasale Applikation von Fentanyl erlaubt auch eine auf den Einzelpatienten abgestimmte Titration des Arzneistoffes. Diese nichtinvasive Methode der Medikamentenverabreichung fand bei den Patienten eine gute Akzeptanz [64].

Transdermale Applikation von Opioiden

Fentanyl eignet sich aufgrund seiner physikalisch-chemischen Eigenschaften auch zur transdermalen Verabreichung. Transdermal verabfolgtes Fentanyl wird nicht von Hautenzymen metabolisiert [50], unterliegt nicht dem hepatischen „First-pass-Metabolismus" und zeigt eine Bioverfügbarkeit von fast 92 % [65]. Transdermales Fentanyl eignet sich sowohl zur Behandlung von postoperativen Schmerzen wie auch zur Linderung chronischer Tumorschmerzen [6, 7, 13, 18, 24, 30, 35, 44, 45, 48, 49, 52, 58, 65]. Eines der Systeme zur transdermalen Applikation von Fentanyl, das transdermale therapeutische System (TTS), umfaßt ein aus mehreren Schichten bestehendes Pflaster zur kontrollierten Abgabe von Fentanyl [9, 65]. Die äußerste Schicht ist eine Schutzhülle. Unmittelbar darunter befindet sich das Fentanylreservoir. An das Reservoir grenzt eine Mikroporenmembran, unter der die Fentanylabgabe gesteuert wird. Eine ebenfalls fentanylhaltige selbstklebende Kontaktschicht kommt dann direkt mit der Haut in Berührung. Das TTS für Fentanyl ist in verschiedenen Größen je nach gewünschter Verabreichungsmenge pro Stunde erhältlich (z.B. TTS-25 verabreicht 25 µg/h). Das TTS-Pflaster kann über fast 72h relativ konstante Fentanylkonzentrationen im Plasma aufrechterhalten. Ein TTS-75 oder TTS-100 korrespondiert zu Plasmakonzentrationen von 1–3 ng/ml. Die Plasmakonzentrationen steigen langsam an und erreichen erst nach 12–15 h ein Plateau [13, 30, 65]. Nach transdermaler Applikation ist die Eliminationshalbwertszeit von Fentanyl verlängert (14–16 h). Dies liegt daran, daß der Wirkstoff aus dem Pflaster zunächst in das subkutane Gewebe gelangt. Dadurch bildet sich in der Haut ein Depot, aus dem die systemische Resorption auch nach Entfernen des Wirkstoffspenders andauert. Um daher diese Applikationsmethode effektiv zu nutzen, gilt es sowohl den langsamen Wirkungseintritt als auch die anhaltende Wirkstofffreisetzung aus dem kutanen Depot zu berücksichtigen.

Ein zweites Verfahren ist das transdermale Fentanylabgabesystem („fentanyl transdermal delivery system", FTDS, Anaquest), das derzeit auf seine Eignung zur postoperativen Analgesie geprüft wird. Das FTDS-Pflaster ist strukturell aus ähnlichen Schichten aufgebaut wie das TTS, hat aber anstatt einer Mikroporenmembran einen chemischen „Enhancer", der die Fentanylaufnahme durch die Haut erhöht und dadurch eine konstante Verabreichungsrate aufrechterhält. Das FTDS-Pflaster gibt über einen Zeitraum von 24 h kontinuierlich Fentanyl ab. Die zu verabreichende Fentanyldosis wird über die Pflastergröße geregelt, da die pro Flächeneinheit abgegebene Wirkstoffmenge bei allen Pflastern identisch ist. Es werden gegenwärtig 4 Pflastergrößen getestet: $20\,cm^2$, $30\,cm^2$, $40\,cm^2$ und $60\,cm^2$. Zur optimalen postoperativen Schmerzlinderung ist jedoch meist noch eine adjuvante Therapie erforderlich [18, 24, 49, 52]. Unter FTDS-Pflastern kommt es dosisabhängig zum Auftreten von Opioidnebenwirkungen, auch Atemdepressionen wurden beobachtet. Übelkeit, Erbrechen und Juckreiz treten bei postoperativer Applikation häufig auf, während sie bei Patienten mit chronischen Schmerzen seltener sind, höchstwahrscheinlich infolge von Opioidtoleranz.

Fentanylpflaster sind einfach in der Verwendung, nichtinvasiv, werden gut akzeptiert und sind praktisch. Da therapeutische Plasmakonzentrationen von Fentanyl über einen langen Zeitraum aufrecht erhalten werden können, erleichtert das TTS-Pflaster die Schmerzbehandlung. Im akuten Fall ist das TTS jedoch aufgrund des langsamen Wirkungseintritts der Analgesie nur begrenzt von Nutzen. Auch können die Opioidnebenwirkungen wegen des kutanen Depots nach Entfernen des Pflasters noch eine ganze Weile anhalten und weitere Beobachtung oder Behandlung erforderlich machen.

Neue Opioide

In den letzten 30 Jahren sind die dem Kliniker zur Verfügung stehenden Opioide deutlich verbessert worden. Der Schwerpunkt bei der Entwicklung neuer Opioide lag auf der Erhöhung der analgetischen Wirkstärke bei größerer Sicherheit (Verringerung des atemdepressorischen Potentials) sowie der Verbesserung der Pharmakokinetik zum Erhalt eines gut titrierbaren Analgetikums. Gegenwärtig befinden sich 3 Opioide im klinischen Test.

Remifentanil (G187084B)

Remifentanil, ein Piperidinderivat, ist das Hydrochloridsalz von 3-(4-methoxycarbonyl-4-[(1-oxopropyl)phenylamino]-1-piperidyl)-propansäure-methylester. Remifentanil hat die typische Opioidstruktur, enthält aber eine Esterbindung, aufgrund derer die Verbindung durch Esterasen im Blut und im Gewebe metabolisiert werden kann. Erste Studien an Hunden haben gezeigt, daß diese Verbindung durch Esterhydrolyse rasch und vollkommen metabolisiert wird; die Eliminationshalbwertszeit beträgt 3,8–8,3 min. In Opioidbindungsstudien und in Tierversuchen verhält sich Remifentanil wie ein reiner μ-Agonist (z. B. wie Alfentanil und Sufentanil).

Die aus den Tierversuchen gewonnenen Erkenntnisse über die pharmakokinetischen und pharmakodynamischen Eigenschaften wurden inzwischen am Menschen bestätigt [11, 14, 22, 29, 32, 41, 47, 67]. Remifentanil zeigte bei seiner Prüfung an freiwilligen Probanden einen raschen Wirkungseintritt der Analgesie, ein geringes Verteilungsvolumen, eine schnelle Verteilung und Clearance bei einer terminalen Eliminationshalbwertszeit von 8,8 min (gegenüber 61 min bei Alfentanil) [29]. Diese pharmakokinetischen Werte (Tabelle 2) wurden in zwei weiteren Studien bestätigt [14, 67].

Die kurze $t_{1/2} \varkappa_{eo}$ von 1,3 min, die nahe bei dem Wert für Alfentanil liegt, belegt den schnellen Wirkungseintritt der Remifentanilanalgesie [14, 29, 54]. Die sehr kurze Wirkdauer des Opioids beruht auf der kurzen Halbwertszeit. Noch wichtiger ist, daß die Zeit für eine Abnahme der Plasmakonzentrationen um 80 % bei Infusionen beliebiger Dauer unter 15 min bleibt. Remifentanil scheint nach einer einmaligen Bolusgabe 20- bis 30mal stärker wirksam zu sein als Alfentanil (bei Vergleich der jeweiligen Milligrammengen) [41]. Während einer 4stündigen Infusion ist das Ausmaß der Atemdepression unter Remifentanil (0,05 µg/kg/min) etwa gleich der von Alfentanil (0,5 µg/kg/min) [22]. Remifentanil ist bei Dauerinfusionen daher um das 10fache stärker wirksam als Alfentanil (Milligrammengen). Die Normalisierung der ventilatorischen Reaktion unter CO_2-Rückatmung nach vierstündiger Infusion erfolgte bei Remifentanil nach 8,3 min, bei Alfentanil nach 61 min (p < 0,01) [22]. Die pharmakodynamische Erholung von Remifentanil verläuft somit parallel zur Pharmakokinetik. Werden die Plasmakonzentrationen verglichen, so sind diese unter der Remifentanilinfusion um den Faktor 1 bis 2 höher als die von Fentanyl, und auf der Basis der Gesamtblutkonzentrationen besitzt es verglichen mit Alfentanil 20- bis 40fach niedrigere Konzentrationen [14, 22, 51].

In Dosen bis zu 2 µg/kg beeinflußt Remifentanil die Hämodynamik nur minimal [7]. Dosen bis zu 10 µg/kg hingegen führten in Gegenwart von Isofluran zu einer 10- bis 30 %igen Senkung des systolischen Blutdrucks und zur Abnahme der Herzfrequenz [47]. Vermutlich treten diese Veränderungen der hämodynamischen Parameter dosisunabhängig auf. Beim Vergleich von Remifentanil mit Alfentanil (in Abwesenheit anderer Arzneimittel) bewirkten Dosen bis zu 10 µg/kg Remifentanil und 200 µg/kg Alfentanil eine ähnliche, jedoch geringe Senkung des Blutdrucks und eine leichte Verminderung der Herzfrequenz. In Dosen bis 5 µg/kg verursacht Remifentanil keine Histaminausschüttung [67].

Die pharmakodynamischen Eigenschaften von Remifentanil ähneln denen anderer wirkungsstarker µ-Opioidagonisten. Seine pharmakokinetischen Eigenschaften, der schnelle Wirkungseintritt der Analgesie und der kurze Overhang nach Beendigung der Infusion, sind einmalig. Remifentanil eignet sich daher sehr gut zur Titration über kurze oder längere Zeiträume ohne Sorge um lange Erholungszeiten.

Tabelle 2. Pharmakokinetische Parameter von Rapifentanil und Remifentanil im Vergleich zu Alfentanil

	Alfentanil	Rapifentanil	Remifentanil
Vc (1/kg)	0,1–0,4	4,2	0,1–0,2
Vdss (1/kg)	0,25–0,75	0,5	0,3–0,4
Cl (ml/min/kg)	3–8	7–8	40–60
$t_{1/2}$ β (min)	60–120	143	5–12
$t_{1/2}$ k_{eo} (min)	0,6–1,2	1,2	1,3

Vc Verteilungsvolumen, *Vdss* Verteilungsvolumen im Steady-State, *CL* Clearance, $t_{1/2}$ β *terminale Eliminationshalbwertzeit,* $t_{1/2}$ k_{eo} *kontextsensitive Halbwertzeit.*

Rapifentanil (A3665)

Rapifentanil ist ebenfalls ein Piperidinderivat. In Tierstudien zeigte Rapifentanil sehr ähnliche pharmakodynamische Eigenschaften wie andere hochwirksame Opioide. Es besitzt allerdings eine sehr kurze Wirkdauer. In Tierstudien war Rapifentanil äquipotent zu Alfentanil. Erste Studien am Menschen zeigten, daß die durch Rapifentanil erzielte Analgesie dosisabhängig und ebenfalls etwa äquipotent zu Alfentanil ist [8]. Die Pharmakodynamik von Rapifentanil gleicht der von Alfentanil. Die Analgesiedauer ist jedoch bedeutend kürzer als nach Gabe einer äquipotententen Dosis Alfentanil. Aus den pharmakokinetischen Parametern [38] (Tabelle 2) geht hervor, daß die Verteilungs- und Clearancevolumina von Rapifentanil zwischen denen von Alfentanil und Fentanyl liegen. Die Halbwertszeiten von Rapifentanil sind deutlich kürzer als die von Fentanyl oder Alfentanil und liegen bei Infusionen von bis zu 10 h Dauer sehr nahe bei denen von Remifentanil (auch wenn Rapifentanil nicht so schnell metabolisiert wird). Rapifentanil bewirkt bei einem Wert von 1,2 min für $t_{1/2\,keo}$ ebenfalls einen sehr raschen Wirkungseintritt der Analgesie. Somit wird mit Rapifentanil derzeit ein zweites Pharmakon klinisch getestet, das wesentlich besser titrierbar ist als die herkömmlichen Opioide.

Mirfentanil (A3508)

Bagley et al. beschrieben vor kurzem eine neue Klasse von Opioidanalgetika, der 4-(Heteroanilido)piperidine, die strukturell mit Fentanyl verwandt sind [5]. Bei Mirfentanil, N-(2-Pyrazinyl)-N-(1-phenyl-4-piperidinyl)-2-furamid ist der Benzolring innerhalb der Grundstruktur des Piperidins heterozyklisch substituiert. In Tierversuchen zeigte diese Verbindung eine für ein Piperidinderivat außergewöhnliche Opioidaktivität. Sie bewirkte eine dosisabhängige Analgesie an den μ-Opioidrezeptoren und möglicherweise auch an den δ-Opioidrezeptoren. Auch beschleunigte es den Entzug bei morphintoleranten Mäusen, wenn auch in geringerem Maße als Nalbuphin oder Naloxon [4, 5]. Die Auswirkungen von Mirfentanil auf Hämodynamik und Atemdepression waren bedeutend geringer als bei Fentanyl oder Alfentanil. Diese Ergebnisse wurden von France et al. bestätigt [17]. Die Autoren belegten durch In-vivo- und In-vitro-Untersuchungen, daß Mirfentanil als Agonist und Antagonist selektiv über die μ-Opioidrezeptoren wirkt. Vor allem wiesen sie nach, daß Mirfentanil in höheren Dosen auch eine nichtopioide Analgesie bewirkt. Vielversprechend sind ferner die pharmakokinetischen Daten von Mirfentanil bei Ratten: Es wurde eine hohe

Clearance (23 ml/min) und eine Eliminationshalbwertszeit von 35 min ermittelt. Aufgrund dieses ungewöhnlichen Opioidprofils und der erfolgversprechenden pharmakokinetischen Parameter wurde seine Evaluierung am Menschen erwogen.

In einer ersten Studie wurde die Sicherheit und Wirksamkeit von Mirfentanil im Vergleich zu Fentanyl untersucht. Mirfentanil bewirkte in Dosen bis 400 µg/kg eine dosisabhängige Analgesie. Die analgetische Wirkstärke von Mirfentanil betrug zwar nur $^{1}/_{30}$–$^{1}/_{50}$ der von Fentanyl, aber die Dosis-Wirkungs-Kurven verliefen parallel, ausgenommen der für die Atemdepression (gemessen am steigenden arteriellen CO_2-Partialdruck), die bei Mirfentanil sehr viel flacher war als bei Fentanyl. Dies belegte den bereits im Tiermodell nachgewiesenen Effekt der geringeren atemdepressiven Wirkung von Mirfentanil [40]. In einer anderen Studie bewirkte Mirfentanil in Dosen bis zu 150 µg/kg eine nur minimale Atemdepression unter CO_2-Provokation 25 min nach Applikation [23]. Um die Beziehung von Pharmakokinetik zu Pharmakodynamik bei Mirfentanil vollständiger zu beschreiben, infundierten Lemmens et al. [39] gesunden Freiwilligen 3–3,5 min lang Mirfentanil bis zu 450 µg/kg/min und überwachten dabei das EEG. Anders als andere µ-Agonisten oder Agonisten-Antagonisten verlangsamte sich unter Mirfentanil die EEG-Aktivität bei überwiegender δ-Wellenaktivität nicht. Bei 1 Patienten kam es nach Verabreichung extrem hoher Dosen zu einem Krampf, bei 2 anderen wurde eine Tachykardie bis zu 130 Schläge/min festgestellt. In Studien an Freiwilligen, die nur geringere Dosen Mirfentanil erhielten, wichen die hämodynamischen Variablen kaum von der Grundlinie ab [23, 40]. Wurde Mirfentanil in einer Dosis verabreicht (9,5 ± 2,5 mg), bei der die Sprache der Probanden undeutlich wurde, sanken Herzfrequenz und Blutdruck um etwa 10 %, die arterielle O_2-Spannung sank um 1,5 % [10]. Die analgetische Wirksamkeit von Mirfentanil in der perioperativen Phase ist noch nicht untersucht worden.

Das selektiv am µ-Opioidrezeptor agonistisch und antagonistisch wirkende Mirfentanil besitzt auch eine nichtopioide analgetische Wirksamkeit. Dadurch wirkt es weniger atemdepressiv als die anderen Opioide der Fentanylgruppe. In extrem hohen Dosen bewirkt es nicht die für andere Opioide typischen Veränderungen im EEG, es kann aber Krämpfe auslösen. Bis zu einer genaueren Erforschung der Pharmakodynamik von Mirfentanil bleibt sein klinischer Einsatz ungewiß.

Literatur

1. Ashburn MA, Fine PG, Stanley TH (1989) Oral transmucosal fentanyl citrate for the treatment of breakthrough cancer pain: a case report. Anesthesiology 71: 615–617
2. Ashburn MA, Streisand JB, Tarver SD, Mears SL, Mulder SM, Floet AW, Luijendijk RW, Elwyn RA, Pace NL, Stanley TH (1990) Oral transmucosal fentanyl citrate for premedication in paediatric outpatients. Can J Anaesth 37: 857–866
3. Ausems ME, Vuyk J, Hugg CC Jr, Stanski DR (1988) Comparison of a computer-assisted infusion vs intermittent bolus administration of alfentanil as a supplement to nitrous oxide for lower abdominal surgery. Anesthesiology 68: 851–861
4. Bagley JR, Doorley BM, Ossipov MH et al. (1990) Mirfentanil hydrochloride. Drugs of the Future 15: 8
5. Bagley JR, Thomas SA, Rudo FG et al. (1991) New 1-(Heterocyclylalkyl)-4-(propionanilido)-4-piperidinyl methyl ester and methylene ether analgesics. J Med Chem 34: 827–841
6. Bell SD, Larijani GE, Goldberg ME, Marr AT, Rudloff G (1988) Evaluation of transdermal fentanyl for multi-day analgesia in postoperative patients. Anesthesiology 69: A362
7. Boerner TJ, Bartkowski RR, Torjman M, Frank E, Schieren H (1992) Sympatho-adrenal stress response: is it modified by transdermal fentanyl? Anesthesiology 77: A888
8. Cambareri JJ, Afifi MS, Esposito BF, Glass PSA, Camporesi EM (1993) A3665, a new ultra short acting opioid; a comparison with alfentanil. Anesth Analg 76: 812–816
9. Caplan RA, Southam M (1991) Transdermal fentanyl: an overwiew of clinical progress. In: Estanfanous FG (ed) Opioids in anesthesia II. Butterworth-Heinemann, Stoneham/MA, pp 267–273
10. Cork RC, Behr SE, Depa R, Kramer TH (1992) Hemodynamic effects of mirfentanil for conscious sedation. Anesthesiology 77 (3A): A39
11. Dershwitz M, Randel G, Rosow CE, Fragen R, Di Biase PM, Librojo ES, Jamerson B, Shaw DL, Batenhorst R (1992) Dose-response relationship of GI87084B, a new ultra-short acting opioid. Anesthesiology 77: A396
12. Doherty MA, Glass PSA, Jacobs JR, Reves JG (1989) CP$_{50}$ for fentanyl. Anesthesiology 71 (3A): A231
13. Duthie DJR, Rowbotham DJ, Wyld R, Henderson PD, Nimmo WS (1988) Plasma fentanyl concentrations during transdermal delivery of fentanyl to surgical patients. Br J Anaesth 60: 614–618
14. Egan TD, Lemmens HJM, Fiset P, Muir KT, Hermann DJ, Stanski DR, Shafer SL (1992) The pharmacokinetics and pharmacodynamics of GI87084B. Anesthesiology 77 [abstract]: A369
15. Feld LH, Champeau MW, van Steennis CA, Scott JC (1989) Preanesthetic medication in children: a comparison of oral transmucosal fentanyl citrate vs placebo. Anesthesiology 71: 374–377
16. Fine PG, Marcus M, DeBoer AJ, Van der Oord B (1991) An open label study of oral transmucosal fentanyl citrate (OTFC) for the treatment of breakthrough cancer pain. Pain 45: 149–153
17. France CP, Winger G, Medzihradsky, Seggel MR, Rice KC, Woods JH (1991) Mirfentanil: pharmacological profile of a novel fentanyl derivate with opioid and nonopioid effects. J Pharmacol Exp Ther 258: 502–510

18. Freedman G, Kreitzer J, Atlin N, Eisenkraft J, Sebel P (1991) A new fentanyl transdermal delivery system: evalutation for pain relief following gynecologic surgery. Anesthesiology 75: A708
19. Friesen RH, Lockhart CH (1992) Oral transmucosal fentanyl citrate for preanesthetic medication of pediatric day surgery patients with and without droperidol as a prophylactic anti-emetic. Anesthesiology 76: 46–51
20. Glass PSA, Doherty MA, Jacobs JR, Goodman DK, Reves JG (1990) CP_{50} for sufentanil. Anesthesiology 73 (3A): A378
21. Glass PSA, Jacobs JR, Reves JG (1990) Intravenous drug delivery systems. In: Miller RD (ed) Anesthesia, 3rd edn. Churchill Livingstone, New York
22. Glass PSA (1992) Pharmacodynamic Comparison of GI87084B (GI), A novel ultra-short-acting opioid, and alfentanil. Anesth Analg 74 (28): 113
23. Glass PSA, Camporesi EM, Faranelli LA, Leatherman N (1992) Dose Response of Mirfentanil (A3508) on respiratory response to increasing Co_2. Anesth Analg 74 (2S): 112
24. Goldberg ME, Torjman M, Vekeman D, Nemirof M, Cantillo J, Schieren H (1992) Ketorolac for postoperative break through pain in patients receiving transdermal fentanyl. Anesthesiology 77: A336
25. Goldstein-Dresner MC, Davis PJ, Kretchman E, Siewers RD, Certo N, Cook DR (1991) Double-blind comparison of oral transmucosal fentanyl citrate with oral meperidine, diazepam, and atropine as preanesthetic medication in children with congenital heart disease. Anesthesiology 74: 28–33
26. Gourlay GK, Kowalski SR, Plummer JM, Cousins MJ, Armstrong PJ (1988) Fentanyl blood concentration-analgesic response relationship on post operative pain. Anesth Analg 67: 329–337
27. Helmers JH, Noorduin H, Van Peer A, Van Leeuwen L, Zuurmond WWA (1989) Comparison of intravenous and intranasal sufentanil absorption and sedation. Can J Anaesth 36: 494–497
28. Henderson JM, Brodsky DR, Fisher DM, Brett CM, Hertzka RE (1988) Preinduction of anesthesia in pediatric patients with nasally administered sufentanil. Anesthesiology 68: 671–675
29. Hermann DJ, Marton JP, Donn KH, Grosse CM, Hardman HD, Kamiyama Y, Glass PSA (1991) Pharmacokinetic comparison of Gi87084B, a novel ultra-short acting opioid, and alfentanil. Anesthesiology 75 [abstract]: A379
30. Holley FO, Steennis CV (1988) Postoperative analgesia with fentanyl; pharmacokinetics and pharmacodynamics of constant-rate I.V. and transdermal delivery. Br J Anaesth 60: 608–613
31. Hughes MA, Jacobs JR, Glass PSA (1992) Context-sensitive half-time in multicompartment pharmacokinetic models for intravenous anesthesia. Anesthesiology 76: 334–341
32. Jacobs JR, Glass PSA, Reves JG (1990) Opioid administration by continuous infusion. In: Estafanous FG (ed) Opioids in anesthesia II. Butterworth, London
33. Karl HW, Keifer AT, Rosenberger JL, Larach MG, Ruffle JM (1992) Comparison of the safety and efficacy of intranasal midazolam or sufentanil for preinduction of anesthesia in pediatric patients. Anesthesiology 76: 209–215
34. Kruger-Thiemer E (1968) Continuous-intravenous infusion and multicompartment accumulation. Eur J Pharmacol 4: 317–324
35. Larijani GE, Bell SD, Goldberg ME, Lessin JB (1988) Pharmacokinetics of fentanyl following transdermal application. Anesthesiology 69: A363

36. Lehmann KA (1990) Patient-controlled analgesia for postoperative pain. Adv Pain Res Ther 14: 297
37. Lehmann KA, Gerhard A, Horrichs-Haermeyer G, Grond S, Zech D (1991) Postoperative patient-controlled analgesia with sufentanil: analgesic efficacy and minimum effective concentrations. Acta Anaesthesiol Scand 35: 221–226
38. Lemmens HJM, Dyck JB, Shafer SL, Stanski DR (1992) The application of pharmacokinetics dynamics and computer stimulations to drug development: A3665 vs fentanyl and alfentanil. Anesthesiology 77 [abstract]: A465
39. Lemmens HJM, Egan TD, Fiset P, Shafer SL, Stanski DR (1992) A new approach to phase I evalutation of opioids: A-3508 vs alfentanil and butorphanol. Anesthesiology 77 [abstract]: A370
40. Lu J, Glass PSA, Camporesi EM, Afifi MS, Quill TJ (1990) The analgesic efficacy of A3508 compared to fentanyl. Anesthesiology 73 (3A): A835
41. Marton JP, Hardman HD, Kamiyama Y, Donn KH, Glass PSA (1991) Analgesic efficacy of single escalating doses of GI 87084B administered intravenously to healthy adult male volunteers. Anesthesioloy 75 [abstract]: A378
42. Marty J, Couderc E, Servin F, Lefevre P, Scardin A, Levron JC, Bouyet I, Desmonts JM (1988) Plasma concentrations of sufentanil required to suppress hemodynamic responses to noxious stimuli during nitrous oxide anesthesia. Anesthesiology 69 (3A): A631
43. McEwan A, Smith C, Dyar O, Goodman D, Glass PSA (1991) MAC reduction of isoflurane by fentanyl. Anesthesiology 75 (3A): A43
44. Miguel R, Kreitzer J, Reinhart D, Eisenkraft J, Sebel P, Bowie J, Freedman G (1992) Utility of a new transdermal fentanyl delivery system for postoperative pain control: a multicenter trial. Anesthesiology 77: A886
45. Miser AW, Narang PK, Dothage JA, Young RC, Sindelar W, Miser JS (1989) Transdermal fentanyl for pain control in patients with cancer. Pain 37: 15–21
46. Nelson PS, Streisand JB, Mulder SM, Pace NL, Stanley TH (1989) Comparison of oral transmucosal fentanyl citrate and an oral solution of meperidine, diazepam, and atropine for premedication in children. Anesthesiology 70: 616–621
47. Pitts MC, Palmore MM, Salmenpera MT, Kirkhart BA, Hug CC (1992) Pilot study: hemodynamic effects of intravenous GI87084B in patients undergoing elective surgery. Anesthesioloy 77 [abstract]: A101
48. Plezia PM, Linford J, Kramer TH, Iacono RP, Hameroff SR (1988) Trans-dermally administered fentanyl for postoperative pain: a randomized, double-blind, placebo cotrolled trial. Anesthesiology 69: A364
49. Reinhart D, Klein K, Cole T, Shinskie K, Raja H (1992) Combination transdermal fentanyl and ketorolac for postoperative analgesia: a double-blind, randomized study. Anesthesiology 77: A889
50. Roy SD, Flynn GL (1989) Transdermal delivery of narcotic analgesics: comparative permeabilities of narcotic analgesics through human cadaver skin. Pharmacol Res 6: 825–832
51. Salmenpera M, Wilson D, Szlam F, Hug CC (1992) Anesthetic potency of the opioid GI87084B in dogs. Anesthesiology 77: A368
52. Sandler AN, Baxter AD, Norman P, Samson B, Friedlander M (1991) Double-blind placebo-controlled trial of transdermal fentanyl for post-hysterectomy analgesia. Anesthesiology 75: A707
53. Schwilden H, Stoeckel H, Schuttler J, Lauven PM (1986) Pharmacological models and their use in clinical anaesthesia. Eur J Anaesth 3: 175–208

54. Scott JC, Ponganis KV, Stanski DR (1985) Quantitation of narcotic effect: the comparative pharmacodynamics of fentanyl and alfentanil. Anesthesiology 62: 234–241
55. Scott JC, Cooke JE, Stanski DR (1991) Electroencephalographic quantitation of opioid effect: comparative pharmacodynamics of fentanyl and sufentanil. Anesthesiology 74: 34–42
56. Schechter NL, Weisman SJ, Rosenblum M, Beck A, Altman A, Quinn J, Conrad PF (1990) Sedation for painful procedures in children with cancer using the fentanyl lollipop: a preliminary report. In: Tyler DC, Krane EJ (eds) Advances in pain research therapy, vol 15. Raven, New York, pp 209–214
57. Shafer SL, Varvel JR (1991) Pharmacokinetics, pharmacodynamics, and rational opioid selection. Anesthesiology 74: 53–63
58. Simmonds MA, Payne R, Richenbacher J, Moran K, Southam MA (1989) TTS (fentanyl) in the management of pain in patients with cancer. Proc Am Soc Clin Oncol 8: 1260
59. Stanley TH, Hague B, Mock DL et al. (1989) Oral transmucosal fentanyl citrate (lollipop) premedication in human volunteers. Anesth Analg 69: 21–27
60. Stanley TH, Leiman BC, Rawal N, Marcus MA, van den Nieuwenhuyzen M, Walford A, Cronau LH, Pace NL (1989) The effects of oral transmucosal fentanyl citrate premedication on postoperative behavioral responses and gastric volume and acidity in children. Anesth Analg 69: 328–335
61. Streisand JB, Stanley TH, Hague B, van Vreeswijk H, Ho GH, Pace NL (1989) Oral transmucosal fentanyl citrate premedication in children. Anesth Analg 69: 28–34
62. Streisand JB, Varvel JR, Stanski DR et al. (1991) Absorption and biovailability of oral transmucosal fentanyl citrate. Anesthesiology 75: 223–229
63. Striebel HW, Gottschalk B, Kramer J (1991) Intranasal fentanyl titration for postoperative pain management. Anesthesiology 75: A671
64. Striebel HW, Pommerening J (1992) Intranasal fentanyl for pain management patient's assessment. Anesthesiology 77: A853
65. Varvel JR, Shafer SL, Hwang SS, Coen PA, Stanski DR (1989) Absorption characteristics of transdermally administered fentanyl. Anesthesiology 70: 928–934
66. Vercauteren M. Boeckx E, Hanegreefs G, Noorduin H, Bussche GV (1988) Intranasal sufentanil for pre-operative sedation. Anaesthesia 43: 270–273
67. Westmoreland C, Sebel PS, Hug CC, Muir KT, Roland CL (1992) Pharmacokinetics and histamine release following GI87084B, a new ultra-short acting opioid. Anesthesiology 77 [abstract]: A395

Patientengesteuerte Analgesie: eine kritische Bewertung

D.J. Rowbotham, G. Smith

Die patientengesteuerte intravenöse Analgesie („patient-controlled analgesia", PCA) wurde in den späten 60er Jahren erstmals klinisch angewandt und hat seitdem 3 unterschiedliche Entwicklungsphasen durchlebt [32, 33]. Zunächst wurden verschiedene mechanische Geräte entwickelt. Die PCA wurde jedoch zu diesem Zeitpunkt nur von einigen wenigen Enthusiasten angewendet. Obwohl sich die PCA in der geburtshilflichen Analgesie als vielversprechend erwies, wurde sie rasch von der periduralen Bupivacainapplikation in den Hintergrund gedrängt. Das 2. Entwicklungsstadium ist Mitte der 70er bis Anfang der 80er Jahre anzusiedeln; in diesem Zeitraum wurde die PCA extensiv von verschiedenen Gruppen in der Forschung verwendet, fand jedoch in der klinischen Praxis kaum Anwendung. Viele Erkenntnisse über die Pharmakodynamik der Opioide sind jedoch auf die PCA-Forschungsarbeiten dieser Zeit zurückzuführen.

Aufgrund der Fortschritte der Mikrochiptechnologie erlebte die PCA Mitte der 80er Jahre einen erneuten Aufschwung; die Methode fand in steigendem Maße Verwendung in der postoperativen Schmerztherapie. Im Laufe der vergangenen 5 Jahre wurde das Verfahren noch weiter entwickelt; inzwischen sind viele Praktiker davon überzeugt, daß sich mit PCA eine weit besserere Qualität der Analgesie erzielen läßt als durch die konventionelle diskontinuierliche intramuskuläre Opioidgabe nach Bedarf.

Die systematische Durchführung einer Doppelblindstudie zum Vergleich von PCA mit anderen Verfahren erweist sich als ausgesprochen schwierig; die meisten veröffentlichten Untersuchungen entbehren eines überzeugenden Studiendesigns. Dennoch liegen inzwischen genügend Daten vor, um mehrere gesicherte Schlußfolgerungen ziehen zu können.

Im vorliegenden Artikel werden die in der Literatur veröffentlichten Untersuchungen, die die Wirksamkeit der PCA, Nebenwirkungen, Sicherheit und mögliche Einflußnahme der PCA auf den postoperativen Verlauf mit anderen Verfahren zur Schmerzbehandlung verglichen, kritisch kommentiert und der heutige Stand zur Anwendung einer Backgroundinfusion beschrieben.

Vergleich der patientengesteuerten Analgesie mit anderen Verfahren

In diesem Abschnitt sind nur Studien mit PCA ohne Backgroundinfusionen eingeschlossen.

Intramuskuläre Opioidapplikation

Wirksamkeit

Verschiedene, zwischen 1988 und 1992 veröffentlichte Studien verglichen die Wirksamkeit der intravenösen PCA (ohne Backgroundinfusion) mit der intramuskulären Injektion desselben Opioids. Die Mehrzahl dieser Untersuchungen führte zu dem Ergebnis, daß die PCA-Behandlung mit einer geringeren Schmerzintensität assoziiert ist [2, 6, 11, 12, 14, 15, 16, 31, 40, 43]. Im allgemeinen unterschied sich der postoperative Morphinverbrauch unter der PCA-Behandlung nicht von dem unter intramuskulärer Morphinapplikation; lediglich in der von Hecker et al. durchgeführten Studie [15] war der Morphinbedarf unter PCA bedeutend geringer; die intramuskuläre Morphingabe wurde dabei zusätzlich durch intravenöse Morphininjektionen ergänzt. In einer anderen, von Eisenach et al. durchgeführten Untersuchung [12] mußte den Patienten unter der PCA-Behandlung eine weit höhere Dosis von Morphin verabreicht werden, um eine bessere Qualität der Analgesie erzielen zu können. Die meisten Wissenschaftler verglichen die beiden Analgesietechniken unter Verwendung von Morphin; lediglich eine Studie beschreibt die analgetische Wirksamkeit der Verfahren unter Verwendung von Pethidin [6].

Die analgetische Wirksamkeit der PCA wurde nach Kaiserschnittoperationen [6, 12, 14, 31], nach Eingriffen im Oberbauch [15, 16, 43], nach orthopädischen Eingriffen [2] und nach anderen größeren chirurgischen Eingriffen [11] geprüft. Die meisten Studien schlossen das durchschnittliche chirurgische Patientengut ein. Aber es wurde auch eine Untersuchung an Kindern [2] und eine an geriatrischen Patienten [11] durchgeführt.

Bei allen Untersuchungen, die die bessere Wirksamkeit der PCA mit Morphin nachgewiesen haben, wurde die Refraktärzeit („lockout") zwischen 2 Demands auf 10 min oder weniger festgesetzt; in einer Studie fand sich keine Angabe zur Refraktärzeit [16]. Alle Untersuchungen umfaßten eine angemessene Anzahl von Patienten; in der von Cohen et al. an 263 Patienten durchgeführten Studie waren es 50 Patienten pro Gruppe [6]. Zwar wurden die Studien nicht in Form eines Blindversuches, aber dennoch gezielt durchgeführt.

Nicht alle Untersuchungen berichteten über eine bessere Qualität der Analgesie unter der PCA. In einer der ersten Studien wurde ein Vergleich zwischen der PCA und konventionellen Analgesietechniken vorgenommen. Bei 36 Patienten, die sich einem chirurgischen Eingriff im unteren Abdominalbereich unterziehen mußten, fand sich kein Unterschied in der Qualität der Schmerzlinderung [8]. Den untersuchten Patienten wurden dabei jedoch nicht nur intramuskuläre Morphininjektionen, sondern bei Bedarf auch intravenöse Morphinbolusgaben verabreicht. Die in dieser Untersuchung erzielten Ergebnisse können daher nicht auf die Wirksamkeit der PCA im Vergleich zur konventionellen intramuskulären Opioidapplikation übertragen werden.

Auch 2 zu einem späteren Zeitpunkt durchgeführte Studien fanden keine Verbesserung in der Qualität der Analgesie [1, 32]. Albert et al. [1] untersuchten 62 Patienten nach Operationen am Kolon. Unter der PCA-Behandlung mit 1 mg Morphinbolusgaben (Refraktärzeit 10 min) entsprach die Schmerzintensität der Patienten etwa der von Patienten, die in 3- bis 4-h-Intervallen intramuskulär 5–12 mg Morphin erhielten. Die Patienten benötigten jedoch unter der PCA innerhalb von 72 h eine weit geringere mittlere Gesamtdosis von Morphin, 69,6 (3–133) mg, als die Patienten, die intramuskulär Morphin erhielten, 92,2 (35–205) mg. Im Einklang damit waren die Patienten unter PCA auch bedeutend geringer sediert (s. unten). Rayburn et al. [32] untersuchten 130 Patientinnen nach Kaiserschnittoperationen. Tendenziell wurde zwar mit der PCA mit Pethidin 10 mg (Refraktärzeit 10 Min) eine bessere Schmerzlinderung erzielt; diese war jedoch statistisch nicht signifikant. Die zur Einschätzung der Schmerzintensität verwendete Skala besaß bei dieser Untersuchung nur 3 Punkte. Auch diese Patientinnen waren unter der PCA bedeutend geringer sediert und zogen bis auf eine Patientin die PCA-Behandlung der intramuskulären Opioidapplikation vor (s. unten).

McGrath et al. verglichen bei 88 Patienten nach abdominalchirurgischen Eingriffen (Oberbauch) die Wirksamkeit einer PCA-Behandlung mit intramuskulärer Pethidingabe [24]. Während der ersten 24 h postoperativ konsumierten die Patienten unter der PCA weit geringere Dosen Pethidin [Mittelwert (Standardabweichung): 413 (168) mg vs. 520 (177) mg]. Jedoch zeigten die anhand einer visuellen Analogskala (0–10) gemessenen subjektiven Schmerzangaben, daß die Patienten unter der

PCA-Behandlung unter erheblich stärkeren Schmerzen litten als die Patienten unter der intramuskulären Pethidingabe. So wurde in den ersten 4h der PCA-Behandlung ein subjektiver Schmerz von durchschnittlich 7,3 (1,7) ermittelt, verglichen mit 5,1 (2,6) bei den Patienten unter intramuskulärer Opioidapplikation. Dieses enttäuschende Ergebnis könnte möglicherweise mit der langen Refraktärzeit von 20 min erklärt werden. Mit der PCA kann nur bei angemessener Refraktärzeit eine zufriedenstellende Wirkung erzielt werden.

Der einzige Doppelblindversuch, bei dem die PCA mit intramuskulärer Opioidapplikation verglichen wurde, wurde 1983 von Welchew durchgeführt; er untersuchte 20 Patienten nach chirurgischen Eingriffen im oberen Abdominalbereich [41]. Die Patienten erhielten entweder in 4-h-Intervallen intramuskulär Morphin unter gleichzeitiger PCA mit einem Placebo oder eine PCA mit Fentanyl und zusätzlich alle 4 h intramuskulär eine Placeboinjektion. Während der ersten 24 h postoperativ zeigte sich bei der an einer visuellen Analogskala (0–10) gemessenen Schmerzintensität kein Unterschied zwischen den beiden Gruppen. Auch der Sedierungsgrad, die relative und absolute Sekundenkapazität und der maximale endexspiratorische Flow waren nicht signifikant verschieden. Die Patienten unter der PCA mit Fentanyl litten jedoch in erheblich größerem Ausmaß an Nausea. Das Untersuchungsergebnis beweist dennoch nicht, daß die PCA-Behandlung der intramuskulären Opioidapplikation überlegen ist, da in den Patientengruppen unterschiedliche Opioide verwendet wurden. Das Ergebnis läßt allenfalls einen Rückschluß auf die unterschiedlichen pharmakokinetischen und pharmakodynamischen Eigenschaften von Fentanyl und Morphin zu. Dennoch hebt sich diese Studie von allen anderen Untersuchungen, in denen die Wirksamkeit der PCA mit der intramuskulären Opioidapplikation verglichen wurde, ab, da sie als einzige ein Maximum an Objektivität aufweist.

Akzeptanz

Die bemerkenswerte Tatsache, daß die PCA gegenüber der intramuskulären Opioidapplikation von vielen Patienten bevorzugt wird, wurde in vielen Studien untersucht bzw. kommentiert. Zum Beispiel fand sich bei Patienten nach offenen Cholezystektomien, die teils mit PCA, teils mit intramuskulärer Opioidapplikation behandelt wurden, kein Unterschied in der Qualität der Schmerzlinderung zwischen den Patientengruppen. Dennoch würden 86 % der Patienten, die PCA erhielten, diese Analgesietechnik weiterempfehlen, verglichen mit nur 31 % der Patienten mit intramuskulärer Opioidapplikation [24]. Ebenso entschieden sich 90 % der Patientinnen nach Kaiserschnittoperationen mit anschließender PCA-Behandlung zur Linderung der postoperativen Schmerzen im Falle eines 2. Kaiserschnittes für diese Analgesietechnik [12]. Harrison et al. berichten sogar über eine noch größere Akzeptanz seitens der Patienten [14]. Andere Autoren beobachteten eine Bevorzugung der PCA seitens der Patienten und des Pflegepersonals, belegen dies aber nicht mit quantitativen Daten [1, 32]. Keine einzige der veröffentlichten Studien weist auf eine Bevorzugung der intramuskulären Opioidapplikation gegenüber der PCA hin.

Die Akzeptanz seitens der Patienten ist von mindestens derselben Bedeutung wie die Qualität der Analgesie. Je zufriedener ein Patient mit der Methode der Schmerzlinderung ist, desto geringer ist vermutlich sein Opioidbedarf zum Erzielen einer akzeptablen Schmerzlinderung oder Schmerzfreiheit.

Die meisten Studien kommen zu dem Ergebnis, daß sich mittels PCA eine bessere postoperative Schmerzlinderung erzielen läßt als mit der intramuskulären Opioidapplikation. Diejenigen Untersuchungen, die keinen Unterschied in der Qualität der Schmerzlinderung zwischen PCA und intramuskulärer Opioidapplikation feststellen konnten, besitzen kein akzeptables Studiendesign oder sie weisen eine gleiche analgetische Wirkung von PCA und systemischer Opioidgabe nach bei einer geringeren Inzidenz an Nebenwirkungen unter der PCA-Behandlung.

Peridurale Opioidapplikation

Wirksamkeit

Eine Durchsicht der Literatur offenbart, daß viele Studien zu dem Ergebnis kommen, die peridurale Opioidapplikation sei der intravenösen PCA-Behandlung vorzuziehen. Die meisten dieser Untersuchungen halten jedoch keiner genauen Analyse stand.

So weisen zwei 1989 von Loper et al. veröffentlichte Studien darauf hin, daß nach orthopädischen (Knie) und abdominalchirurgischen (Cholezystektomien) Operationen peridural appliziertes Morphin eine größere analgetische Wirksamkeit habe als die PCA mit Morphin [20, 21]. Beide Studien sind kritisierbar, nicht wegen ihres offenen Studiendesigns, sondern weil die Eingriffe an den hinteren Kreuzbändern unter periduraler Lokalanästhesie durchgeführt wurden, während die Cholezystektomien unter Inhalationsanästhesie in Kombination mit einer periduralen Morphininstillation vorgenommen wurden. Bei beiden Untersuchungen haben die Patienten der PCA-Gruppe eine Inhalationsanästhesie erhalten. Es besteht kein Zweifel daran, daß sich die verschiedenen Anästhesieformen unterschiedlich auf das postoperative

Schmerzgeschehen auswirken. Zudem wurden die Patienten den einzelnen Gruppen nicht randomisiert zugeordnet.

Ein ähnlicher methodischer Mangel zeigte sich bei einer kürzlich durchgeführten Untersuchung, die ebenfalls zu dem Schluß kam, daß die peridurale Opioidapplikation der PCA mit Morphin und gleichzeitiger Backgroundinfusion vorzuziehen sei [17]. Während die peridurale Gruppe intraoperativ peridural Bupivacain und Morphin erhalten hatte, wurde bei der PCA-Gruppe eine Allgemeinnarkose durchgeführt. Cohen et al. verglichen die peridurale Morphinapplikation mit einer PCA-Behandlung mit Pethidin. Sie fanden eine bessere Qualität der Analgesie unter der periduralen Opioidapplikation [6]. Da verschiedene Opioide verwendet wurden, ist das Ergebnis des Vergleichs fragwürdig. Auch wird berichtet, die peridurale Morphininstillation habe nach Kaiserschnitten eine erheblich bessere analgetische Wirkung als intramuskulär appliziertes Morphin [12]. Leider wurde die Analgesie bei den Patienten unter periduraler Morpininstillation intravenös mit Butorphanol oder Nalbuphin unterstützt; die Einflußnahme der Applikation dieser Substanzen auf die Schmerzlinderung läßt sich aus dieser Untersuchung nicht ableiten.

Es gibt jedoch auch eine geringe Anzahl gezielter Studien. Nach chirurgischen Eingriffen im unteren Abdominalbereich wurde kein Unterschied in der Qualität der Analgesie zwischen der periduralen Diamorphininstillation und der PCA mit Diamorphin festgestellt [22]. Bei dieser Untersuchung erhielten beide Patientengruppen intraoperativ eine Kombinationsnarkose (eine peridurale Lokalanästhesie und eine Allgemeinnarkose). Im Gegensatz dazu zeigte nach Kaiserschnitten in periduraler Anästhesie die peridurale Morphinapplikation eine bessere Wirksamkeit als die PCA mit Morphin [14]. 85 % der Patientinnen unter periduraler Morphininstillation berichteten im Gegensatz zu 60 % der Patientinnen unter PCA über mäßige Schmerzen. Jedoch wurde peridural die erste Morphindosis bereits zum Zeitpunkt des Abklemmens der Nabelschnur instilliert. Dies hat sicher einen Einfluß auf die Intensität der operativen Schmerzen und zieht das Ergebnis der Untersuchung in Zweifel.

Bei Hüft- oder Knieoperationen soll die peridurale Morphinapplikation das Erinnerungsvermögen des Patienten an seine Schmerzen herabsetzen [42]. Obwohl bei den einzelnen Verfahren die an einer visuellen Analogskala ermittelte Schmerzintensität nicht erheblich voneinander abwich [Mittelwerte (SEM): peridural 2,6 (0,4) cm; PCA 3,4 (0,3) cm], war das Erinnerungsvermögen der Patienten an die Schmerzen bei der Patientengruppe unter periduraler Opioidappliation erheblich geringer [4,2 (0,5) cm vs. 5,5 (0,4] cm). Diese Beobachtung läßt sich nur schwer erklären und reflektiert vermutlich die unterschiedlichen pharmakodynamischen und pharmakokinetischen Eigenschaften der beiden Analgesietechniken. Möglicherweise führt die peridurale Opioidapplikation aber auch zu einer besseren Analgesiequalität. Dies muß noch eingehend und für die verschiedenen Opioide separat geprüft werden

Akzeptanz

Erstaunlicherweise zogen lediglich 65 % der Patientinnen nach Kaiserschnitten die peridurale Opioidapplikation, die sie nach einem vorherigen Kaiserschnitt erhalten hatten, einer intramuskulären Opioidapplikation vor – verglichen mit 90 % der Patientinnen unter PCA [12]. In einer ähnlichen Untersuchung wurden Patientinnen, bei denen zum wiederholten Male ein Kaiserschnitt vorgenommen wurde, zu der Wahl des analgetischen Verfahrens befragt: 2 der Patientinnen unter periduraler Opioidapplikation lehnten diese Analgesietechnik für den Fall eines weiteren Eingriffes ab, während alle Patientinnen unter PCA im Wiederholungsfall wieder ihre Zustimmung zu dieser Analgesietechnik geben würden [14].

Die intermittierende peridurale Opioidapplikation ist zur Behandlung postoperativer Schmerzen mindestens ebenso wirksam wie die PCA. Unabhängig von der Qualität der Analgesie geben jedoch viele Patienten der PCA gegenüber der intermittierenden periduralen Opioidapplikation den Vorzug.

Kontinuierliche intravenöse Opioidinfusion

Es liegt nur eine Untersuchung zum Vergleich der analgetischen Wirksamkeit der PCA-Behandlung mit einer kontinuierlichen intravenösen Opioidinfusion vor. In dieser Studie wurde die PCA mit einer Backgroundinfusion angewendet [47].

Pflegepersonalgesteuerte intravenöse Opioidapplikation

Choiniere et al. verglichen die analgetische Wirksamkeit der vom Pflegepersonal bei Auftreten von Schmerzen intermittierend verabreichten (pflegepersonalgesteuerten) intravenösen Morphinbolusinjektionen und einer PCA mit Morphin bei 24 Patienten nach Verbrennungen [5]. Die Untersuchung wurde doppelblind durchgeführt und glich im Aufbau der oben beschriebenen, von Welchew durchgeführten Studie [41]. Tendenziell war die Schmerzintensität in der Patientengruppe unter der

PCA-Behandlung geringer, auch kam es bei den Patienten dieser Gruppe in geringerem Maße zu Angstzuständen, obwohl dies jedoch statistisch nicht signifikant war. Das Pflegepersonal stufte i. allg. die Wirksamkeit der PCA besser ein als die der intravenösen Morphinbolusinjektionen. Der Morphinverbrauch beider Gruppen unterschied sich nicht.

Es ist anzunehmen, daß je mehr Pflegepersonal im Verhältnis zu der Anzahl der Patienten verfügbar ist, umso mehr die Wirksamkeit der pflegepersonalgesteuerten intravenösen Morphinbolusinjektionen der einer PCA-Behandlung entspricht. Auf den chirurgischen Stationen der meisten Krankenhäuser herrscht jedoch ein Mangel an Pflegepersonal.

Erwartungen der Patienten

Die oben aufgeführten Untersuchungsergebnisse weisen darauf hin, daß sich die PCA inzwischen als Analgesietechnik etabliert hat und eine breitere Anwendung findet als die intramuskuläre und vielleicht auch die peridurale Opioidapplikation. Kluger u. Owen baten 80 gesunde Patienten um eine Auflistung der Vor- und Nachteile der PCA-Behandlung [18]. Zu den am meisten erwähnten Vorteilen zählten: das Pflegepersonal muß nicht ständig gerufen werden; der schnelle Wirkungseintritt der Analgesie; die Möglichkeit, die Schmerzlinderung selbst kontrollieren zu können; 10 % der Patienten vermißten die gewohnten Injektionen. Viele Patienten (45 %) glaubten, die PCA habe keinerlei Nachteile, aber ca. 10 % äußerten sich besorgt über die mangelnde Kontrolle der PCA durch das Pflegepersonal und eine evtl. daraus resultierende Überdosierung. Nur 6 % der Patienten befürchteten ein eventuelles technisches Versagen des Dosierungsgerätes und 4 % hatten Angst vor der Entwicklung einer Abhängigkeit.

Komplikationen

Es besteht kein Zweifel daran, daß mit der PCA postoperativ oft eine ausgezeichnete Schmerzlinderung erzielt werden kann; doch stellt sich die Frage, ob dies auf Kosten eines erhöhten Risikos an Nebenwirkungen geschieht. Es gibt Komplikationen, die spezifisch an diese Analgesietechnik gebunden sind. Wie bei den meisten elektronischen Geräten können Fehlprogrammierungen vorkommen oder Fehler beim Auswechseln der Spritzen gemacht werden; die Folgen können sehr schwerwiegend sein [45]. Die meisten Anästhesisten wünschen sich daher Geräte, die einfach zu bedienen sind [33].

Manche Patienten lassen sich nur schwer davon abhalten, sich in die Behandlung einzumischen und eigenmächtig am Gerät zu manipulieren – das darin enthaltene Opioid könnte Verwandte und andere Besucher zum Mißbrauch verleiten [36]. Wenn das Gerät mit anderen intravenösen Wegen verbunden ist, muß ein Rückschlagventil vorhanden sein [25]. Ein Ventil, das vor einer Entleerung des Gerätes schützt, wird dagegen als nicht unbedingt notwendig angesehen [19]. Bekommt die Kassette oder die Spritze einen Sprung und gelangt atmosphärischer Druck auf die Injektionslösung, kann sich die gesamte im Gerät befindliche Opioidlösung in den Patienten entleeren, wenn sich das Gerät oberhalb der Kanüleneinführungsstelle befindet; diese erhebliche Überdosierung könnte für den Patienten schwerwiegende Folgen haben. Sowohl mit Glasampullen [37] als auch mit Plastikspritzen sind derartige Komplikationen bereits aufgetreten (Wheatley, persönliche Auskunft).

Auch kann es aufgrund von einem Defekt am PCA-Gerät zu einer raschen Entleerung des Inhaltes der Spritze in den Körper des Patienten kommen. Trotz kontinuierlicher Versicherung seitens der Hersteller, daß dies nicht geschehen könne, treten derartige Zwischenfälle immer wieder auf [13, 26]. Es wird noch einige Zeit dauern, bis wirklich sichere und störungsfreie Geräte auf dem Markt erhältlich sein werden.

Werden Opioide verwendet, birgt jeder Applikationsweg die Möglichkeit des Auftretens von Nebenwirkungen (z. B. Atemdepressionen, Nausea und Erbrechen) in sich. Die intravenöse PCA bildet hier keine Ausnahme, und über das Auftreten von Atemdepressionen unterschiedlichen Schweregrads wird berichtet [4, 7, 25, 35, 38, 43].

Behandlungseinheiten für akute Schmerztherapie geben ein Bild von der Häufigkeit des Auftretens von Nebenwirkungen. So wurden in einem britischen allgemeinen Krankenhaus über einen Zeitraum von einem Jahr 510 Patienten mit PCA behandelt [43]. Bei ca. einem Drittel der Patienten standen Nausea und Erbrechen im Vordergrund, bei 10 Patienten war die Atemfrequenz geringer als 10/min, 4 Patienten benötigten Naloxon. Es fällt auf, daß 3 dieser Patienten zu den ersten 100 behandelten Patienten zählten; daraus läßt sich schließen, daß die Wahrscheinlichkeit des Auftretens von Nebenwirkungen abnimmt, je erfahrener die behandelnden Ärzte in der Anwendung der PCA sind. In einer ähnlich angelegten Studie berichtet Notcutt über die Anwendung der PCA bei 1000 Patienten [25]. Nur bei 7 Patienten kam es zu Atemproblemen (Atemfrequenz $<$ 8/min); diese Patienten erhielten keine Backgroundinfusionen.

Obwohl diese Untersuchungsergebnisse einen Hinweis auf die Wahrscheinlichkeit des Auftretens von Nebenwirkungen unter PCA geben, bedarf es noch weiterer Untersuchungen, um das Nebenwirkungsausmaß der PCA hinsichtlich anderer Analgesietechniken exakt angeben zu können.

Intramuskuläre Opioidapplikation vs. PCA

Mehrere Autoren haben den Einfluß der intramuskulären Opioidapplikation und der intravenösen PCA bei Verwendung desselben Opioids auf die Atemfunktion untersucht. Vermutlich gibt es keinen grundlegenden Unterschied in der Auswirkung auf die Atemfrequenz zwischen beiden Analgesietechniken. Allerdings läßt sich eine eventuelle Atemdepression nicht immer anhand von Atemfrequenzmessungen ermitteln [2, 11, 12, 14, 40]. Egbert et al. [11] untersuchten die absolute Sekundenkapazität und den maximalen endexspiratorischen Flow und konnten bei älteren Patienten keine unterschiedliche Auswirkung beider Analgesietechniken finden. Wasylack et al. bestimmten die Vitalkapazität der Lunge und das Atemminutenvolumen bei Patientinnen nach Kaiserschnittoperationen und fanden bei beiden Therapieverfahren eine Abnahme dieser Parameter; aber bei den Patientinnen unter PCA normalisierte sich das Atemminutenvolumen schneller als bei den Patientinnen unter intramuskulärer Opioidgabe [40].

Die sicherste Methode zur Messung einer eventuellen postoperativen Atemdepression ist vermutlich die Pulsoxymetrie; diese Methode wurde in verschiedenen Studien angewandt. Sie zeigen, daß sich zwischen den beiden Analgesietechniken Dauer oder Schwere einer Hypoxämie nicht wesentlich unterscheiden. So kam es z. B. bei 2 von je 10 Patienten, die nach einem abdominalchirurgischen Eingriff (Unterbauch) intramuskulär mittels PCA Diamorphin erhalten hatten, zu klinisch apparenten Episoden einer Hypoxämie ($S_aO_2 < 94$ %) [36] während nach abdominalchirurgischen Eingriffen im Oberbauch bei 1 von 19 Patienten unter PCA mit Morphin eine schwere Hypoxämie ($S_aO_2 < 85$ % über eine Dauer von 6 min/h) und bei 3 von 20 Patienten nach intramuskulär appliziertem Morphin eine Hypoxämie auftrat. Bei älteren Patienten hingegen fand sich innerhalb der ersten 3 postoperativen Tage zwischen der PCA-Behandlung und intramuskulärer Opioidgabe kein Unterschied im S_aO_2-Gehalt [11]. Jedoch ist es auffällig, daß nach Kaiserschnittoperationen unter intramuskulärer Opioidapplikation weit häufiger schwere Atemdepressionen ($S_aO_2 < 85$ % bei 63 %) auftraten als unter der PCA-Behandlung (bei 30 %) [3].

Viele Kliniker vertreten die Ansicht, daß es unter PCA häufiger zu Nausea und Erbrechen komme als unter intramuskulärer Opioidapplikation. Diese Ansicht wird jedoch durch die Ergebnisse gezielter Studien nicht bestätigt. Die Untersuchungen, bei denen die Häufigkeit des Auftretens dieser Nebenwirkungen gemessen wurde, fanden keinen grundlegenden Unterschied zwischen beiden Analgesietechniken [1, 2, 12, 14, 15, 32]. Dasselbe gilt auch für das Auftreten von Pruritus [12, 14] und Harnretention [2, 11, 15].

Die PCA wird oft mit Sedierung assoziiert [1, 2, 16, 32]. Dennoch liegen Ergebnisse vor, die belegen, daß mit der PCA eine bessere Qualität der Analgesie erzielt werden kann, ohne daß die Intensität der Sedierung unter der PCA-Behandlung höher ist als unter intramuskulärer Opioidapplikation [15, 11].

Backgroundinfusionen

Die relative Sicherheit der PCA beruht darauf, daß der Patient selbst die Dosis des ihm verabreichten Opioids kontrolliert und festlegt. Kontinuierliche intravenöse Infusionen sind mit einem relativ hohen Risiko des Auftretens einer Atemdepression [4] verknüpft; es erscheint daher logisch, daß Backgroundinfusionen die Sicherheit der PCA herabsetzen können. Die Verwendung einer Backgroundinfusion sollte daher nur dann in Betracht gezogen werden, wenn dadurch die Wirksamkeit der PCA verbessert werden kann.

So konnte gezeigt werden, daß sich die analgetische Wirksamkeit einer PCA mit Morphin bei Patienten nach abdominalchirurgischen Eingriffen durch eine Backgroundinfusion (1–4 mg Morphin/h) nicht verbessern läßt [47], ebensowenig durch nächtliche Backgroundinfusionen (1 mg/h) nach Hysterektomien [30] oder durch Backgroundinfusionen von 0,6 mg/h nach Kaiserschnitten [34], von 1,5 mg/h nach gynäkologischen Eingriffen [27], von 0,0015 mg/kg/h nach größeren chirurgischen Eingriffen bei Kindern [2] oder von 0,5 bis 2 mg/h nach Hysterektomien [29]. Nach Hysterektomien führte die Backgroundinfusion (1 mg/h) zu einer minimalen Verbesserung der Analgesiequalität. Nach Cholezystektomien wurde keine Beeinflussung der Analgesiequalität beobachtet [39]. Es ist nicht ausgeschlossen, daß die bei den 2 beobachteten Patientengruppen genutzten PCA-Geräte unterschiedlichen Typs das Ergebnis beeinflußt haben.

Es wird oft erwähnt, Backgroundinfusionen würden den Patienten einen ungestörten Schlaf ermöglichen, da sie während der Nacht nicht durch die Schmerzen geweckt werden. Parker et al. [30] konnten dies

Tabelle 1. Morphinverbrauch und Auftreten von Nebenwirkungen unter verschiedenen Dosierungsschemata zur intravenösen PCA mit Basalinfusion (*A.* erhöhter Morphinverbrauch, Nebenwirkungen; *B.* Morphinverbrauch geringer als bei *A.*, Analgesie und Schlafvermögen besser). (Mod. nach Chrubasik et al. Reg. Anesth 21 (1996) 175–181)

| | | Morphin | |
Literatur	Initialdosis [mg]	Infusion [mg/h]	On-demand-Bolus [mg]
A.			
Owen et al. [27][a]	?	1,5	0,4
Owen et al. [27][a]	?	1,5	0,7
Owen et al. [28][a]	?	1,5	1,0
Wu u. Purcell [46]	2,5	2,0	1,0
Parker et al. [30]	etwa 7	1,0	2,0
Sinatra et al. [34]	etwa 6	0,6	1,8
Doyle et al. [9][b]	etwa 0,6	0,6	0,6
B.			
McCoy et al. [23][b]	etwa 7	1,0	1,0
Doyle et al. [10]	etwa 0,6	0,15[c]	0,6

[a] Keine Kontrollgruppe ohne On-demand-Bolen.
[b] Untersuchung bei Kindern.
[c] Zunahme der Nebenwirkungen bei Erhöhung der Basalinfusion auf 0,4 bzw. 0,6 mg/h.

jedoch nicht bestätigen. Sie wiesen nach, daß eine zusätzliche nächtliche Infusion keinen Einfluß auf den Schlaf der Patienten unter PCA nahm. Zudem führte die Applikation der Backgroundinfusionen bei 6 Patienten zu Fehlfunktionen des PCA-Gerätes; der S_aO_2-Gehalt der Patienten fiel über die Dauer von mehr als 5 min auf weniger als 85 %, und das Gerät mußte abgekoppelt werden.

Neuere Untersuchungen haben hingegen gezeigt, daß die Wahl des Dosierungsschemas (Backgroundinfusion, On-demand-Dosis) wesentlich zur Sicherheit des Verfahrens beiträgt (Tabelle 1).

Auswirkungen der patientengesteuerten Analgesie auf das postoperative „outcome"

Es besteht keinerlei Zweifel daran, daß sich durch die Verwendung der intravenösen PCA gegenüber konventionellen Analgesietechniken eine bessere Analgesiequalität erzielen läßt. Die PCA ist jedoch erheblich kostspieliger; dieser höhere Kostenaufwand ist nur dann gerechtfertigt, wenn sichergestellt ist, daß durch die Verwendung dieser Analgesietechnik das Operationsresultat verbessert und das Komplikationsrisiko und die Dauer des Krankenhausaufenthaltes verringert werden können. Bisher liegen jedoch nur wenige Daten vor, die dies belegen, da Uneinigkeit über das Design einer solchen Studie herrscht.

Mehrere Autoren berichten darüber, daß sich die Dauer des Krankenhausaufenthaltes der Patienten unter PCA nicht von der der Patienten unter intramuskulärer Opioidapplikation unterscheidet [1, 11, 14, 15, 16]. Diese Variable ist jedoch unzuverlässig, weil die Entlassung aus dem Krankenhaus in erheblichem Maße auch durch andere Faktoren beeinflußt wird, wie z. B. der Bereitschaft des Patienten, wieder nach Hause zurückzukehren. Egbert et al. [11] berichten über die Verwendung der PCA bei gebrechlichen älteren Patienten. Verglichen mit den Patienten unter intramuskulärer Opioidapplikation kam es postoperativ bei einer weitaus geringeren Anzahl der Patienten unter PCA zu Verwirrung (18 % vs. 2,3 %) und auch weitaus seltener zu Lungenkomplikationen (10 % vs. 0 %).

Die Dauer des Krankenhausaufenthaltes war bei beiden Patientengruppen gleich, wobei berücksichtigt werden muß, daß viele dieser Patienten eine gewisse Wartezeit in Kauf nehmen mußten, bevor sie einen Platz im Altersheim zugewiesen bekamen.

Wasylack verglich die Wirkung der PCA mit der intramuskulären Opioidapplikation bei 38 Frauen, bei denen eine Hysterektomie vorgenommen wurde [40]. PCA wurde in dieser Untersuchung mit einer erheblichen Beschleunigung des Genesungsprozesses assoziiert: der postoperative Antibiotikabedarf war reduziert (1/20 vs. 7/18), die Patientinnen konnten eher feste Nahrung zu sich nehmen und zu einem früheren Zeitpunkt nach Hause entlassen werden. Auch kam es bei den Patientinnen in geringerem Maße zur Entwicklung von Pyrexien; Kenady et al. machten in der von ihnen durchgeführten Studie die gleichen Beobachtungen [16]. Zum Nachweis dieser ermutigenden Ergebnisse bedarf es jedoch noch ausführlicher Versuchsreihen; erst bei Vorliegen eindeutiger Beweise können auch wirtschaftliche Überlegungen als Grund für die Anwendung der PCA geltend gemacht werden.

Schlußfolgerungen

Die Literaturrecherche führt zu folgenden Schlußfolgerungen:
1) Die intravenöse PCA wird von der Mehrzahl der Patienten gut akzeptiert und ermöglicht verglichen mit der konventionellen intramuskulären Opioidapplikation eine bessere Schmerzlinderung mit einer tendenziell geringeren Sedierung. Es ist nicht wahrscheinlich, daß unter der PCA das Risiko einer Atemdepression höher ist als unter konventionellen Analgesietechniken.

2) Aus den bisher vorliegenden Untersuchungsergebnissen läßt sich nicht eindeutig schließen, daß sich mittels der intermittierenden periduralen Opioidapplikation eine bessere Schmerzlinderung erzielen läßt als mit der intravenösen PCA-Behandlung.

3) Bei einer kontinuierlichen Morphinbackgroundinfusion zusätzlich zur PCA mit Morphin ist auf die Auswahl des Dosierungsschemas zu achten.

4) Es gibt Grund zu der Annahme, daß die Anwendung der PCA zu einer Verbesserung des postoperativen „outcomes" führen könnte, es bleibt jedoch weiteren Untersuchungen vorbehalten, diese Annahme zu bestätigen.

5) Unter der Voraussetzung, daß Bedienungsfehler des Gerätes, technische Komplikationen und Fehler seitens des Behandlungsteams ausgeschlossen sind, ist die PCA eine relativ sichere Analgesietechnik.

Literatur

1. Albert JM, Talbott TM (1988) Patient-controlled analgesia vs conventional intramuscular analgesia following colon surgery. Dis Colon Rectum 31: 83–86
2. Berde CB, Lehn BM, Yee JD, Sethna NF, Russo D (1991) Patient-controlled analgesia in children and adolescents: a randomized, prospective comparison with intramuscular administration of morphine for postoperative analgesia. J Pediatr 118: 460–466
3. Brose WG, Cohen SE (1989) Oxyhemoglobin saturation following cesarean section in patients receiving epidural morphine, PCA, or im meperidine analgesia. Anesthesiology 70: 948–953
4. Catley M, Thornton C, Jordan C, Lehane JR, Jones JG (1985) Pronounced episodic oxygen desaturation in the postoperative period: its association with ventilatory pattern and analgesic regime. Anesthesiology 63: 20–28
5. Choiniere M, Grenier R, Paquette C (1992) Patient-controlled analgesia: a double-blind study in burn patients. Anaesth 47: 467–472
6. Cohen SE, Subak LL, Brose WB, Halpern J (1991) Analgesia after cesarean delivery: patient evaluations and costs of five opioid techniques. Reg Anaesth 16: 141–149
7. Covington EC, Gonsalves-Ebrahim L, Currie KO, Shepard KV, Pippenger CE (1989) Severe respiratory depression from patient-controlled analgesia in renal failure. Psychosomatics 30: 226–228
8. Dahl JB, Daugaard JJ, Larsen HV, Mouridsen P, Nielsen TH, Kristoffersen E (1987) Patient-controlled analgesia: a controlled trial. Acta Anaesthesiol Scand 31: 744–747
9. Doyle E, Robinson D, Morton NS (1993) Comparison of patient-controlled analgesia with and without a background infusion after lower abdominal surgery in children. Br J Anaesth 71: 670–673
10. Doyle E, Harper I, Morton NS (1993) Patient-controlled analgesia with low dose background infusions after lower abdominal surgery in children. Br J Anaesth 71: 818–822

11. Egbert AE, Parks LH, Short LM, Burnett ML (1990) Randomized trial of postoperative patient-controlled analgesia vs intramuscular narcotics in frail elderly men. Arch Intern Med 150: 1897–1903

12. Eisenach JC, Grice SC, Dewan DM (1988) Patient-controlled analgesia following cesarean section: a comparison with epidural and intramuscular narcotics. Anesthesiology 68: 444–448

13. Grover ER, Heath ML (1992) Patient-controlled analgesia. A serious incident. Anaesthesia 47: 402–404

14. Harrison DM, Sinatra R, Morgese L, Chung JH (1988) Epidural narcotic and patient-controlled analgesia for post-cesarean section pain relief. Anesthesiology 68: 454–457

15. Hecker BR, Albert L (1988) Patient-controlled analgesia: a randomized, prospective comparison between two commercially available PCA pumps and conventional analgesic therapy for postoperative pain. Pain 35: 115–120

16. Kenady DE, Wilson JF, Schwartz RW, Bannon CL, Wermeling D (1992) A randomized comparison of patient-controlled vs standard analgesia requirements in patients undergoing cholecystectomy. Surg Gynecol Obstet 174: 216–220

17. Kilbride MJ, Senagore AJ, Mazier WP, Ferguson C, Ufkes T (1992) Epidural analgesia. Surg Gynecol Obstet 174: 137–140

18. Kluger MT, Owen H (1990) Forum. Patients' expectations of patient-controlled analgesia. Anaesthesia 45: 1072–1074

19. Kluger MT, Owen H (1990) Antireflux valves in patient-controlled analgesia. Anaesthesia 45: 1057–1061

20. Loper KA, Ready LB (1989a) Epidural morphine after anterior cruciate ligament repair: a comparison with patient-controlled intravenous morphine. Anesth Analg 68: 350–352

21. Loper KA, Ready LB, Nessly M, Rapp SE (1989) Epidural morphine provides greater pain relief than patient-controlled intravenous morphine following cholecystectomy. Anesth Analg 69: 826–828

22. Madej TH, Wheatley RG, Jackson IJB, Hunter D (1992) Hypoxaemia and pain relief after lower abdominal surgery: comparison of extradural and patient-controlled analgesia. Br J Anaesth 69: 554–557

23. Mc Coy EP, Furness G, Wright PMC (1993) Patient-controlled analgesia with and without background infusion. Analgesia assessed using the demand: delivery ratio. Anaesthesia 48: 256–265

24. McGrath D, Thurston N, Wright D, Preshaw R, Fermin P (1989) Comparison of one technique of patient-controlled postoperative analgesia with intramuscular meperidine. Pain 37: 265–270

25. Notcutt WG, Morgan RJM (1990) Introducing patient-controlled analgesia for postoperative pain control into a district general hospital. Anaesthesia 45: 401–406

26. Notcutt W (1992) Overdose of opioid from patient-controlled analgesia pumps. Br J Anaesth 68: 450–452

27. Owen H, Szekeley SM, Plummer JL, Cushnie JM, Mather LE (1989) Variables of patient-controlled analgesia 2. Concurrent infusion. Anaesthesia 44: 11–13

28. Owen H, Kluger MT, Plummer JL (1990) Variables of patient controlled analgesia: the relevance of bolus size to supplement a background infusion. Anaesthesia 45: 619–622

29. Parker RK, Holtmann B, White PF (1991) Patient-controlled analgesia. Does a concurrent opioid infusion improve pain management after surgery? JAMA 266: 1947–1952

30. Parker RK, Holtmann B, White PF (1992) Effects of a nighttime opioid infusion with PCA therapy on patient comfort and analgesic requirements after abdominal hysterectomy. Anesthesiology 76: 362–367

31. Perez-Woods R, Grohar JC, Skaredoff M, Rock SG, Tse AM, Tomich P, Polich S (1991) Pain control after cesarean birth. Efficacy of patient-controlled analgesia vs traditional therapy (IM morphine). J Perinatol 11: 174–181

32. Rayburn WF, Geranis BJ, Ramadei CA, Woods RE, Patil KD (1988) Patient-controlled analgesia for post-cesarean section pain. Obstet Gynecol 72: 136–139

33. Rowbotham DJ (1992) The development and safe use of patient-controlled analgesia. Br J Anaesth 68: 331–332

34. Sinatra R, Chung KS, Silverman DG et al. (1989) An evaluation of morphine and oxymorphone administered via patient-controlled analgesia (PCA) or PCA plus basal infusion in postcesarean-delivery patients. Anesthesiology 71: 502–507

35. Stack CG, Massey NJ (1990) Bradypnoea during patient-controlled analgesia. Anaesthesia 45: 683–699

36. Stevens DS, Cohen RJ, Kanzaria RV, Dunn WT (1991) „Air in the syringe": patient-controlled analgesia machine tampering. Anesthesiology 75: 697–699

37. Thomas DW, Owen H (1988) Patient-controlled analgesia – the need for caution. A case report and review of adverse incidents. Anaesthesia 43: 770–772

38. Van Dercard DH, Martinez AP, De Lisser EA (1991) Sleep apnea syndromes: a potential contradiction for patient-controlled analgesia. Anesthesiology 74: 623–624

39. Vickers AP, Derbyshire DR, Burt DR, Bagshaw PF, Pearson H, Smith G (1987) Comparison of the Leicester micropalliator and the Cardiff palliator in the relief of postoperative pain. Br J Anaesth 59: 503–509

40. Wasylak TJ, English MJM, Jeans M-E (1990) Reduction of postoperative morbidity following patient-controlled morphine. Can J Anaesth 37: 726–731

41. Welchew EA (1983) On-demand analgesia. A double-blind comparison of on-demand intravenous fentanyl with regular intramuscular morphine. Anaesthesia 38: 19–25

42. Weller R, Rosenblum M, Conard P, Gross JB (1991) Comparison of epidural and patient-controlled intravenous morphine following joint replacement surgery. Can J Anaesth 38: 582–586

43. Wheatley RG, Madej TH, Jackson JB, Hunter D (1991) The first year's experience of an acute pain service. Br J Anaesth 67: 353–359

44. Wheatley RG, Somerville ID, Sapsford DJ, Jones JG (1990) Postoperative hypoxaemia: Comparison of extradural, I.M. and patient-controlled opioid analgesia. Br. J. Anaesth. 64: 267–275

45. White PF (1987) Mishaps with patient-controlled analgesia. Anesthesiology 66: 81–83

46. Wu M, Purcell G (1990) Patient-controlled analgesia- the value of a background infusion. Anaesth Intensive Care 18: 575–576

47. Zacharias M, Pfifer MV, Herbison P (1990) Comparison of two methods of intravenous administration of morphine for postoperative pain relief. Anaesth Intensive Care 18: 205–209

Vorteile und Risiken der periduralen Opioidapplikation bei der postoperativen Schmerztherapie

S. Chrubasik, J. Chrubasik

Morphin wurde erstmals 1979 in den Periduralraum appliziert [9] (Abb.1). Diese Technik findet in steigendem Maße Anwendung in der postoperativen Schmerztherapie [34]. Heute werden nahezu alle klinisch verfügbaren Opioide in den Periduralraum injiziert. Ziel des vorliegenden Artikels ist es, die Vorteile und Risiken der periduralen Applikation verschiedener Opioide bei der Behandlung postoperativer Schmerzen zu beschreiben, die sichere Anwendung dieses Verfahrens zu kommentieren und ein Dosierungsschema für die peridurale Opioidapplikation zu empfehlen, das gleichzeitig die größtmöglichen Vorteile und die kleinstmöglichen Risiken für Nebenwirkungen bietet.

Theoretische Vorteile der periduralen Opioidapplikation

Die Opioidapplikation in den Periduralraum ermöglicht die direkte Passage der Opioide durch die Meningen zu den Opioidrezeptoren [115], die im Bereich der Substantia gelatinosa des Rückenmarkhinterhorns konzentriert sind [4]. Der größte Teil der peridural applizierten Opioide wird jedoch in den großen Kreislauf resorbiert und potenziert somit die spinale Wirkung der Opioide, einschließlich der Analgesie und der Nebenwirkungen.

Aufgrund des hohen CSF-Opioidrezeptorgradienten wird zum Erzielen der gleichen oder auch einer besseren Analgesiequalität peridural eine geringere Opioidmenge als systemisch benötigt. Die sich theoretisch daraus ergebende Schlußfolgerung, daß der geringere peridurale Opioidbedarf mit einem geringeren Ausmaß an Nebenwirkungen einhergeht, ist jedoch aufgrund der möglichen direkten spinalen und supraspinalen (über die CSF) Nebenwirkungen nicht haltbar.

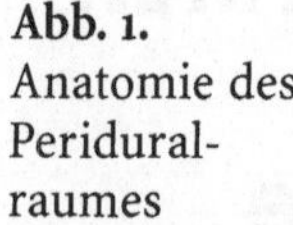

Abb. 1.
Anatomie des
Peridural-
raumes

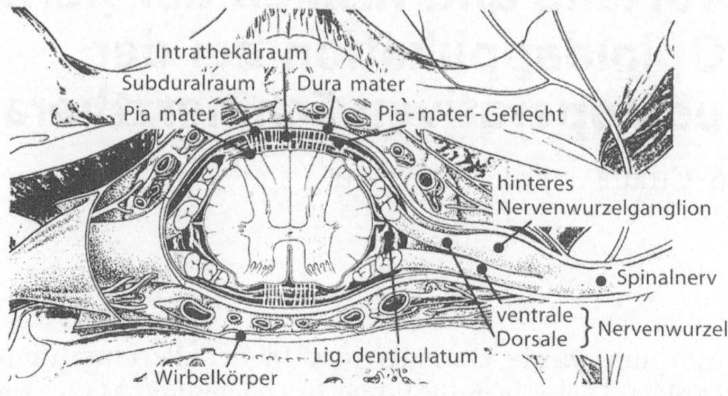

Die verschiedenen peridural applizierten Opioide haben ein sehr unterschiedliches Spektrum von Vorteilen und Risiken. Ein ideales Opioid zur periduralen Applikation gibt es z. Z. noch nicht.

Morphin

Anhand der in Tabelle 1 aufgeführten Daten ist erkennbar, daß sich Morphin hinsichtlich einer Reduktion des Opioidverbrauchs am besten zur periduralen Applikation eignet. Der peridurale Morphinbedarf ist um das etwa 5fache geringer als der intravenöse Morphinbedarf [116, 119]; selbst in noch geringerer Dosierung (Tabelle 1) läßt sich bei Appli-

Tabelle 1. Postoperativer periduraler und intravenöser Opioidverbrauch über 17 h nach abdominalchirugischen Eingriffen und relativer Opioidverbrauchsquotient (intravenös vs. peridural und peridural appliziertes Morphin vs. peridural appliziertem Opioid) von verschiedenen Opioiden

| Opioid | Opioidverbrauch (mg) | | | | | Opioidbedarf |
	intravenös	Literatur	peridural	Literatur	intravenös zu peridural	Morphin peridural/ Opioid peridural
Morphin	45,9	[119]	5,0	[28]	>5	1
Tramadol	455	[124]	180	[29]	2	0,03
Pethidin	442	[119]	182	[139]	2	0,03
Methadon	13,0	[78]	10,3	[42]	1	0,5
Alfentanil	9,1	[3]	4,5	[28]	2	1
Fentanyl	1,2	[56]	0,4	[28]	>2	13
Sufentanil	0,15	[49]	0,11	[49]	1	44
Buprenorphin	0,78	[76]	0,52	[27]	1	9

kation von Morphin in den Periduralraum in manchen Fällen eine bessere Qualität der Analgesie erzielen [61] als durch intravenöse Gabe. Theoretisch könnte der geringe peridurale Morphinbedarf in einem geringeren Ausmaß an dosisabhängigen Nebenwirkungen resultieren. Aber das Risiko für Pruritus z.B. ist bei periduraler Opioidapplikation höher als bei intravenöser Applikation [61]; ohne Bezug zur peridural verabreichten Opioiddosis kann es zudem zu einer Harnretention kommen [101]. Außerdem kann es nach periduraler Gabe einer geringen Morphinmenge (2 mg Morphin in 10–20 ml Injektionsvolumen) [60] auch nach mehreren Stunden noch zu einer lebensgefährlichen Atemdepression kommen, die durch Akkumulation und rostrale Ausbreitung des hydrophilen Morphins im Liquor bedingt ist [53]. Dies muß bei der Schmerzbehandlung mittels Morphinapplikation in den Periduralraum berücksichtigt werden.

Das Risiko einer Atemdepression nach einer geringen Menge peridural applizierten Morphins kann minimiert werden, wenn die Applikation in geringen Injektionsvolumina (1–2 ml) vorgenommen wird. Durch Applikation in geringen Injektionsvolumina (1–2 ml Kochsalz) wird die Morphinmenge, die durch rostrale Ausbreitung vom Injektionsort in die Cisterna cerebellomedullaris gelangen kann, erheblich gesenkt ([26] (Abb.2), ohne daß die Qualität der Analgesie darunter leidet [24].

Die sicherste Art der Morphinapplikation in den Periduralraum zur Behandlung postoperativer Schmerzen ist daher die Verwendung eines Dosierungsschemas, bei dem die minimalen analgetisch wirksamen

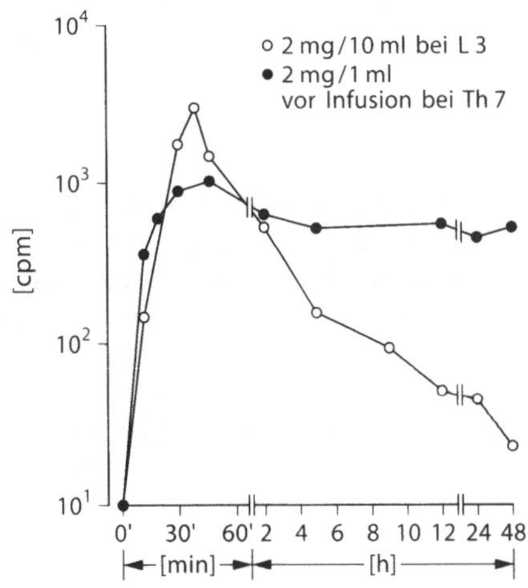

Abb. 2.
Radioaktivität des Liquors in der Cisterna cerebellomedullaris nach einer periduralen Morphinbolusgabe von 2 mg (+ 1 mCi ^{3}H-Morphin) in 10 ml Kochsalz in Höhe von L 3 (Gewicht des Hundes 33 kg) und in 1 ml Kochsalz vor einer Morphininfusion von 8 mg (+ 5 mCi ^{3}H-Morphin) über 48 h (Infusionsgeschwindigkeit 1,5 ml/Tag) in Höhe von T 7 (Gewicht des Hundes 32 kg). (Mod. nach [46])

Dosen kontinuierlich in geringen Injektionsvolumina appliziert werden [25]. Bei Verwendung eines solchen Dosierungsschemas ist das Risiko einer drohenden Atemdepression vernachlässigbar. Subanalgetische systemische Serum-Morphinkonzentrationen (Morphinkonzentrationen im Serum, die weit unter denen die zur Analgesie bei systemischer Morphinzufuhr erforderlich sind, liegen) im Verlauf einer solchen Behandlung (Abb.3) belegen, daß das Rückenmark der Wirkort peridural applizierten Morphins ist.

Die Pharmakokinetik von Morphin im Verlauf der periduralen Opioidbehandlung ist einzigartig und unterscheidet sich von der aller anderen Opioide (mit Ausnahme von Diamorphin), die z.Z. in der postoperativen periduralen Schmerztherapie Anwendung finden. Es scheint so, daß beim Morphin die Vorteile die Risiken übertreffen und eine kontinuierliche peridurale Applikation von Morphin in geringen Dosen und geringen Injektionsvolumina rechtfertigen (Tabelle 2). Der verzögerte Wirkungseintritt der Analgesie peridural applizierten Morphins (Tabelle 3) ist jedoch von Nachteil.

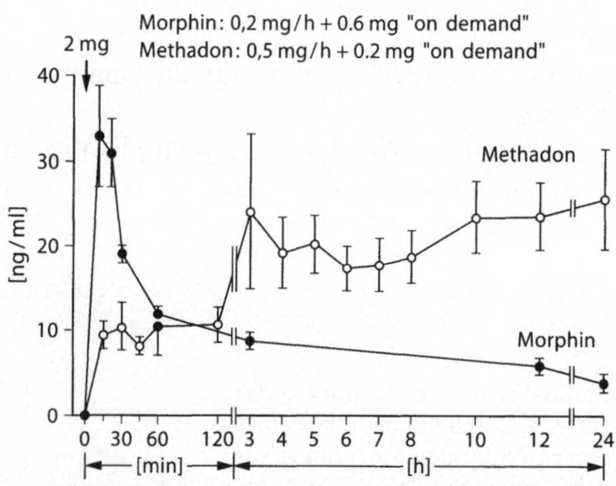

Abb 3. Serum-Morphin- und Plasma-Methadonkonzentrationen unter kontinuierlicher periduraler Zufuhr von Morphin (2 mg vor 0,2 mg/h, 0,6 mg nach Bedarf, Herabsetzen der Infusionsrate bei Schmerzfreiheit) und Methadon (2 mg vor 0,5 mg/h, 0,2 mg nach Bedarf, Herabsetzen der Infusionsrate bei Schmerzfreiheit) zur Schmerztherapie nach Abdominaloperationen; Mittelwert ± SEM. (Mod. nach [23] und [86]; minimale systemisch analgetisch wirksame Morphinkonzentration 9–23 ng/ml [54]„ Methadonkonzentration 22–89 ng/ml [54])

Tabelle 2. Vorteile, Risiken und Nachteile verschiedener Opioide nach Applikation in den Periduralraum

Opioid	Vorteile	Risiken	Nachteile
Morphin	Sehr geringer p.O.B. Weniger D.N.W. Weit bessere QA Subanalgetische SOC-K.B.	Harnretention Spät einsetzende AD-B (Risiko bei geringen Dosen in geringem Injektionsvolumen gering) Pruritus	Verzögerter WA SOC-B
Tramadol	Geringerer p.O.B. als systemisch Weniger D.N.W.	Harnretention? Spät einsetzende AD-K.B.? Pruritus?	Verzögerter WA SOC-K.B.
Pethidin	Geringerer p.O.B. als systemisch Weniger D.N.W. Bessere QA	Harnretention? Spät einsetzende AD-K.B.? Pruritus?	
Methadon	Subanalgetische SOC-B Keine Harnretention	Spät einsetzende AD-K.B. [Risiko in der frühen post-operativen Phase nur bei abnehmender Methadonzufuhr gering (geringes Injektions-volumen vorausgesetzt)] Pruritus?	Systemischer p.O.B. SOC-K.B.
Alfentanil	Geringerer p.O.B. als systemisch Weniger D.N.W. Subanalgetische SOC-B Keine Harnretention	Spät einsetzende AD-K.B. (Risiko in der frühen post-operativen Phase bei geringer Dosierung/ geringem Injektions-volumen gering) Pruritus?	SOC-K.B.
Fentanyl	Geringerer p.O.B. als systemisch Weniger D.N.W. Subanalgetische SOC-B	Spät einsetzende AD-K.B. (Risiko in der frühen post-operativen Phase bei geringer Dosierung/ geringem Injektions-volumen gering) Pruritus Harnretention (geringer als bei Morphinapplikation)	SOC-K.B.

Tabelle 2. (Fortsetzung)

Opioid	Vorteile	Risiken	Nachteile
Sufentanil	Subanalgetische SOC-B	Spät einsetzende AD-K.B. [Risiko in der frühen post-operativen Phase nur bei abnehmender Sufentanil-zufuhr (geringes Injektions-volumen vorausgesetzt) gering] Pruritus Harnretention?	Systemischer p.O.B. SOC-K.B.
Bupren-orphin	Kein Pruritus Keine Harnretention	Spät einsetzende AD-B (klinische Relevanz nicht nachgewiesen) Spät einsetzende AD-K.B. [(Risiko in der frühen post-operativen Phase gering bei abnehmender Buprenorphinzufuhr (geringes Injektions-volumen vorausgesetzt)]	Vezögerter WA Systemischer pOB SOC-K.B.

p.O.B. periduraler Opioidbedarf; *QA* Qualität der Analgesie; *SOC* systemische Plasmaopioid- oder Serumopioidkonzentrationen; *SOC-B* nach einer Einzelopioidbolusgabe; *SOC-K.B.* bei kontinuierlicher Opioidbehandlung; *D.N.W.* Auftreten dosisabhängiger Nebenwirkungen; *AD* Atemdepression; *AD-B* Atemdepression nach einer einzigen gering dosierten periduralen Opioidgabe; *AD-K.B.* Atemdepression bei kontinuierlicher periduraler Opioidbehandlung; verzögerter *WA* verzögerter Wirkungseintritt der Analgesie

Tabelle. 3. Wirkungseintritt der Analgesie

Innerhalb 20 min	Innerhalb 60 min
Pethidin [17]	Morphin [28]
Methadon [16]	Tramadol [29]
Alfentanil [28]	Buprenophin [27]
Fentanyl [28]	
Sufentanil [97]	
Nalbuphin [1]	
Butorphanol [125]	

Pethidin, Alfentanil, Fentanyl und Tramadol

Bei Verwendung von Pethidin, Alfentanil, Fentanyl oder Tramadol zur postperativen periduralen Schmerztherapie ist der peridurale Opioidbedarf geringer als der intravenöse Opioidbedarf; die Qualität der Analgesie ist ausgezeichnet. Dennoch ist bei Verwendung dieser Opioide der Quotient intravenöser Bedarf zu periduralem Bedarf bei weitem geringer als bei Verwendung von Morphin (Tabelle 1). Werden systemische Dosierungsschemata zur postoperativen periduralen Schmerztherapie verwendet, findet sich kein Unterschied zwischen dem intravenösen und dem periduralen Opioidbedarf (Tabelle 4). Um den Vorteil der periduralen Applikationsweise zu nutzen, sollten daher nur minimale Opioiddosen zur kontinuierlichen Applikation verwendet werden, die darüber hinaus den individuellen Bedürfnissen des Patienten angepaßt werden sollten, um eine zufriedenstellende Analgesie erzielen zu können.

Ob sich die Analgesiequalität unter periduraler Tramadolapplikation von der unter intravenöser Tramadolapplikation unterscheidet, wurde bisher noch nicht untersucht. Durch peridurale Gabe von Pethidin läßt sich eine ebenso zufriedenstellende Analgesie erzielen wie mit peridural appliziertem Morphin [116]; bei intravenöser [114] oder intramuskulärer Applikation von Pethidin [138] ist die Qualität der Analgesie dagegen bedeutend schlechter als die von peridural appliziertem Pethidin. Bei Alfentanil [20] und Fentanyl [58, 109, 134] wurde kein Unterschied in der Qualität der Analgesie unter intravenöser und periduraler Applikation festgestellt. Dennoch ist postoperativ unter periduraler Fentanylapplikation die Schmerzschwelle geringer als unter der intravenösen Applikation der gleichen Dosis [63]. Obwohl systemisch verabreichtes Fentanyl eine ebenso zufriedenstellende Schmerzlinderung bewirkt wie peridural verabreichtes Fentanyl, bleibt es weiteren Untersuchungen vorbehalten, die Vorteile der periduralen Fentanylapplikation bei Patienten, die postoperativ eine Bewegungstherapie erhalten, zu evaluieren.

Es besteht kein Zweifel daran, daß die Applikation einer geringen Menge eines lipophilen Opioids (mit Ausnahme von Buprenorphin) in den Periduralraum sicherer ist als die Injektion eines Opioids in eine Vene (Abb. 4–6). Der Periduralraum stellt gewissermaßen ein Reservoir dar [12], wodurch nach periduraler Injektion eines Opioidbolus subanalgetische Plasma- oder Serumopioidkonzentrationen erzielt werden. Da sich lipophile Opioide, nachdem sie durch die Meningen in den Liquor gelangt sind, rasch verteilen [55, 89], ist nach der periduralen Injektion eines einzigen Bolus von Pethidin, Alfentanil oder Fentanyl –

Abb. 4.
Plasma-Alfentanilkon-
zentrationen unter
kontinuierlicher peri-
duraler und intravenö-
ser Alfentanil-
applikation (15 g vor
18 µg/kg/h) (Mod. nach
[20]). Mittlere (± SD)
minimale systemisch
analgetisch wirksame
Alfentanilkonzentra-
tion (*MEC*) 58 ± 25 ng/
ml (Nach [95])

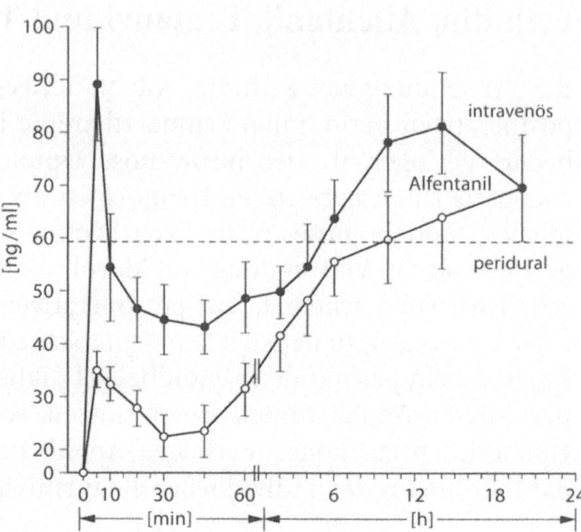

im Gegensatz zu Morphin – nicht mit dem Auftreten einer spät einsetzenden Atemdepression zu rechnen. Trat nach einmaliger periduraler
Gabe von Fentanyl eine Atemdepression auf, so war diese auf gleichzeitig verabreichte andere zentralwirkende Medikamente [14, 127, 135] oder

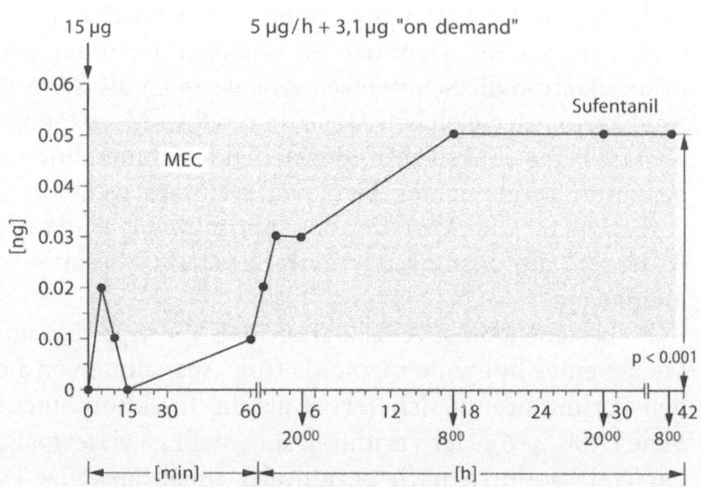

Abb. 5. Mediane Serum-Sufentanilkonzentrationen unter kontinuierlicher periduraler Sufentanilapplikation (15 µg vor 5 µg/h, 3,1-µg-Bolus nach Bedarf, Herabsetzen
der Infusionsrate bei Schmerzfreiheit) (Mod. nach [49]). Minimale systemisch
analgetisch wirksame Konzentration (*MEC*) 0,01–0,56 ng/ml. (Nach [80])

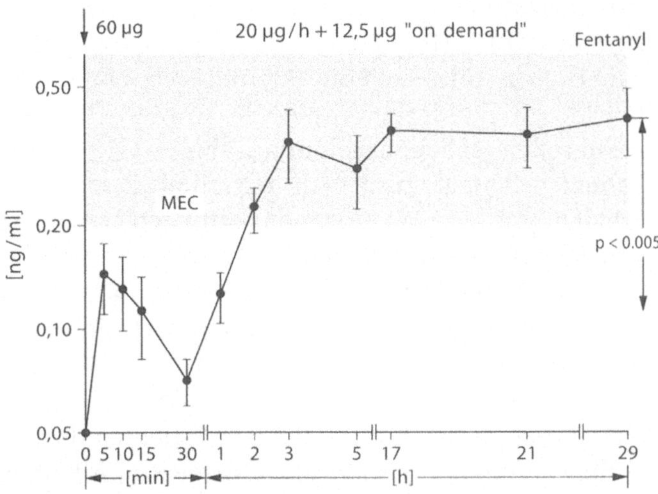

Abb. 6. Serum-Fentanylkonzentrationen unter kontinuierlicher periduraler Fentanylapplikation (60 µg vor 20 µg/h, 12,5-µg-Bolus nach Bedarf, Herabsetzen der Infusion bei Schmerzfreiheit (Mod. nach [49]). Mittlere (± SEM) minimale systemische analgetisch wirksame Konzentration (*MEC*) 0,2–1,2 ng/ml. (Nach [56])

auf rostrale Ausbreitung der Opioidlösung im Periduralraum zu Segmenten, die sich näher zum Hirnstamm befinden [14], zurückzuführen.

Unter kontinuierlicher periduraler Applikation von Pethidin, Alfentanil, Fentanyl oder Tramadol ist vermutlich das Risiko des Auftretens zentral depressiver Wirkungen, einschließlich einer Atemdepression, höher als unter intravenöser Applikation dieser Opioide. Obwohl durch die rostrale Ausbreitung im Liquor nur geringe Opioidmengen den Hirnstamm erreichen [36, 57, 89, 98], werden rasch nach Beginn der periduralen Schmerztherapie Plasma- oder Serumopioidkonzentrationen erreicht, die supraspinal eine Analgesie bewirken. Selbst bei Verwendung minimaler Opioiddosierungsschemata, die individuell auf die Schmerzsituation des jeweiligen Patienten abgestimmt sind, werden mit peridural appliziertem Alfentanil (Abb. 4), Fentanyl (Abb. 6) oder Tramadol [29, 79] systemisch analgetisch wirksame Opioidkonzentrationen aufrechterhalten. Nur bei wenigen Patienten unter kontinuierlicher periduraler Pethidinapplikation fallen die Plasmapethidinkonzentrationen in den subanalgetischen systemisch-wirksamen Bereich [116]. Die duale Ausbreitung dieser Opioide vom Periduralraum über das Blut und den Liquor zum Gehirn kann deshalb in Abhängigkeit zur applizierten Opioidmenge zum Auftreten gravierender Nebenwirkungen führen. Bei einem Patienten kam es z.B. unter periduraler Gabe von Fentanyl (>114 µg/h) zu einer extremen Sedierung; die postoperative

Fentanylzufuhr war nicht auf seine persönlichen Bedürfnisse abgestimmt worden ([5] (Tabelle 4). Bei 3 weiteren postoperativen Patienten kam es zum Auftreten einer Atemdepression; ihnen waren zu hohe Fentanyldosen peridural verabreicht worden (bis zu 6 µg/kg) in hohen periduralen Infusionsvolumina (bis zu 1,5–2 ml/kg/h). Zwei dieser Patienten hatten zusätzlich peridural Fentanylbolen von 1–4 µg/kg erhalten [130]. Ein an einem angeborenen Herzfehler und einem malignen Magengeschwür leidender Patient, der peridural 100 µg Fentanyl vor 50 µg/h über 3 h und nachfolgend 30 µg/h über 40 h erhielt, entwikkelte ebenfalls eine Atemdepression [21]. Peridurale Dosierungsschemata, die höhere Opioiddosen anbieten als dies zum Erzielen einer zufriedenstellenden Analgesie unbedingt notwendig ist, stellen daher eine unnötige Gefährdung für den Patienten dar.

Eine einmalige peridurale Gabe eines Alfentanil-, Fentanyl- oder Pethidinbolus bietet gegenüber der Applikation eines periduralen Morphinbolus den Vorteil, daß das Risiko des Auftretens einer spät einsetzenden Atemdepression entfällt.

Aufgrund des raschen Wirkungseintritts der Analgesie nach periduraler Applikation dieser Opioide (Tabelle 3) wird seit kurzem auch in Kombination mit Alfentanil oder Fentanyl Morphin zur periduralen Schmerztherapie verwendet [81, 120]; die peridurale Applikation der lipophilen Opioide bietet so mehrere Vorteile (Tabelle 2): rascher Eintritt der analgetischen Wirkung, bessere Qualität der Analgesie (Pethidin) und eine geringere Inzidenz für Harnverhalten. Während Alfentanil im Gegensatz zum Morphin keine Auswirkung auf den Blasentonus und die Schließfähigkeit der Urethra zeigt (vermutlich besetzt es nicht die Subtypen der Opioidrezeptoren, die Harnretention vermitteln) [41, 133], beeinträchtigt Fentanyl sowohl den Muskeltonus der glatten Blasenmuskulatur als auch die Harnleiterfunktion. Der durch die spinale Fentanylapplikation herabgesetzte Widerstand des Harnleiters wirkt so möglicherweise der Fentanylwirkung auf die Blase entgegen [40]. Es bleibt weiteren Versuchsreihen vorbehalten, zu klären, ob peridural verabreichtes Pethidin und Tramadol eine Harnretention bewirken und ob unter Applikation dieser Opioide oder des Alfentanils ein geringeres Risiko für das Auftreten von Pruritus besteht als unter Morphinapplikation. Hinsichtlich der Häufigkeit des Auftretens von Pruritus unterscheiden sich peridural appliziertes Fentanyl und Morphin nicht [2].

Ein Vergleich der peridural konsumierten Opioidmengen zeigt, daß Pethidin und Tramadol verglichen mit Morphin nur eine schwache intrinsische analgetische Wirkung besitzen (etwa 0,03); dies weist darauf hin, daß zur periduralen Schmerzbehandlung eine im Vergleich zu

Tabelle 4. Verschiedene Dosierungsschemata zur postoperativen periduralen Schmerztherapie, Art des chirurgischen Eingriffes und mittlerer Fentanylbedarf/h

Applika-tionsweg	Bolus (µg)	Infusion (µg/h)	On demand (µg)	Infusionsrate (µg/h) Regulierung schrittweise höher	niedriger	Maximum	Operation	Mittlerer Verbrauch (µg/h)	Literatur
				50 %					
peridural	100	20	12,5				Abdomen	40	[28]
i.v.		20	20			180	Abdomen	84	[56]
peridural	100	20	5				Abdomen	45	[134]
i.v.	100	20	20				Abdomen	98	[134]
peridural	150	75	50	10	10	150	Thorax	93	[58]
i.v.	150	75	50	10	10	150	Thorax	129	[58]
peridural	75	40	25	12,5	12,5	75	Thorax	67	[109]
i.v.	25	75	25	25	25	150	Thorax	119	[109]
peridural	100	70	35	20	20		Thorax	138	[110]
i.v.	100	70	35	20	20		Thorax	108	[110]
peridural	117	78	39	20			Thorax	114	[5]
peridural	70	70	35	14	14		Thorax	84	[59]
i.v.	70	70	35	14	14		Thorax	79	[59]
peridural	100	100	50				Orthopädie	113	[82]
i.v.	100	100	50				Orthopädie	113	[82]
peridural	70		20				Abdomen+ Orthopädie	65	[51]
i.v.	70		20				Abdomen+ Orthopädie	48	[51]

Morphin um das 30fache höhere Dosis Pethidin bzw. Tramadol benötigt wird (Tabelle 1). Die analgetische Potenz peridural verabreichten Alfentanils entspricht der von Morphin; die analgetische Wirksamkeit peridural applizierten Fentanyls übersteigt die von Morphin um das etwa 10fache.

Methadon, Sufentanil und Buprenorphin

Gegenwärtig gibt es keine Argumente, die das Legen eines periduralen Katheters zur postoperativen periduralen Applikation von Methadon-, Sufentanil- oder Buprenorphin rechtfertigen würden [31]. Der peridurale Opioidkonsum entspricht bei Verwendung dieser Opioide dem intravenösen Opioidkonsum (Tabelle 1). Die Qualität der Analgesie entspricht unter periduraler Sufentanilbehandlung der von intravenös appliziertem Sufentanil [49]. Weitere Untersuchungen müssen klären, ob sich bei Methadon bzw. Buprenorphin evtl. ein Unterschied in der Qualität der Analgesie unter periduraler und intravenöser Behandlung findet. Die Plasma- oder Serumopioidkonzentrationen unter periduraler Methadon- [86] Buprenorphin- [33] oder Sufentanilapplikation ([32] (Abb. 5) unterscheiden sich jedenfalls nicht von denen unter kontinuierlicher intravenöser Applikation [54, 77, 80]. Aufgrund der dualen Ausbreitung peridural applizierter Opioide über das Blut und den Liquor zum Hirnstamm, ist anzunehmen, daß unter kontinuierlicher periduraler Applikation ein größeres Risiko für das Auftreten zentraler depressiver Wirkungen besteht als unter kontinuierlicher intravenöser Applikation.

Zwar ist nach einer einmaligen periduralen Bolusinjektion eines lipophilen Opioids nicht mit dem Auftreten einer spät einsetzenden Atemdepression zu rechnen, doch bildet peridural appliziertes Buprenorphin hier eine Ausnahme; wahrscheinlich liegt dies an der langsamen Dissoziation Buprenorphins von den Opioidrezeptoren [11] und an der protrahierten Rückverteilung des extrem lipohilen Opioids zum Gehirn. Im CO_2 Rückatmungstest konnte bereits nach periduraler Gabe einer so geringen Dosis wie 0,15 mg Buprenorphin eine 8–10 h später einsetzende Atemdepression verifiziert werden [66]. Klinisch wurde bei einem Patienten von kleiner Statur etwa 4 h nach Applikation eines periduralen Bolus von 0,15 mg Buprenorphin in 20 ml NaCl-Lösung eine Atemdepression beobachtet [87].

Wird ein Periduralkatheter primär zur intraoperativen Applikation von Lokalanästhetika plaziert, können Methadon, Sufentanil und

Buprenorphin relativ sicher in niedrigen Dosierungsschemata, die auf die individuellen Bedürfnisse des Patienten abgestimmt sein sollten, in geringen Injektionsvolumen in den Periduralraum appliziert werden [27, 42, 49]. Es besteht kein Zweifel daran, daß Dosierungen, die über den zum Erzielen einer wirksamen Analgesie notwendigen minimalen Bedarf zur postoperativen Schmerzbehandlung hinausgehen, die Patienten unnötig gefährden und daher vermieden werden sollten. So stiegen z. B. die Plasma-Methadonkonzentrationen während einer konstanten Methadoninfusion von 0,004 mg/kg nach einem Initialbolus von 0,03 mg/kg Methadon stetig von 20 ng/ml am 1. postoperativen Tag bis auf 70 ng/ml am 3. postoperativen Tag an [128]: eine Konzentration, bei der mit dem Auftreten von Nebenwirkungen gerechnet werden muß.

Im Gegensatz zu Morphin muß bei Verwendung von Methadon und Buprenorphin zur periduralen Applikation nicht mit dem Auftreten von unerwünschten Wirkungen an den harnableitenden Wegen gerechnet werden [39, 40]; peridural appliziertes Buprenorphin löst ebenso wie peridural instilliertes Butorphanol keinen Pruritus aus. Der langsame Wirkungseintritt der Analgesie nach periduraler Injektion von Buprenorphin (Tabelle 2) ist gegenüber der periduralen Gabe von Methadon bzw. Sufentanil von Nachteil.

Peridural appliziertes Methadon besitzt nur etwa die Hälfte der intrinsischen analgetischen Wirkung wie peridural verabreichtes Morphin (Tabelle 1). Die stärkste analgetische Wirksamkeit besitzt peridural appliziertes Sufentanil. Die intrinsische analgetische Wirkung peridural applizierten Buprenorphins ist schwächer als die von peridural verabreichtem Fentanyl (Tabelle 1).

Nalbuphin

Nalbuphin ist ein 14-Hydroxymorphinderivat. In seiner Struktur ist es sowohl mit dem Opioidagonisten Oxymorphon als auch mit dem Opioidantagonisten Naloxon verwandt (Abb. 7). Es scheint, als übe Nalbuphin seine analgetische und sedierende Wirkung durch die agonistische Interaktion mit χ-Rezeptoren aus; seine Bindung an die μ-Rezeptoren ist dagegen mit einer geringen klinischen (partiell antagonistischen) Wirkung assoziiert. Bei Nalbuphin besteht dementsprechend ein geringes Risiko für einen Mißbrauch [65]. Zudem kann mit Nalbuphin eine durch Opioidapplikation hervorgerufene Atemdepression antagonisiert werden [64], wenn auch nicht zuverlässig [6].

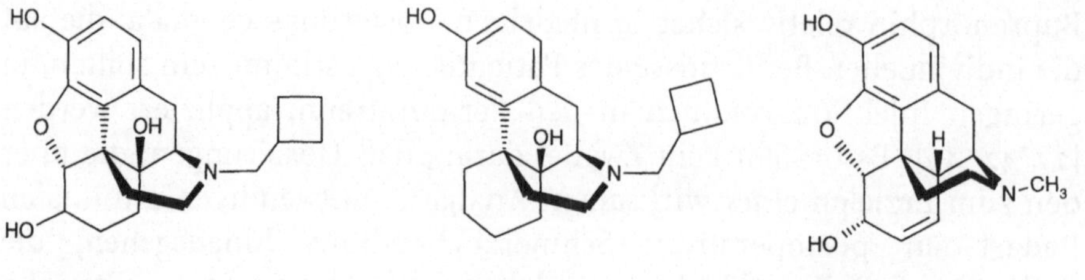

Abb. 7. Chemische Strukturen von Nalbuphin, Butorphanol und Morphin

Geringe Dosen von Nalbuphin können atemdepressiv wirken; im Gegensatz zu Morphin kann beim Nalbuphin durch Dosissteigerung keine verstärkte atemdepressive Wirkung erzielt werden (sog. Ceilingeffekt) [47, 64, 70]. Dementsprechend unterliegt auch die analgetische Wirkung von Nalbuphin einem Ceilingeffekt [47]. Es besteht kein Zweifel daran, daß Nalbuphin spinal analgetisch wirkt [91]. Über viele Jahre hinweg wurde die spinale analgetische Wirksamkeit von Nalbuphin aufgrund von Tierversuchen angezweifelt. Jedoch waren die bei Ratten eingesetzten Nalbuphindosen exzessiv (150–600 mg/kg [93]) und die Intensität des Hitzereizes im „Hot-plate-Test" war viel zu hoch, um eine spinale Analgesie nachweisen zu können [111].

Nach Thorakotomien läßt sich mittels peridural applizierten Nalbuphindosen von 5, 10, 15 oder 20 mg keine dosisabhängige Analgesie erzielen. Die Qualität der Analgesie peridural applizierten Nalbuphins ist geringer als die peridural applizierten Morphins [7]. Etches et al. [43] konnten nach Thorakotomien mit repetitiven Dosen von 10–20 mg in je 20 ml Injektionsvolumen keine zufriedenstellende Analgesie erzielen. Ebenso erwiesen sich 10–30 mg peridural applizierten Nalbuphins nach Kaiserschnitten als unzureichend [18]. Nalbuphin besitzt in diesen Dosierungen bei periduraler Applikation demnach keine ausreichende analgetische Wirkung, während intramuskulär appliziert mit diesen Dosen eine gute postoperative Analgesie erzielt werden kann [8, 44]. Bevor eine direkte spinale Wirkung von Nalbuphin beim Menschen negiert wird, sollte ein Ceilingeffekt ausgeschlossen sein, indem peridural geringere Dosen Nalbuphin geprüft werden.

Im Gegensatz zu den negativen Untersuchungsergebnissen von Baxter et al. [7], Etches et al. [43] und Camann et al. [18] konnten Wang et al. einen raschen Wirkungseintritt und eine gute Analgesiequalität nach einer periduralen Applikation von 10 mg Nalbuphin bei Patienten nach abdominalchirurgischen Eingriffen feststellen [125]. Durch Kombination einer Nalbuphindosis (10 mg) mit Morphin (5 mg) ließ sich ein schneller Wirkungseintritt und eine bessere Analgesiequalität erzielen als durch die alleinige Applikation von Morphin in den Periduralraum [126]. Um diese Diskrepanz aufklären zu können, bedarf es jedoch noch weiterer Untersuchungen.

Butorphanol

Butorphanol ist ein vollständig synthetisches Benzomorphanderivat (Abb.7), das nur teilweise über den μ-Opioidrezeptor wirkt [99] und das bei Opioidabhängigen Entzugserscheinungen hervorrufen kann [100, 131]. Butorphanol ist im Gegensatz zu Nalbuphin nur ein partieller $\varkappa$-Agonist [75], der teilweise auch eine antagonistische Wirkung am $\varkappa$-Rezeptor besitzt [99]. Der atemdepressive Effekt von Butorphanol nimmt dementsprechend bei Dosissteigerung nicht zu, d.h. Butorphanol unterliegt einem Ceilingeffekt [62]. Durch die Applikation von Butorphanol kann daher ebenso wie durch die Gabe von Nalbuphin eine opioidinduzierte Atemdepression antagonisiert werden [13].

Butorphanol ist bei systemischer Applikation ein stark wirksames Analgetikum [48, 50, 121]. Seine spinale analgetische Wirksamkeit ist jedoch noch nicht eindeutig bewiesen. Nach Kaiserschnitten ließ sich durch peridurale Applikation von 1, 2 und 4 mg Butorphanol eine zufriedenstellende Analgesie erzielen; die Wirkung von Butorphanol trat schneller ein als die peridural applizierten Morphins (Tabelle 3 [96]). Die Analgesiequalität von 2 mg peridural appliziertem Butorphanol entspricht etwa der von 2 mg intravenös verabreichtem Butorphanol; unter intravenöser Butorphanolgabe kommt es jedoch vermutlich seltener zu einer Sedierung als unter periduraler Butorphanolgabe [19].

Peridural appliziert gehen Butorphanoldosen von 2 oder 4 mg mit einer Atemdepression im CO_2-Rückatmungstest einher [104]. Es besteht kein Zweifel daran, daß auch geringe peridural applizierte Butorphanolmengen systemisch wirksam sind [37, 48]. Aufgrund der dualen Ausbreitung des Butorphanols vom Periduralraum zum Gehirn (über den Liquor und über das Blut) ist vermutlich das Risiko des Auftretens einer Atemdepression unter periduraler Applikation von Butorphanol höher als nach systemischer Injektion derselben Dosis.

Die Urinausscheidung wird durch peridural appliziertes Butorphanol nicht beeinträchtigt [92]. Wie Buprenorphin ruft peridural appliziertes Butorphanol auch keinen Pruritus hervor [1, 2, 19]. Durch die Kombination von Morphin [74] oder Fentanyl [84] mit Butorphanol läßt sich bei periduraler Applikation eine gute Analgesiequalität erzielen. Hierbei ist das Risiko des Auftretens von Nebenwirkungen sogar geringer als ohne Zusatz von Butorphanol. Bevor jedoch Butorphanol routinemäßig peridural appliziert werden sollte, bedarf es zunächst Versuchsreihen zur Ermittlung der minimalen analgetisch wirksamen Dosis, damit das Ausmaß des Auftretens von Nebenwirkungen so gering wie möglich gehalten werden kann.

Komplikationen

Selbst wenn die peridurale Opioidapplikation „lege artis" von einem erfahrenen Arzt durchgeführt wird, kommt es bei weniger als 1 % der Eingriffe zu Komplikationen [83]. Unter den möglichen Komplikationen rangieren unbeabsichtigte Hirnhautpunktion mit intrathekal verabreichter Opioidüberdosis [15], Liquoraustritt mit nachfolgenden Kopfschmerzen und Unwohlsein [10, 15], Opioidinjektionen in eine subdurale Liquortasche [83, 105], Injektion in eine peridurale Vene [67], Rückenschmerzen [15], technische Komplikationen wie Katheterverknotung [108, 113], neurologische Komplikationen aufgrund traumatischer Verletzungen des Rückenmarks [15] oder die Entwicklung eines periduralen [90], subduralen [71, 106] oder subarachnoidalen [112] Hämatoms. Es kommt nur in sehr seltenen Fällen zu einer periduralen Infektion oder eines periduralen Abszesses [107], einer Meningitis [68, 102] oder einer Hemi- [129] oder Paraplegie nach Entfernen des Periduralkatheters [69].

Nebenwirkungen

Das Auftreten von Nausea und Erbrechen, Blutdruckabfall, Sedierung, Dysphorie/Euphorie oder Atemdepression ist bei periduraler Applikation von Opioiden um so geringer, je geringer die applizierte Dosis und das Injektionsvolumen sind [123]. Die gleichzeitige Gabe eines anderen zentral dämpfenden Medikamentes steigert das Risiko des Auftretens einer Atemdepression, auch wenn die peridural verabreichte Opioidmenge gering ist [94, 127, 135]. Die peridurale Opioidapplikation in großen Injektionsvolumina (bis 20 ml) erhöht das Risiko einer Atemdepression, insbesondere bei Patienten von kleiner Statur [14, 87, 127, 132]. So kam es z. B. bei einer Frau von 56 kg Körpergewicht nach kaudaler periduraler Sufentanilinjektion von 50 µg in 20 ml Injektionsvolumen innerhalb von 3 min zu einem Atemstillstand [117], während die unbeabsichtigte peridurale Infusion einer Sufentanilüberdosis (180 µg) bei einem anderen Patienten nur geringe atemdepressive Effekte hervorrief [136].

Dosisunabhängig kann es bei allen peridural applizierten Opioiden zu Pruritus (außer bei Buprenorphin und Butorphanol), Harnretention (außer bei Methadon, Alfentanil, Buprenorphin, Butorphanol und nur in geringem Maße bei Fentanyl), Transpiration, durch den Bolus hervorgerufene Schmerzen, Sedierung (bei lipophilen Opioiden) und spät einsetzender Atemdepression mehrere Stunden auch nach einer einmaligen periduralen Injektion einer geringen Opioidmenge (nur bei Morphin und Buprenorphin) kommen. Zu den eher selten auftretenden Nebenwirkungen zählen ein trockener Mund, Kopfschmerzen, Schwindel, Schläfrigkeit, Miosis, Vertigo, Halluzinationen, Vertikalnystagmus und Obstipation [30, 38, 45, 52, 85, 116, 122, 137]. Nicht alle in der frühen postoperativen Phase auftretenden Nebenwirkungen können der periduralen Opioidapplikation zugeschrieben werden, da auch der chirurgische Eingriff und die dabei verwendete Anästhesietechnik Nebenwirkungen hervorrufen können [72, 73, 137]. Wenn minimale analgetisch wirksame Opioiddosen in geringen Volumina zur periduralen Opioidapplikation verwendet werden, ist das Risiko des Auftretens von Nebenwirkungen äußerst gering.

Optimales peridurales Dosierungsschema

Das optimale peridurale Dosierungsschema sollte flexibel sein; die Häufigkeit sowie die Dosierung der Opioidgaben sollte den individuellen analgetischen Bedürfnissen des Patienten angepaßt sein [22, 35]. Ein möglichst geringer Opioidverbrauch [88] und dementsprechend ein geringes Risiko für das Auftreten dosisabhängiger Nebenwirkungen kann nur durch die Verabreichung von Opioidmengen, die so gering wie möglich, aber gut analgetisch wirksam sind, gewährleistet werden. Beim optimalen periduralen Dosierungsschema sollte im Anschluß an den Initialbolus mit einem lipophilen Opioid möglichst eine reduzierbare basale Morphininfusion verabreicht werden (wenn mit der Behandlung nicht vor dem Auftreten postoperativer Schmerzen begonnen wird). Bei Auftreten von Schmerzen sollte mit dem lipophilen Opioid nachtitriert werden. Durch dieses Dosierungsschema ließe sich nicht nur ein schneller Wirkungseintritt und vielleicht auch eine bessere Analgesiequalität sicherstellen, sondern auch evtl. das Risiko des Auftretens einer Atemdepression senken.

Sicherheitsaspekte

Obwohl die Schmerzlinderung einen bedeutenden Faktor für das Wohl-
befinden des Patienten darstellt, muß die Sicherheit des Patienten an
erster Stelle stehen. Wenn Patienten unnötig unter Nebenwirkungen
und Komplikationen leiden müssen, wird dies selbst eine wirksame
postoperative Schmerzbehandlung innerhalb kürzester Zeit in Mißkredit bringen. Damit ein Arzt die für die Anwendung der periduralen
Analgesietechniken notwendigen Kenntnisse besitzt, muß er gründlich
ausgebildet werden und entsprechende Erfahrungen sammeln [118].
Um die peridurale Opioidapplikation erfolgreich durchführen zu können, muß möglichen Komplikationen und Nebenwirkungen vorgebeugt
werden; ebenso muß die Relation von Vorteil zu Nachteil bei der Applikation eines bestimmten Opioids berücksichtigt werden. Vorteile sind
ein hoher Quotient aus systemischem und periduralem Opioidverbrauch, subanalgetische systemische Opioidkonzentrationen unter der
periduralen Opioidapplikation, eine bessere Analgesiequalität unter
periduraler verglichen mit systemischer Applikation und ein geringes
Ausmaß an Nebenwirkungen.

Die Menge des in den Periduralraum applizierten Opioids muß deshalb so gering wie möglich sein. Ein peridurales Dosierungsschema,
das die minimale analgetisch wirksame Dosis überschreitet, führt zu
einer unnötigen Gefährdung des Patienten. Aus demselben Grund
sollte auch auf die gleichzeitige Applikation anderer zentral wirkender
Medikamente und die peridurale Applikation von Opioiden in großen
Injektionsvolumina vermieden werden [31].

Die von der International Association for the Study of Pain empfohlenen maximalen Opioiddosen verschiedener Opioide sind in Tabelle 5
zusammengefaßt. Diese Dosen sind höher als allgemein empfehlens-

Tabelle 5. Von der International Association for the Study of Pain (IASP) empfohlene maximale Opioiddosen zur periduralen Opioidapplikation für verschiedene Opioide. (Nach [103])

Opioid	Maximum Einzeldosis (μg)	Maximum Infusionsraten (μg/h)
Morphin	6 000	1 000
Pethidin	150 000	20 000
Methadon	10 000	500
Hydromorphon	2 000	200
Diamorphin	6 000	?
Fentanyl	100	100
Sufentanyl	60	50
Alfentanil	1 000	200

wert. Es gibt keinen Hinweis, daß die Verwendung derart hoher Dosen von Vorteil ist; mit Sicherheit erhöhen sie jedoch das Risiko des Auftretens von Nebenwirkungen.

Zusammenfassung

Die mit der periduralen Opioidapplikation assoziierten Vorteile und Risiken erfordern eine sorgfältige Auswahl des verwendeten Opioids und des Dosierungsschemas. Kein Opioid eignet sich ideal zur periduralen Applikation. Kenntnisse über die Pharmakologie bieten rationale Gründe für die Auswahl. Wenn Patienten durch die Verwendung eines ungeeigneten Opioids oder Dosierungsschemas zu Schaden kommen, kann eine wirkungsvolle postoperative Schmerztherapie in Mißkredit gebracht werden.

Literatur

1. Abboud TK, Moore M, Zhu J et al. (1987) Epidural butorphanol or morphine for the relief of post cesarean section pain: ventilatory responses to carbon-dioxide. Anesth Analg 66: 887–893
2. Ackerman WE, Juneja MM, Kaczorowski DM, Colclough GW (1989) A comparison of the incidence of pruritus following epidural opioid administration in the parturient. Can J Anesth 36: 388–391
3. Andrews CJH, Robertson JA, Chapman JM (1985) Postoperative analgesia with intravenous infusion of alfentanil. Lancet II: 671
4. Atweh SF, Kuhar MJ (1977) Autoradiographic localization of opiate receptors in rat brain. I. Spinal cord and lower medulla. Brain Res 124: 53–67
5. Badner NH, Sandler AN, Koren G, Lawson SL, Klein J, Einarson TR (1990) Lumbar epidural fentanyl infusions postthoracotomy patients: analgesic, respiratory and pharmacokinetic effects. J Cardiothorac Anesth 4: 543–551
6. Bailey PL, Clark NJ, Pace NL, Isern M, Stanley TH (1986) Failure of nalbuphine to antagonize morphine: a double-blind comparison with naloxone. Anesth Analg 65: 605–611
7. Baxter AD, Laganiere S, McGilveray IJ, Hull K (1991) A dose-response study of nalbuphine for postthoracotomy epidural analgesia. Can J Anaesth 38: 175–182
8. Beaver WT, Feise GA (1978) A comparison of the analgesic effect of intramuscular nalbuphine and morphine in patients with postoperative pain. J Pharmacol Exp Ther 204: 487–496
9. Behar M, Magora F, Olshwang D, Davidson JT (1979) Epidural morphine in treatment of pain. Lancet I: 527–529
10. Benzon HT (1984) Intracerebral hemorrhage after dural puncture and epidural blood patch: nonpostural and noncontinuous headache. Anesthesiology 60: 258–259

11. Boas RA, Villinger JW (1985) Clinical actions of fentanyl and buprenorphine. The significance of receptor binding. Br J Anaesth 57: 192–196
12. Boersma FP, Ten Kate A, Noorduin H, Pieters W, Woestenborghs R, Vanden Bussche G (1991) Sufentanil concentrations in CSF, plasma and human spinal cord after long term epidural infusion. Eur J Anaesthesiol 8: 338–339
13. Bowdle TA, Greichen SL, Bjurstrom RL, Schoene RB (1987) Burorphanol improves CO_2 response and ventilation after fentanyl anesthesia. Anesth Analg 66: 517–522
14. Brockway MS, Noble DW, Sharwood-Smith GH, McClure JH (1990) Profound respiratory depression after extradural fentanyl. Br J Anaesth 64: 243–245
15. Bromage PR (1978) Epidural analgesia. Saunders, Philadelphia, pp 654–715
16. Bromage PR, Camporesi E, Chestnut D (1980) Epidural narcotics for postoperative analgesia. Anesth Analg 59: 473–480
17. Brownridge P, Frewin DB (1985) A comparative study of techniques of postoperative analgesia following caesarean section and lower abdominal surgery. Anaesth Intensive Care 13: 123–130
18. Camann WR, Hurley RH, Gilbertson LI, Long ML, Datta S (1991) Epidural nalbuphine for analgesia following caesarean delivery: dose-response and effect of local anaesthetic choice. Can J Anaesth 38: 728–732
19. Camann WR, Loferski BL, Fanciullo GJ, Stone ML, Datta S (1992) Does epidural administration of butorphanol offer any clinical advantage over the intrvenous route? Anesthesiology 76: 216–220
20. Camu F, Debucquoy F (1991) Alfentanil infusion for postoperative pain: a comparison of epidural and intravenous routes. Anesthesiology 75: 171–178
21. Chisholm RH, Fleischl J (1990) Respiratory arrest with epidural fentanyl. Anaesth Intensive Care 18: 423
22. Chrubasik J (1984) Epidural, on-demand, low-dose morphine infusion for postoperative pain. Lancet I: 107–108
23. Chrubasik J, Vogel W, Friedrich G (1984) Morphinkonzentrationen im Serum unter bedarfsgesteuerter periduraler Morphininfusion. Anaest Intensivther Notfallmed 19: 231–234
24. Chrubasik J, Wiemers K (1985a) Kein analgetischer Wirkverlust. Anaest Intensivther Notfallmed 20: 19–21
25. Chrubasik J, Wiemers K (1985b) Continous-plus-on-demand epidural infusion of morphine for postoperative pain relief by means of a small, externally worn infusion device. Anesthesiology 62: 263–267
26. Chrubasik J, Scholler KL, Wiemers K, Friedrich G, Weigel K, Roth H, Berg S (1985) Zum Einfluß des Volumens periduraler Morphininjektionen auf die Morphinkonzentration in der Zisterna magna des Hundes. Anaesthesist 34: 304–308
27. Chrubasik J, Vogel W, Trötschler H, Farthmann EH (1987) Continous-plus-on-demand epidural infusion of buprenorphine vs morphine in postoperative treatment of pain. Drug Res 37: 361–363
28. Chrubasik J, Wüst H, Schulte-Mönting J, Thon K, Zindler M (1988a) Relative analgesic potency of epidural fentanyl, alfentanil and morphine in treatment of postoperative pain. Anesthesiology 68: 929–933
29. Chrubasik J, Warth L, Wüst H, Bretschneider H, Schulte-Mönting J, Röher HD, Zindler M (1988b) Untersuchungen zur analgetischen Wirksamkeit peridural applizierten Tramadols bei der Behandlung von Schmerzen nach abdominalchirurgischen Eingriffen. Schmerz/Pain/Douleur 9: 12–18

30. Chrubasik J, Magora F (1990) Relative epidural analgesic potencies of opiates in treatment of postoperative pain. Anest Analg 70: S 60
31. Chrubasik J, Chrubasik S, Martin E (1993) The ideal epidural opiod-fact or fantasy. Eur J Anaesth 10: 79–100
32. Cohen SE, Tan S, White PF (1988) Sufentanil analgesia following cesarean section: epidural vs intravenous administration. Anesthesiology 68: 129–134
33. Cohen S, Amar D, Pantuck CB, Pantuck EJ, Weissman AM, Landa S, Singer N (1992) Epidural patient-controlled analgesia after cesarean section: buprenorphine-0.015 % bupivacaine with epinephrine vs fentanyl-0.015 % bupivacaine with and without epinephrine. Anesth Analg 74: 226–230
34. Cousins MJ, Mather LE (1984) Intrathecal and epidural administration of opioids. Anesthesiology 61: 276–310
35. Cousins MJ (1987) Comparative pharmacokinetics of spinal opioids in humans: a step toward determinatione of relative safety. Anesthesiology 67: 875–876
36. De Sousa H, Stiller R (1989) Cisternal CSF and arterial plasma levels of fentanyl, alfentanil and sufentanil after lumbar epidural injection. Anesthesiology 71: A839
37. Dobkin AB, Eamakaow S, Zak S, Caruso FS (1974) Butrophanol: a double-blind evaluation in postoperative patients with moderate or severe pain. Can Anaesth Soc J 21: 600–610
38. Donadoni R, Rolly G, Noorduin H, Van den Bussche G (1985) Epidural sufentanil for postoperative pain relief. Anaesthesia 40: 634–638
39. Drenger B, Magora F, Evron S, Caine M (1986) The action of intrathecal morphine and methadone on the lower urinary tract in the dog. J Urol 135: 852–855
40. Drenger B, Magora F (1989) Urodynamic studies after intrathecal fentanyl and buprenorphine in the dog. Anesth Analg 69: 348–353
41. Drenger B, Sughayer H, Chrubasik J, Goldofsky S, Magora F (1993) Urodynamic and pharmacokinetics of intrathecal alfentanil in canine. Anesth Analg 76: 786–790
42. Eimerl D, Magora F, Shir Y, Chrubasik J (1986) Patient-controlled analgesia with epidural methadone by means of an external infusion pump. Schmerz Pain Douleur 7: 156–160
43. Etches RC, Sandler AN, Lawson SL (1991) A comparison of the analgesic and respiratory effects of epidural nalbuphine or morphine in postthoracotomy patients. Anesthesiology 75: 9–14
44. Fee JPH, Brady MM, Furness G, Chambers M, Clarke RSJ (1989) Analgesia after hip replacement surgery: comparison of nalbuphine with morphine. Br J Anaesth 63: 756–758
45. Fish DJ, Rosen SM (1990) Epidural opioids as a cause of vertical nystagmus. Anesthesiology 73: 785–786
46. Friedrich G, Chrubasik J, Scholler KL, Andreas P, Rupp HP, Weigel K, Roth H (1985) Peridurale Morphinapplikation: Zum Risiko der Atemdepression. Schmerz Pain Douleur 6: 10–12
47. Gal TJ, DiFazio CA, Moscicki J (1982) Analgesic and respiratory activity of nalbuphine: a comparison with morphine. Anesthesiology 57: 367–374
48. Galloway FM, Hrdlicka J, Losada M, Noveck RJ, Caruso FS (1977) Comparison of analgesia by intravenous butorphanol and meperidine in patients with postoperative pain. Can Anaesth Soc J 24: 90–102

49. Geller E, Chrubasik J, Graf R, Chrubasik S, Schulte-Mönting J (1993) A randomized double blind comparison of epidural sufentanil vs intravenous sufentanil or epidural fentanyl analgesia after major abdominal surgery. Anesth Analg 76: 1243–1250

50. Gilbert MS, Hanover RM, Moylan DS, Caruso FS (1976) Intramuscular butorphanol and meperidine in postoperative pain. Clin Pharmacol Ther 20: 359–364

51. Glass PSA, Estok P, Ginsberg B, Goldberg JS, Sladen RN (1992) Use of patient-controlled analgesia to compare the efficacy of epidural to intravenous fentanyl administration. Anesth Analg 74: 345–351

52. Goundrey J (1990) Vertigo after epidural morphine. Can J Anaesth 37: 804–905

53. Gourlay GK, Cherry DA, Cousins MJ (1985) Cephalad migration of morphine in CSF following lumbar epidural administration in patients with cancer pain. Pain 23: 317–326

54. Gourlay GK, Willis RJ, Lamberty J (1986) A double-blind comparison of the efficacy of methadone and morphine in postoperative pain control. Anesthesiology 64: 3222–3327

55. Gourlay GK, Cherry DA, Plummer JL, Armstrong PJ, Cousins MJ (1987) The influence of drug polarity on the absorption of opioid drugs into CSF and subsequent cephalad migration following lumbar epidural administration: application to morphine and pethidine. Pain 31: 297–305

56. Gourlay GK, Kowalski SR, Plummer JL, Cousins MJ, Armstrong PJ (1988) Fentanyl blood concentration – analgesic response relationship in the treatment of postoperative pain. Anesth Analg 67: 329–337

57. Gourlay GK, Murphy TM, Plummer JL, Kowalski SR, Cherry DA, Cousins MJ (1989) Pharmacokinetics of fentanyl in lumbar and cerival CSF following lumbar epidural and intravenous administration. Pain 38: 253–259

58. Grant RP, Dolman JF, Harper JA, White SA, Parsons DG, Evans KG, Merrick CP (1992) Patient-controlled lumbar epidural fentanyl compared with patient-controlled intravenous fentanyl for postthoracotomy pain. Can J Aanesth 39: 214–219

59. Guinard JP, Mavrocordatos P, Chiolero R, Carpenter RL (1992) A randomized comparison of intravenous vs lumbar and thoracic epidural fentanyl for analgesia after thoracotomy. Anesthesiology 77: 1108–1115

60. Gustafsson LL, Schildt B, Jacobson K (1982) Adverse effects of extradural and intrathecal opiates: report of a nationwide survey in Sweden. Br J Anaesth 54: 479–486

61. Harrison DM, Sinatra R, Morgese L, Chung JH (1988) Epidural narcotic and patient-controlled analgesia for post-cesarean section pain relief. Anesthesiology 68: 454–457

62. Heel RC, Brogden RN, Speight TM, Avery GS (1978) Butorphanol: a review of its pharmacological properties and therapeutic efficacy. Drugs 16: 473–505

63. Inagaki Y, Mashimo T, Yoshiya I (1992) Segmental analgesic effect and reduction of halothane MAC from epidural fentanyl in humans. Anesth Analg 74: 856–864

64. Jaffe RS, Moldenhauer CC, Hug CC, Finlayson DC, Tobia V, Kopel ME (1988) Nalbuphine antagonism of fentanyl-induced ventilatory depression: a randomized trial. Anesthesiology 68: 254–260

65. Jasinski DR, Mansky PA (1972) Evaluation of nalbuphine for abuse potential. Clin Pharm Ther 13: 78–90

66. Jensen FM, Madsen JB, Guldager H, Christensen A, Eriksen HO 1984) Respiratory depression after epidural morphine in the postoperative period. Influence of posture. Acta Anesthesiol Scand 28: 600–602
67. Kenepp NB, Gutsche BB (1981) Inadvertent intravascular injections during lumbar epidural anesthesia. Anesthesiology 54: 172–173
68. Kilpatrick ME, Girgis NI (1983) Meningitis-a complication of spinal anesthesia. Anesth Analg 62: 513–515
69. Klement W, Rothe G, Peters J (1991) Paraplegie nach Entfernung eines Epiduralkatheters. Reg Anaesth 14: 88–91
70. Klepper ID, Rosen M, Vickers MD, Mapleson WW (1986) Respiratory function following nalbuphine and morphine in anaesthetized men. Br J Anaesth 58: 625–629
71. Kunz U, Panning B, Stolke D (1989) Chronisches Subduralhämatom nach einer Spinalanaesthesie. Reg Anaesth 12: 34–37
72. Lanz E, Theiss D, Ries W, Sommer U (1982) Epidural morphine for postoperative analgesia: a double-blind study. Anesth Analg 61: 236–240
73. Lanz E, Kehrberger E, Theiss D (1985) Epidural morphine. Anesth Analg 64: 786–791
74. Lawhorn CD, McNitt JD, Fibuch EE, Joyce JT, Leadley RJ (1991) Epidural morphine with butorphanol for postperative analgesia after cesarean delivery. Anesth Analg 72: 53–57
75. Leander JD (1983) Evidence that nalorphine, butorphanol and oxilorphan are partial agonists at kappa-opiod receptor. Eur J Pharmacol 86: 476–470
76. Lehmann KA, Gördes B (1988) Postoperative On-demand Analgesie mit Buprenorphin. Anaesthesist 37: 65–70
77. Lehmann KA, Reichling U, Wirtz R (1988) Influence of naloxone on the postoperative analgesic and respiratory effects of buprenorphine. Eur J Pharmacol 34: 343–352
78. Lehmann KA, Abu-Shibika M, Horrichs-Haermeyer G (1990a) Postoperative Schmerztherapie mit L-Methadone und Metamizol. Anaesth Intensivther Notfallmed 25: 152–159
79. Lehmann KA, Kratzenberg U, Schroeder-Bark B, Horrichs-Haermeyer G (1990b) Postoperative patient-controlled analgesia with tramadol. Analgesic efficacy and minimum effective concentrations. Clin J Pain 6: 212–220
80. Lehmann KA, Gerhard A, Horrichs-Haermeyer G, Grond S, Zech D (1991) Postoperative patient-controlled analgesia with sufentanil. Analgesic efficacy and minimum effective concentrations. Acta Anaesthesiol Scand 345: 221–226
81. Lema MJ, Reiestad R (1989) A comparison of epidural alfentanil, morpnine and alfentanil-morphine combinations for postoperative analgesia after total hip replacement (THR). Anesthesiology 71: A702
82. Loper KA, Ready LB, Downey M, Sandler AN, Nessly M, Rapp S, Badner N (1990) Epidural and intravenous fentanyl infusions are clinically equivalent after knee surgery. Anesth Analg 70: 72–75
83. Lubenow T, Keh-Wong E, Kristof K, Ivankovich O, Ivankovich AD (1988) Inadvertent subdural injection: a complication of an epidural block. Anesth Analg 67: 175–179
84. Lubenow T, Durrani Z, Ivankovich A (1990) Evaluation of continuous epidural fentanyl/butorphanol infusion for postoperative pain. Anesthesiology 73: A800
85. MacEvilly M, O'Carroll C (1989) Hallucinations after epidural buprenorphine BMJ 298: 928–929

86. Magora F, Chrubasik J, Damm D, Schulte-Mönting J, Shir Y (1987) Application of a new method for measurement of plasma methadone levels to the use of epidural methdone for relief of postoperative pain. Anesth Analg 66: 1308–1311

87. Mertegani G, Varesio V, Agosta I (1987) Segnalazione di un caso di depressione respiratoria riferibile all'impiego di boprenorfina per via peridurale. Minerva Anesthesiol 53: 141–143

88. Maunuksela LE, Korpela R, Olkkola KT (1988) Double-blind, multiple-dose comparison of buprenorphine and morphine in postoperative pain of children. Br J Anaesth 60: 48–55

89. Maurette P, Tauzin-Fin P, Vincon G, Brachet-Lierman A (1989) Arterial and ventricular CSF pharmacokinetics after intrathecal meperidine in humans. Anesthesiology 70: 961–966

90. Metzger G, Singbartl G (1991) Spinal epidural hematoma following epidural anesthesia vs sponataneous spinal subdural hematoma. Two case reports. Acta Anaesthesiol Scand 35: 105–107

91. Millan MJ (1989) Kappa-opioid receptor mediated antinociception in the rat. I. Comparative actions of mu and kappa opioids against noxious thermal, pressure and electrical stimuli. J Pharmacol Exp Ther 251: 334–341

92. Mok MS, Tsai YJ, Ho WM, Tso HS, Lippmann M (1986) Efficacy of epidural butorphanol compared to morphine for the relief of postoperative pain. Anesthesiology 65: A175

93. Morando R, Sinatra RS, Fu ES, Collins JG (1987) Failure of intrathecally administered nalbuphine to suppress visceral pain in pregnant rats. Anesthesiology 67: A447

94. Noble DW, Morrison LM, Brockway MS, McClure JH (1991) Adrenaline fentanyl or adrenaline and fentanyl as adjuncts to bupivacaine for extradural anaesthesia in elective caesarean section. Br J Anaesth 66: 645–650

95. Owen H, Currie JC, Plummer JL (1991) Variation in the blood concentration/ analgesic response relationship during patient-controlled analgesic with alfentanil. Anaesth Intens Care 9: 555–560

96. Palacios QT, Jones MM, Hawkins JL, Adenwala JN, Longmire S, Hess KR, Skjonsby BS, Morrow DH, Joyce TH (1991) Post-caesarean section analgesia: a comparison of epidural butorphanol and morphine. Can J Anaesth 38: 24–30

97. Parker EO, Brookshire GL, Bartel SJ, Menard RG, Culverhouse ED, Ault LC (1985) Effects of epinephrine on epidural fentanyl, sufentanil and hydromorphone for postoperative analgesia. Anesthesiology 63: A235

98. Petty R, Stevens R, Hill H, Hahn M, Kao T (1991) Does epidural sufentanil spread rostrally in the spinal axis? Anesthesiology 75: A744

99. Picker MJ, Negus SS, Craft RM (1990) Butorphanol's efficacy at mμ and kappa opioid receptors: inferences based on the schedule-controlled bahavior of nontolerant and morphine-tolerant rats and on the responding of rats under a drug discrimination procedure. Pharmacol Biochem Behav 36: 563–568

100. Preston KL, Bigelow GE, Liebson IA (1988) Butorphanol-precipitated withdrawal in opioid-dependent human volunteers. J Pharmacol Exp Ther 246: 441–448

101. Rawal N, Möllefors K, Axelsson K, Kindgardh G, Widman B (1983) An experimental study of urodynamic effects of epidural morphine and of naloxone reversal. Anesth Analg 62: 641–647

102. Ready LB, Helfer D (1989) Bacterial meningitis in parturients after epidural anesthesia. Anesthesiology 71: 988–990

103. Ready LB, Edwards WT (1992) Management of acute pain: a practical guide. IASP Publications, Seattle/WA

104. Rein P, Brothers W, Eakins K, Cooper K, Dunwiddie WC (1985) Respiratory depressant effects of epidural butorphanol. Anesthesiology 63: A247

105. Reynolds F, Speedy HM (1990) The subdural space: the third place to go astray. Anaesthesia 45: 120–123

106. Rudehill A, Gordon E, Rahn T (1983) Subdural baematoma. A rare but lifethreatening complication after spinal anaesthesia. Acta Anaestesiol Scand 27: 376–377

107. Saady A (1976) Epidural abscess complicating thoracic epidural analgesia. Anesthesiology 44: 244–246

108. Saberski LR, Schartz JI, Greenhouse BB, Kennedy TM, Ullman DA (1988) A unique complication of a lumbar epidural catheter. Anesthesiology 69: 634–635

109. Salomäki TE, Laitinen JO, Nuutinen LS (1991) A randomized double-blind comparison of epidural vs intravenous fentanyl infusion for analgesia after thoracotomy. Anesthesiology 75: 790–795

110. Sandler AN, Stringer D, Panos L, Badner N, Friedlander M, Koren G, Katz J, Klein J (1992) A randomized, double-blind comparison of lumbar epidural and intravenous fentanyl infusion for postthoracotomy pain relief. Anesthesiology 77: 626–634

111. Schmauss C, Doherty C, Yaksh TL (1983) The analgetic effects of an intrathecally administered partial opiate agonist, nalbuphine hydrochloride. Eur J Pharmacol 86: 1–7

112. Scott EW, Cazenave CR, Virapongse C (1989) Spinal subarachnoid hematoma complicating lumbar puncture: diagnosis and management. Neurosurgery 25: 287–292

113. Sidhu MS, Asrani RV, Bassell GM (1983) An unusual complication of extradural catheterization in obstetric anaesthesia. Br J Anaesth 55: 473–475

114. Sinatra RS, Lodge K, Sibert K, Chung KS, Chung JH, Parker A, Harrison DM (1989) A comparison of morphine, meperidine, and oxymorphone as utilized in patient-controlled analgesia following cesarean delivery. Anesthesiology 70: 585–590

115. Sjöström S, Hartvig P, Persson MP, Tamsen A (1987) Pharmacokinetics of epidural morphine and meperidine in humans. Anesthesiology 67: 877–888

116. Sjöström S, Hartvig D, Tamsen A (1988) Patient-controlled analgesia with extradural morphine or pethidine. Br J Anaesth 60: 358–366

117. Steinstra R, Van Poorten F (1989) Immediate respiratory arrest after caudal epidural sufentanil. Anesthesiology 71: 993–994

118. Swerdlow M (1982) Medico-legal aspects of complications following pain relieving blocks. Pain 13: 321–331

119. Tamsen A, Hartvig P, Fagerlund C, Dahlström B, Bondesson U (1982) Patient-controlled analgesic therapy: clinical experience. Acta Anaesth Scand 74: 157–160

120. Tanaka M, Watanabe S, Naito H (1992) Optimal dose combination of epidural morphine and fentanyl for postoperative analgesia: a double-blind study. Anesthesiology 77: A831

121. Tavakoli M, Corssen G, Caruso FS (1976) Butorphanol and morphine: a double-blind comparison of their parenteral analgesic activity. Anesth Analg 55: 394–401

122. Thörn SE, Wattwil M, Näslund I (1992) Postoperative epidural morphine, but not epidural bupivacaine, delays gastric emptying on the first day after chole-cystectomy. Reg Anesth 17: 91–94

123. Vercauteren M, Meert T, D'Hooghe RD, Boersma F, Melis W (1992) Spinal sufentanil in rats. part III: effect of diluent volume on epidural sufentanil. Acta Anaesthesiol Scand 36: 305–306

124. Vickers MD, O'Flaherty D, Szekely SM, Read M, Yoshizumi J (1992) Tramadol: pain relief by an opioid without depression of respiration. Anaesthesia 47: 291–296

125. Wang JJ, Mok MS, Lippmann M (1988) Comparative analgesic efficacy of epidural nalbuphine, butorphanol, meperidine and morphine. Anest Analg 67: S 248

126. Wang JJ, Mok MS, Lippman M (1989) Analgesic effect of epidural morphine and nalbuphine in combined use. Anesthesiology 71: A703

127. Wang CY (1992) Respiratory depression after extradural fentanyl. Br J Anaesth 69: 544

128. Wang JM, Denson D, Knarr DC, Raj PP (1992) Continous epidural methadone for the management of postoperative pain after lower abdominal surgery. Reg Anesth 17: 26–28

129. Weddel DJ, Mulroy MF (1983) Hemiparesis following dural puncture. Anesthesiology 59: 475–477

130. Weightman WM (1991) Respiratory arrest during epidural infusion of bupivacaine and fentanyl. Anaesth Intensive Care 19: 282–284

131. Weintraub SJ, Naulty JS (1985) Acute abstinence syndrome after epidural injection of butorphanol. Anest Analg 64: 452–453

132. Welch DB, Hrynaszkiewicz A (1981) Postoperative analgesia using epidural methadone. Administration by the lumbar route for thoracic pain relief. Anaesthesia 36: 1051–1054

133. Welchew EA, Hosking J (1985) Patient-controlled postoperative analgesia with Alfentanil. Anaesthesia 40: 1172–1177

134. Welchew EA, Breen DP (1991) Patient-controlled on demand epidural fentanyl. Anaesthesia 46: 438–441

135. Wells DA, Davies G (1987) Profound central nervous system depression from epidural fentanyl for extracorporeal shock wave lithotripsy. Anesthesiology 67: 991–992

136. Wolff AP, Hasenbos MA, Liem TH, Gielen MJ (1992) Accidental overdose of epidural bupivacaine and sufentanil. Reg Anesth 17: 237–238

137. Writer WDR, Hurtig JB, Evans D, Needs RE, Hope CE, Forrest JB (1985) Epidural morphine prophylaxis of postoperative pain: report of a double-blind multicentre study. Can J Anaesth Soc J 32: 330–334

138. Yarnell RW, Polis T, Reid GN, Murphy IL, Penning JP (1992) Patient-controlled analgesia with epidural meperidine after elective cesarean section. Reg Anesth 17: 329–333

139. Zaren B, Hartvig P, Tamsen A (1984) Patient-controlled analgesia therapy with epidural pethidine for postoperative pain relief. In: Wüst JH, Stanton Hicks M, Zindler M (eds) Neue Aspekte in der Regionalanästhesie. Springer, Berlin Heidelberg New York Tokyo, pp 173–176

Nervenblockaden zur akuten Schmerztherapie

P. H. Rosenberg

Nervenblockaden stellen nur in seltenen Fällen die erste aller Alternativen zur Behandlung akuter Schmerzen dar. Gewöhnlich werden zunächst Analgetika intravenös oder intramuskulär verabreicht; wenn die Schmerzen dennoch anhalten und den Patienten quälen, muß der Anästhesist (oder die Behandlungseinheit für akute Schmerztherapie) wirksamere Therapiemethoden anwenden.

Akute Schmerzen sollten erst dann mit Nervenblockaden behandelt werden, wenn die Schmerzursache diagnostisch gesichert ist und die Nervenblockade nicht zu einer Verschlechterung der Erkrankung oder des Traumas führt.

Meist sind Schmerzen durch ein Trauma bedingt, so z. B. postoperativ. Akute Schmerzen nichttraumatischer Genese können jedoch ebenfalls mit Hilfe von Nervenblockaden behandelt werden. Auf die Verwendung von Nervenblockaden zur Schmerzbehandlung während der Geburt wird in diesem Artikel nicht eingegangen.

Postoperative Schmerzen

Im Prinzip kann jede lokal- oder regionalanästhetische Technik zur Linderung postoperativer Schmerzen angewendet werden. Meistens werden Nervenblockaden schon während des chirurgischen Eingriffes verwendet und postoperativ lediglich weitergeführt. Durch die intermittierende oder kontinuierliche Applikation angemessener Dosen eines Lokalanästhetikums kann die Weiterleitung der Schmerzimpulse in den Nervenfasern (A-$_\delta$ und C-Fasern) blockiert werden, jedoch unter gleichzeitiger Beeinträchtigung der motorischen Funktionen im Innervationsgebiet.

Infiltration oder Umspritzung des Operationsgebietes mit einem Lokalanästhetikum

Durch die Infiltration des Operationsgebietes mit Bupivacain kann über Stunden hinweg eine zufriedenstellende postoperative Schmerzlinderung erzielt werden; der Zeitraum bis zum Bedarf einer intramuskulären Opioidinjektion wird verlängert [43, 44]. Bei einer Inguinalherniotomie konnte durch präoperative Infiltration des Operationsgebietes mit Lidocain eine bessere Qualität der postoperativen Analgesie erzielt werden als durch postoperative Infiltration [26]. Die Umspritzung des subkutanen Gewebes mit einer 10 %igen Lidocainlösung nach Verschluß der Faszie bewirkte lediglich eine ca. 2 h anhaltende Analgesie und besaß auch keinen Einfluß auf den Opioidbedarf innerhalb der ersten 8 h nach dem Eingriff [31].

Die kontinuierliche Perfusion einer Operationswunde mit Bupivacain über dünne Plastikkatheter hat sich als schmerzlindernd erwiesen; eine Schmerzlinderung ließ sich aber auch durch Perfusion mit Kochsalz erzielen [36]. Die Wundheilung scheint dadurch nicht beeinträchtigt zu werden; die antimikrobielle Wirkung von Bupivacain [54] bietet möglicherweise sogar einen gewissen Schutz vor Infektionen.

Blockade des Plexus brachialis

Die kontinuierliche Blockade des Plexus brachialis wird heute in verschiedenen Varianten häufig zur postoperativen Schmerztherapie eingesetzt. Nach Identifikation der Nerven mit Hilfe eines Neurostimulators (alternativ auch durch das Auslösen von Parästhesien), werden dünne Katheter (entweder Periduralkatheter oder eigens für diesen Zweck hergestellte Katheter) in den Plexus eingeführt. Zur Vermeidung einer Dislokation der Katheterspitze aus der Fascie, die den Plexus brachialis umgibt, wird empfohlen, den Katheter an der Haut zu befestigen [45, 69,]. Die Katheter verbleiben selten länger als 48 h. Zur Injektion wird 0,125–0,25 %iges (manchmal 0,5 %iges) Bupivacain verwendet; bei Erwachsenen konnte (nach chirurgischen Eingriffen an der Schulter) mit einer Infusion von Bupivacain 0,25 % in einer Dosis von 0,25 mg/kg/h eine gute Schmerzlinderung erzielt werden [45]. Bei dieser Infusionsrate akkummuliert Bupivacain im Plasma nur mäßig [45].

Bei proximalen Blockaden des Plexus brachialis wird stets auch der N. phrenicus blockiert, wodurch es zu einer Lähmung des ipsilateralen Diaphragmas kommt [46, 71]. Nach 24 h kontinuierlicher interskalener

Zufuhr von Bupivacain 0,25 % wiesen 50 % der Patienten noch immer eine erheblich eingeschränkte Motilität des Diaphragmas auf, ohne daß Anzeichen einer Atemdepression feststellbar waren [46]. Auf keinen Fall sollte eine bilaterale Blockade des Plexus brachialis vorgenommen werden, weder interskalenär noch supraklavikulär; bei Patienten mit chronischen Erkrankungen der Atemwege bedarf es bei jeder Plexusblockade einer sorgfältigen Überprüfung von Atmung und O_2-Sättigung.

Die postoperative Analgesie nach Blockade des Plexus brachialis kann durch Hinzufügung eines Opioids (Buprenorphin, Fentanyl, Morphin) [28, 73] oder von Clonidin [68] zur Lokalanästhetikalösung länger andauern.

Durch Alkalisieren einer Lidocain- [67] oder Mepivacainlösung [48] mit Natriumbicarbonat läßt sich nicht nur ein schnellerer Wirkungseintritt der Blockade des Plexus brachialis erzielen, möglicherweise wird auch die analgetische Qualität der Blockade verbessert [48].

Interkostale Nervenblockaden

Durch Blockade der interkostalen Nerven Th5–Th11 (je 3 ml) mit einer 0,5 %igen Bupivacainlösung, mit Adrenalin (5 μg/ml) direkt vor der Subkostalinizision zur Durchführung einer Cholezystektomie wird der postoperative Analgetikabedarf reduziert [41]. Durch kontinuierliche Blockade der Interkostalnerven mit einem Katheter läßt sich eine konstante Analgesie nach Cholezystektomien aufrechterhalten [39]. Im Einklang damit stehen an Leichen gewonnene Ergebnisse, die zeigen, daß sich in den Interkostalraum injizierte Tinte subpleural in die angrenzenden Interkostalräume und zum Paravertebralraum ausbreitet [40]. Je weiter dorsal-medial die interkostale Blockade durchgeführt wird, desto weiter wird das Lokalanästhetikum zum Truncus sympathicus und zu den parietalen pleuralen Nervenenden diffundieren [41].

Bevor die thorakale Wunde geschlossen wird, kann der Chirurg die interkostalen Nerven mit einer Kältesonde vereisen, um so eine langanhaltende postoperative Analgesie zu erzielen [34]. Zum Nachweis der Sicherheit des Vereisungsverfahrens und zur Überprüfung dessen, ob interkostale Nervenblockaden zur Schmerztherapie nach Thorakotomien besser geeignet sind als z.B. die kontinuierliche peridurale thorakale Nervenblockade, bedarf es jedoch noch gezielter Studien.

Paravertebralblockade

Durch die Injektion einer Lokalanästhetikumlösung über einen para-vertebral plazierten Katheter können mindestens 4 aneinandergren-zende Dermatome blockiert werden [24]. Verglichen zur periduralen Blockade, ist die Paravertebralblockade mit einer geringeren Schädi-gung der Funktion der sympathischen Nerven assoziiert. Allerdings sind, um sowohl die Wunde als auch das Dränagenareal nach Thorako-tomien zu erfassen, mindestens zwei Paravertebralblockaden erforder-lich.

Interpleurale Regionalanalgesie

Die interpleurale Analgesie beruht auf mehreren Wirkungsmechanis-men:

1) der Blockade der sympathischen intrathorakalen Nervenstrukturen (einschließlich der Wurzeln der Nn. splanchnici)
2) der Blockade der interkostalen Nerven und
3) der Blockade der parietalen pleuralen Nervenenden (sog. topische interpleurale Analgesie)

Die Wirkung der Blockade ist in großem Maße abhängig von der Lage-rung des Patienten unmittelbar nach der interpleuralen Instillation des Lokalanästhetikums [65]. Die beste und am längsten andauernde Wir-kung ist nach subkostalen Cholezystektomien erzielt worden [13, 64], während sich die kontinuierliche oder intermittierende Bupivacain-applikation mittels Interpleuralkathetern nach Thorakotomien bei Erwachsenen als weniger wirksam erwiesen hat [55, 59].

Die häufig durchgeführte Blockade von sympathischen Nerven mit-tels Instillation großer Volumina (25–30 ml) 0,5 %igen Bupivacains hat sich sowohl bei der Behandlung viszeraler Schmerzen [23] als auch bei der Therapie reflexsympathischer Dystrophien der oberen Extremitä-ten [53] als wirkungsvoll erwiesen. Dennoch bedarf es noch gezielter Studien, in denen die interpleurale Regionalanalgesie mit anderen Ver-fahren zur Blockade sympathischer Nerven oder mit neurolytischen Verfahren verglichen wird.

Die Indikationen zur Durchführung einer interpleuralen Analgesie sind eingeschränkt. Die meisten postoperativen Schmerzen, die auf eine Instillation von Lokalanästhetika ansprechen, können ebenso wirksam mit Hilfe etablierter und sicherer Verfahren therapiert wer-den, z. B. mittels der periduralen Opioidapplikation und der patienten-gesteuerten intravenösen Analgesie.

Blockade des N. femoralis und des N. ischiadicus

Die Blockade des Plexus lumbalis oder die „3-in-1-Blockade" eignet sich zur Linderung präoperativer Schmerzen, z.B. beim Oberschenkelhalsbruch, und postoperativer Schmerzen, z.B. nach Kniegelenk- oder Hüftgelenkersatz [3]. Normalerweise wird ein Periduralkatheter in die Faszien um den N. femoralis plaziert, es gibt jedoch auch die Möglichkeit des Einsatzes speziell für diesen Eingriff entwickelter Apparaturen mit Nadeln zur Elektrostimulation und Führungsdrähten zum Ziehen der Katheter. Wenn die 3-in-1-Blockade mit einer kontinuierlichen Blockade des N. ischiadicus kombiniert wird [62], läßt sich eine gute Qualität der postoperativen Analgesie nach Amputationen oberhalb des Kniegelenks erzielen.

Intraartikuläre Regionalanalgesie

Manchmal kann durch intraartikuläre Bupivacaininjektion nach Kniearthroskopie eine gute postoperative Analgesiequalität erzielt werden [29]; jedoch ist die Wirkung intraartikulärer Bupivacaininfusionen nicht zuverlässig [30]. Auch die Angaben zur Wirksamkeit von inraartikulär injiziertem Morphin sind widersprüchlich [21, 63]; dies beruht möglicherweise auf unterschiedlichen intraoperativen Anaesthesietechniken und/oder der zusätzlichen systemischen Gabe von Opioiden während des chirurgischen Eingriffs.

Peridurale Analgesie

Seit der Entdeckung der spinalen Opioidrezeptoren und den ersten klinischen Erfolgen beim Einsatz von peridural oder subarachnoidal appliziertem Morphin zur Schmerztherapie [6, 74] findet die peridurale Analgesie in steigendem Maße Verwendung bei der Behandlung postoperativer Schmerzen. Der periduralen Opioidgabe steht die peridurale Gabe von Lokalanästhetika gegenüber, bei der autonome Funktionsstörungen, z.B. Kreislaufdysregulation und Miktionsstörungen auftreten können. Ein durch ein peridural appliziertes Lokalanästhetikum hervorgerufener motorischer Block behindert die Mobilisierung des Patienten.

Nahezu alle klinisch erhältlichen Opioide wurden auf ihre Eignung zur periduralen Analgesie getestet. Noch immer ist Morphin (ohne Konservierungsstoffe) das am häufigsten peridural verabreichte Opioid [4, 52], sowohl postoperativ als auch bei chronischen Schmerzen (besonders Krebsschmerzen), vermutlich weil Morphin-6-glucuronid, einer der wichtigsten Metabolite, analgetisch wirksam ist [61].

Fentanyl ist ebenfalls ein häufig verwendetes Opioid. Bei Applikation in den lumbalen Periduralraum ist es nicht besser analgetisch wirksam als bei intravenöser Applikation [58]. Bei Schmerzen nach Thorakotomien ist eine Fentanylapplikation in den thorakalen Periduralraum hingegen wirksamer als eine intravenöse Gabe von Fentanyl [57]. Diese Diskrepanz beruht möglicherweise auf den anatomischen Unterschieden zwischen dem thorakalen und dem lumbalen Periduralraum (Größe, Fettgehalt, Vaskularität), die sich auf die systemische Absorption des Opioids auswirken können.

Durch peridurale und intravenöse Applikation von Alfentanil [16] und Sufentanil [19] kann gleichermaßen eine zufriedenstellende Qualität der Analgesie erzielt werden, obwohl die durch die peridurale Applikation hervorgerufene Analgesie länger anhalten kann [19].

Spinal applizierte Opioide (peridural sowie subarachnoidal) haben eine synergistische antinozizeptive Wirkung mit spinal applizierten Lokalanästhetika (peridural oder subarachnoidal) [12]. 2-Chlorprocain bildet eine interessante Ausnahme, da es die spinale Opioidanalgesie antagonisiert [15].

Geburtswehen lassen sich mit Hilfe von Mischungen aus verdünnten Lokalanästhetikalösungen und Opioidlösungen besser lindern als ausschließlich mit Opioiden. So wurden die Gemische Lidocain und Butorphanol [1], Bupivacain und Fentanyl [25], Bupivacain und Pethidin [14] und Bupivacain und Sufentanil [72] erfolgreich eingesetzt. Bei Patienten nach größeren chirurgischen Eingriffen im Abdominalbereich bewirkt die peridurale Applikation einer Kombination von Bupivacain und Morphin nachweislich eine bessere Analgesie als die alleinige Gabe von Morphin, besonders bei Belastungstests wie Mobilisation oder Husten [20]. Auch experimentell wurde die synergistische Wirkung nachgewiesen [37].

Die synergistische Potenzierung von μ-Rezeptoren und α-$_2$-adrenergischen Rezeptoren [66] kann klinisch genutzt werden. Peridural appliziertes Clonidin potenziert die analgetische Wirkung von Morphin [5] und Fentanyl [56], ohne das Risiko des Auftretens einer Atemdepression zu erhöhen.

Durch alleinige Gabe von Clonidin wird lediglich eine mäßige analgetische Wirkung erzielt [11], die analgetische Wirkung subarachnoidal [49] oder peridural applizierten Bupivacains [17] wird jedoch durch zusätzliche Clonidinapplikation erheblich verlängert.

Subarachnoidale Analgesie

Die wiederholte intrathekale (subarachnoidale) Injektion von Lokalanästhetikalösungen ist zur Behandlung akuter Schmerzen nicht zu
empfehlen. Andere etablierte Analgesietechniken sollten der subarachnoidalen Analgesie vorgezogen werden. Daran hat auch die Entwicklung dünner Katheter zur spinalen Blockade, die bei der kontinuierlichen spinalen Anästhesie und Analgesie Anwendung finden [32, 47],
nichts geändert.

Obgleich subarachnoidal nur geringe Dosen appliziert werden müssen, besteht potentiell das Risiko, daß Medikamente zum Hirnstamm
gelangen. Eine in Schweden durchgeführte Untersuchung [50] belegt,
daß bei einem von 300 Patienten, bei denen subarachnoidal Morphin
appliziert wurde, mit dem Auftreten einer spät einsetzenden Atemdepression gerechnet werden muß. Bei periduraler Morphingabe beträgt
die Inzidenz 1:1200 Patienten. Normalerweise werden subarachnoidal
0,2–0,4 mg Morphin injiziert. Die postoperative Analgesie kann bis zu
24 h anhalten [8, 33]. Um nach Kaiserschnittoperationen eine zufriedenstellende postoperative Analgesie erzielen zu können, ist i. allg. ein sub-
arachnoidaler Fentanylbolus von 0,25–0,75 µg/kg erforderlich [7]. Bei
Gabe hoher Opioiddosen besteht ein erhöhtes Risiko des Auftretens
von Opioidnebenwirkungen wie Pruritus, Nausea und Miktionsstörungen.

Gegenwärtig wird konservierungsmittelfreies Morphin und Fentanyl
zur subarachnoidalen postoperativen Analgesie empfohlen, möglichst
mit dem Zusatz eines Lokalanästhetikums. Butorphanol und Sufentanil
besitzen möglicherweise eine potentiell neurotoxische Wirkung [51].
Subarachnoidal appliziertes Pethidin eignet sich auch zur intraoperativen Analgesie [2], es bleibt jedoch weiteren Studien vorbehalten, die
Sicherheit für das nervale Gewebe zu belegen.

Präventive Analgesie mit Hilfe von Nervenblockaden

Wird die Analgesie vor einem schmerzhaften Stimulus (chirurgischer
Eingriff) eingeleitet, können postoperative Schmerzen präveniert oder
reduziert werden [18, 38].

Bisher liegen jedoch noch keine eindeutigen klinischen Befunde vor,
die die Anwendung dieses Verfahrens als sinnvoll belegen. Durch Infiltration des Wundareals bei Inguinalherniotomien mit Lokalanästhetika
vor und nach dem chirurgischen Eingriff kann, wenn auch nicht zuverlässig, der postoperative Analgetikabedarf reduziert werden [22, 26, 70].

Es bleibt weiteren Studien vorbehalten, die Wirksamkeit kontinuierlicher peripherer Blockaden zur präventiven Analgesie zu bewerten und sie evtl. mit einer präventiven Analgesie mittels spinaler Blockaden zu vergleichen [22, 38].

Traumatische Schmerzen

Spezifische periphere oder zentrale Nervenblockaden (peridural) sollten erst dann durchgeführt werden, wenn der Zustand des Patienten stabil ist. Dabei muß die potentielle Verschleierung von Traumasymptomen durch die regionale Leitungsanästhesie berücksichtigt werden. So kann z.B. unter einer periduralen Blockade, die ein peridurales Hämatom verschleiert, eine bilaterale motorische Blockade der unteren Extremitäten auftreten, oder bei einer Blockade des Plexus brachialis, die eine traumatische Schädigung des N. phrenicus oder des Diaphragmas verschleiert, eine Hemiparese des Diaphragmas. Vor allem Schmerzen bei Humerusfrakturen, Rippen- und Femurbrüchen können mittels intermittierenden oder kontinuierlichen Nervenblockaden wirksam behandelt werden (Tabelle 1).

Tabelle 1. Schmerzhafte traumatische Zustände, die durch die Verwendung regionaler Anästhesietechniken gelindert werden können. (Mod. nach [60])

Trauma	Regionales Anästhetikum	Medikament und Dosierung
Humerusfraktur	Blockaden des Plexus brachialis	20–30 ml 0,25 %iges Bupivacain nach Bedarf oder kontinuierliche Infusion (0,25 mg/kg/h)
Rippenfraktur (1–4 Rippen)	Interkostale Nervenblockaden	2–4 ml 0,5 %iges Bupivacain mit Adrenalin nach Bedarf oder 10–15 ml in einen Zwischenraum injiziert
Rippenfraktur (multipel)	Thorakale peridurale Blockade	3–6 ml 0,5 %iges Bupivacain mit Adrenalin, nachfolgend 0,125–0,25 %ige Bupivacainifusion (individuelle Dosierung)
	Interpleurale Opioidapplikation (im Falle einer Brustkorbdrainage)	20–25 ml 0,5 %iges Bupivacain mit Adrenalin nach Bedarf
Supraspinales Sehnenhämatom	Lokale Infiltration	2–10 ml 0,25 %iges Bupivacain (kein Adrenalin)
Giftige Bißverletzung	Lokale Infiltration	2–10 ml 0,25 %iges Bupivacain (kein Adrenalin)

Blockade des sympathischen Nervensystems zur Behandlung akuter Schmerzen

Es besteht ein funktioneller Zusammenhang zwischen dem sympathischen Nervensystem und Schmerzen unterschiedlichster Genese. Bei Schmerzzuständen, die sich mit Hilfe einer Blockade sympathischer Nerven lindern lassen, spielen sowohl periphere als auch zentrale Mechanismen eine Rolle [9]. Klinisch läßt sich eine Unterbrechung der sympathischen Schmerzleitung durch eine Injektion von Lokalanästhetika in den Subarachnoidal- oder Periduralraum durchführen. Spezifischere Unterbrechungen lassen sich durch paravertebrale oder prävertebrale Injektion von Lokalanästhetika in bestimmten sympathischen Arealen erzielen, z.B. in das Ganglion cervicothoracicum (stellatum), den Plexus coeliacus oder lumbale sympathische Ganglien (Tabelle 2).

Durch interpleurale Analgesie mit Bupivacain können postoperative [13, 64] wie viszerale Schmerzen [23] im Bereich des Splanchnikus wirksam gelindert werden. Als Beweis, daß sich durch regionale interpleurale Analgesie eine nachhaltige Sympathikusblockade erzielen läßt, gilt die Entstehung des Bernard-Horner-Syndroms und die Linderung von Schmerzen der oberen Extremitäten aufgrund einer reflexsympathischen Dystrophie [53] unter Anwendung des Gravitationsprinzips, um den Fluß der instillierten Lösung hirnwärts zu richten.

Tabelle 2. Organe und Körperareale, die durch eine Unterbrechung der Nervenbahnen an 3 verschiedenen Arealen des sympathischen Nervensystems betroffen sein können. (Mod. nach [10])

Ganglion stellatum (cervicothoracicum)	Gehirn, Meningen
	Auge, Ohr, Nase
	Zunge, Pharynx, Larynx
	Kopf- und Nackenhaut
	Hand, Arm, Schulter
	Trachea, Bronchien
	Herz, große Gefäße
Plexus coeliacus-splanchnicus	Magen, Dünndarm
	Leber, Gallenblase
	Pankreas, Milz
	Ureter, Nieren
	Colon ascendens und transversum
Lumbale sympathische Ganglien	Fuß, Bein, Schenkel
	Harnblase
	Uterus, Ovarium
	Prostata, Hoden, Ductus deferens
	Colon transversum und descendens
	Rektum

Die Unterbrechung der sympathischen Nervenbahnen kann bei akuten Gefäßprozessen klären, ob die Ischämie auf einen Gefäßspasmus oder auf eine andere Ursache zurückzuführen ist. Wird kein Antikoagulans (Heparin) verwendet, kann die Blockade des Ganglion stellatum für die oberen Extremitäten bzw. die lumbale Sympathikusblockade bzw. die lumbal-peridurale Analgesie für die unteren Extremitäten eingesetzt werden.

Wurde der Patient heparinisiert, so kann die regionale Sympathikolyse mit Hilfe einer intravenösen Guanethidinapplikation erzielt werden.

Schmerzen bei einem akuten Myokardinfarkt oder bei Angina pectoris können mit Hilfe einer Blockade des Ganglion stellatum wirksam gelindert werden. Alternativ kann auch eine thorakale peridurale Sympathikusblockade Anwendung finden. Es ist nachgewiesen worden, daß durch die sympathische Denervierung des Herzens das Ausmaß eines experimentell hervorgerufenen Myorkardinfarktes beim Hund reduziert werden kann [10, 35].

Auch durch akuten Herpes zoster hervorgerufene Schmerzen lassen sich gelegentlich mit einer frühzeitig vorgenommenen regionalen Sympathikusblockade wirksam lindern [10]. Bei Durchführung der Blockade innerhalb der ersten 5–7 Tage nach Ausbruch des akuten Herpes zoster kann u.U. eine dramatische Schmerzlinderung erzielt werden. Dies kann der Ausbreitung der Krankheit entgegenwirken und das Risiko der Entstehung einer postherpetischen Neuralgie mindern [10].

Sympathikusblockaden in Verbindung mit Triggerpunktinfiltrationen können bei verschiedenen akuten Schmerzzuständen der Skelettmuskulatur, v.a. wenn sie reflektorisch durch Gefäßspasmen und Ödeme hervorgerufen wurden, eine Schmerzlinderung bewirken. Werden hochprozentige Lokalanästhetikalösungen direkt in das Muskelgewebe injiziert [27, 42], besteht das Risiko einer Schädigung der Skelettmuskulatur mit nachfolgenden funktionellen Beeinträchtigungen.

Literatur

1. Abboud TK, Zhu J, Afrasiaba A et al. (1991) Epidural butorphanol augments lidocaine sensory anesthesia during labor. Reg Anesth 16: 265–267
2. Acalovschi I, Ene V, Lörinchi E, Nicolaus F (1986) Saddle block with pethidine for perineal operations. Br J Anaesth 58: 1012–1016
3. Anker-MYller E, Spangsberg N, Dahl JB, Christensen EF, Schultz P, Carlsson P (1990) Continous blockade of the lumbar plexus after knee surgery: a comparison of the plasma concentrations and analgesic effect of bupivacaine 0.25 % and 0.125 %. Acta Anaesthesiol Scand 34: 468–472

4. Asantila R, Eklund P, Rosenberg PH (1991) Continuus epidural infusion of bupivacaine and morphine for postoperative analgesia after hysterectomy. Acta Anaesthesiol Scand 35: 513–517
5. Bailey PL, Sperry RJ, Johnson GK, Eldredge SJ, East KA, East TD, Pace NL, Stanley TH (1991) Respiratory effects of clonidine alone and combined with morphine, in humans. Anesthesiology 74: 43–48
6. Behar M, Magora F, Olshwang D, Davidson JT (1979) Epidural morphine in treatment of pain. Lancet I: 527–528
7. Belzarena SD (1992) Clinical effects of intrathecally administred fentanyl in patients undergoing cesarean section. Anesth Analg 74: 653–657
8. Bengtsson M, Löfström JB, Merits H (1983) Postoperative pain relief with intrathecal morphine after major hip surgery. Reg Anesth 8: 138–143
9. Bonica JJ (1990) Causalgia and other reflex sympathetic dystrophies. In: Bonica JJ (ed) The management of pain. Lea & Febiger, Philadelphia, pp 220–243
10. Bonica JJ, Buckley FP (1990) Regional analgesia with local anesthetics. In: Bonica JJ (ed) The management of pain, 2nd edn. Lea & Febiger, Philadelphia, pp 1934–1937
11. Bonnet F, Boico O, Rostaing S et al. (1989) Postoperative analgesia with extradural clonidine. Br J Anaesth 63: 465–469
12. Breivik H (1992) Epidural opioids: current use. Curr Opin Anaesthesiol 5: 661–665
13. Brismar B, Pettersson N, Tokics L, Strandberg A, Hedenstierna G (1987) Postoperative analgesia with intrapleural administratin of bupivacaine-adrenaline. Acta Anaesthesiol Scand 31: 515–520
14. Brownridge P, Plummer J, Mitchell J, Marshall P (1992) An evaluation of epidural bupivacaine with and without meperidine in labor. Reg Anesth 17: 15–21
15. Camann WR, Hartigan PM, Gilbertson LI, Johnston MD, Datta S (1990) Chloroprocaine antagonism of epidural opioid analgesia: a receptro-specific phenomenon. Anesthesiology 73: 860–863
16. Camu F, Debycquoy F (1991) Alfentanil infusion for postoperative pain: comparison of epidural and intravenous routes. Anesthesiology 75: 171–178
17. Carabine UA, Milligan KR, Moore J (1992) Extradural clonidine and bupivacaine for postoperative analgesia. Br J Anaesth 68: 132–135
18. Coderre TJ, Vaccarino AL, Melzack R (1990) Central nervous system plasticity in the tonic pain response to subcutaneous formalin injection. Brain Res 535: 155–158
19. Cohen SE, Tan S, White PE (1988) Analgesia following cesarean section: epidural vs intravenous administration. Anesthesiology 68: 129–134
20. Dahl JB, Rosenberg J, Hansen BL, Hjortsý N-C, Kehlet H (1992) Differential analgesic effects of low-dose epidural morphine and morphine-bupivacaine at rest and during mobilization after major abdominal surgery. Anesth Analg 74: 362–365
21. Dickstein R, Raja SN, Johnson C (1991) Comparison of intraarticular bupivacaine and morphine for analgesia following arthroscopic knee surgery. Anesthesiology 75: A768
22. Dierking GW, Dahl JB, Kanstrup J, Dahl A, Kehlet H (1992) Effect of pre- vs postoperative inguinal field block on postoperative pain after herniography. Br J Anaesth 68: 344–348
23. Durrani Z, Winnie AP, Ikuta P (1988) Interpleural catheter analgesia for pancreatic pain. Anesth Analg 67: 479–481

24. Eason MJ, Wyatt R (1979) Paravertebral thoracic block – a reappraisal. Anaesthesia 34: 638–642
25. Elliott RD (1991) Contiuous infusion epidural analgesia for obstetrics: bupivacaine vs bupivacaine-fentanyl mixture. Can J Anaesth 38: 303–310
26. Ejlersen E, Andersen HB, Eliasen K, Mogensen T (1992) A comparison between preinicisional and postincisional lidocaine infiltration and postoperative pain. Anesth Analg 74: 495–498
27. Foster AH, Carlson BM (1980) Myotoxicity of local anesthetics and regeneration of the damaged muscle fibers. Anesth Analg 59: 727–736
28. Gobeaux D, Landais A, Bexon G, Cabazan J, Levron JC (1987) Adjontion de fentanyl a la lidocaine adrenaline pour le blocage du plexus brachial. Cah Anesthesiol 35: 195–199
29. Heard SO, Edwards WT, Ferrari D, Hanna D, Wong PD, Liland A, Willock MM (1992) Analgesic effect of intraarticular bupivacaine after arthroscopic knee surgery: a randomized, prospective, double-blind study. Anesth Analg 74: 822–826
30. Henderson RC, Campion ER, DeMasi RA, Taft TN (1990) Postarthroscopy analgesia with bupivacaine. A prospective, randomized, blinded evalutation. Am J Sports Med 18: 614–617
31. Holst P, Erichsen CJ, Dahl JB, HjortsÝ NC, Grinsted J, Kehlet H (1992) Effects of lidocaine aerosol on postoperative pain and wound tenderness following minor gynaecological laparotomy. Acta Anaesthesiol Scand 36: 112–114
32. Hurley RJ, Lambert DH (1990) Continuous spinal anesthesia with microcatheter technique: preliminary experience. Anesth Analg 70: 97–102
33. Kalso E (1983) Effects of intrathecal morphine, injected with bupivacaine, on pain after orthopaedic surgery. Br J Anaesth 55: 415–422
34. Katz J, Nelson W, Forest R, Bruce DL (1980) Cryoanalgesia for post-thoracotomy pain. Lancet I: 512–513
35. Klassen GA, Bramwell RS, Bromage PR, Zborowska-Sluis DT (1980) Effect of acute sympathectomy by epidural anesthesia on the canine coronary circulation. Anesthesiology 52: 8–15
36. Levack ID, Holmes JD, Robertson GS (1986) Abdominal wound perfusion for the relief of postoperative pain. Br J Anaesth 58: 615–619
37. Maves TJ, Gebhart GF (1992) Antinociceptive synergy between intrathecal morphine and lidocaine during visceral and somatic nociception in the rat. Anesthesiology 76: 91–99
38. McQuay HJ (1992) Editorial: Pre-emptive analgesia. Br J Anaesth 69: 1–3
39. Murphy DF (1983) Continous intercostal nerve blockade for pain relief following cholecystectomy. Br J Anaesth 55: 521–525
40. Murphy DF (1984) Continous intercostal nerve blockade. An anatomical study to eludicate its mode of action. Br J Anaesth 56: 627–629
41. Nunn JF, Slavin G (1980) Posterior intercostal nerve block for pain relief after cholecystectomy. Anatomical basis and efficacy. Br J Anaesth 52: 253–259
42. Parris WCV, Dettbarn WD (1989) Muscle atrophy following bupivacaine trigger point injection. Anesthesiol Rev 16: 50–53
43. Partridge BL, Stabile BE (1990) The effects of incisional bupivacaine on postoperative narcotic requirements, oxygen saturation and length of stay in the post-anesthesia care unit. Acta Anaesthesiol Scand 34: 486–491

44. Patel JM, Lanzafame RJ, Williams JS, Mullen BV, Hinshaw JR (1983) The effect of incisional infiltration of bupivacaine hydrochloride on pulmonary function, atelectasis and narcotic need follwing elective cholecystectomy. Surg Gynecol Obstet 157: 228–240

45. Pere P, Tuominen M, Rosenberg PH (1991) Cumulation of bupivacaine, desbutylbupivacaine and 4-hydrosybupivacaine during and after continuous interscalene brachial plexus block. Acta Anaesthesiol Scand 35: 647–650

46. Pere P, Pitkänen M, Rosenberg PH, Björkenheim J-M, Lindén H, Salorinne Y, Tuominen M (1992) Effect of continuous interscalene brachial plexus block on diaphragm motion and on ventilatory function. Acta Anaesthesiol Scand 36: 53–57

47. Pitkänen M (1992) Continuous spinal anaesthesia. Curr Opin Anaesthesiol 5: 676–680

48. Quinlan JJ, Oleksey K, Murphy FL (1992) Alkalinization of mepivacaine for axillary block. Anesth Analg 74: 371–374

49. Racle JP, Benkharda A, Poy JY, Gleizal B (1987) Prolongation of isobaric bupivacaine spinal anesthesia with epinephrine and clonidine for hip surgery in the elderly. Anesth Analg 66: 442–446

50. Rawal N, Arnér S, Gustafsson LL, Allvin R (1987) Present state of extradural and intrathecal opioid analgesia in Sweden. Br J Anaesth 59: 791–799

51. Rawal N, Nuutinen L, Raj PP, Lovering SL, Gobuty AH, Hargardine J, Lehmkuhl L, Herva R, Aouleish E (1991) Behavioral and histopathologic effects following intrathecal administration of butorphanol, sufentanil, and nalbuphine in sheep. Anesthesiology 75: 1025–1034

52. Ready LB, Loper KA, Nessley BS, Wild L (1991) Postoperative epidural morphine is safe on surgical wards. Anesthesiology 75: 452–456

53. Reiestad F, McIlvane WB, Kvalheim L, Stokke T, Pettersen B (1989) Interpleural analgesia in treatment of upper extremity reflex sympathetic dystrophy. Anesth Analg 69: 671–673

54. Rosenberg PH, Renkonen OV (1985) Antimicrobial activity of bupivacaine and morphine. Anesthesiology 62: 178–179

55. Rosenberg PH, Scheinin BM-A, Lepäntalo MJA, Lindfors O (1987) Continous intrapleural infusion of bupivacaine for analgesia after thoracotomy. Anesthesiology 67: 811–813

56. Rostaing S, Bonnet F, Levron JC, Vodinh J, Pluskwa F, Saada M (1991) Effect of epidural clonidine on analgesia and pharmacokinetics of epidural fentanyl in postoperative patients. Anesthesiology 75: 420–425

57. Salomäki TE, Laitinen JO, Nuutinen LS (1991) A randomized double-blind comparison of epidural vs intravenous fentanyl infusion for analgesia after thoracotomy. Anesthesiology 75: 790–795

58. Sandler AN, Stringer D, Panos L, Badner N, Friedlander M, Koren G, Katz J, Klein J (1992) A randomized, double-blind comparison of lumbar epidural and intravenous fentanyl infusions for postthoracotomy pain relief: analgesic, pharmacokinetic, and respiratory effects. Anesthesiology 77: 626–634

59. Scheinin B, Lindgren L, Rosenberg PH (1989) Treatment of post-thoracotomy pain with intermittent instillations of intrapleural bupivacaine. Acta Anaesthesiol Scand 33: 156–159

60. Scott DB (1990) Acute pain management. In: Cousins MJ, Bridenbaugh PO (eds) Neural blockade in clinical anesthesia and management of pain, 2nd edn. Lippincott, Philadelphia, p 862

61. Shimomura K, Kamata O, Ueki S, Ida S, Oguri K, Yoshimura H, Tsukamoto H (1971) Analgesic effect of morphine glucuronides. Tohuko J Exp Med 105: 45–52
62. Smith BE, Fischer HBJ, Scott PV (1984) Continuous sciatic nerve block. Anaesthesia 39: 155–157
63. Stein C, Comisel K, Haimerl E, Yassouridis A, Lehrberger K, Herz A, Peter K (1991) Analgesic effect of intraarticualar morphine after arthroscopic knee surgery. N Engl J Med 325: 1123–1125
64. StrŶmskag KE, Reiestad F, Holmqvist ELO, Ogenstad S (1988) Intrapleural administration of 0.25 %, 0.375 % and 0.5 % bupivacaine with epinephrine after cholecystectomy. Anesth Analg 67: 430–434
65. StrŶmskag KE, Hauge O, Steen PA (1990) Distribution of local anaesthetics injected in the intrapleural space studied by computerized tomography. Acta Anaesthesiol Scand 35: 323–326
66. Sullivan AF, Kalso EA, McQuay HJ, Dickenson AH (1992) Evidence for the involvement of the μ but not δ opioid receptor subtype in the synergistic interaction between opioid and α_2 adrenergic antinociception in the rat spinal cord. Neurosci Lett 136: 65–68
67. Sukhani R, Winnie AP (1987) Clinical pharmacokinetics of carbonated local anesthetics II: interscalene brachial block model. Anesth Analg 66: 1245–1250
68. Tryba M, Lammers TJ, Wedel DJ, Rose S (1992) Clonidine prolongs the duration of analgesia after prilocaine for axillary plexus block; a randomized controlled double-blind study. Reg Anesth 17 [Suppl 1]: 16
69. Tuominen M, Haasio J, Hekali R, Rosenberg PH (1989) Continuous interscalene brachial plexus block: clinical efficacy, technical problems and bupivacaine plasma concentrations. Acta Anaesthesiol Scand 33: 84–88
70. Tverskoy M, Cozacov C, Ayache M, Bradley EL, Kissin I (1990) Postoperative pain after inguinal herniography with different types of anesthesia. Anesth Analg 70: 29–35
71. Urmey WF, Talts KH, Sharrock NE (1991) One hundred percent incidence of hemidiaphragmatic paresis associated with interscalene brachial plexus anesthesia as diagnosed by ultrasonography. Anesth Analg 72: 498–503
72. Vertommen JD., Vandermeulen E, Van Aken H, Vaes L, Soetens M, Van Steenberge A, Murisse P, Willaert J, Noordun H, Devlieger H, Van Assche F (1991) Effects of the addition of sufentanil to 0.125 % bupivacaine on the quality of analgesia during labor and on the incidence of instrumental deliveries. Anesthesiology 74: 809–814
73. Viel EJ, Eledjam JJ, De la Coussaye JE, D'Athis F (1989) Brachial plexus block with opioids for postoperative pain relief: comparison between buprenorphine and morphine. Reg Anesth 14: 274–278
74. Wang JK, Nauss AL, Thomas JE (1979) Pain relief by intrathecally applied morphine in man. Anesthesiology 50: 149–151

Postoperative Schmerztherapie in der Pädiatrie

C. ECOFFEY

Der Fortschritt in der pädiatrischen Chirurgie hat dazu geführt, daß Kinder, die noch vor wenigen Jahren nicht operiert wurden, heute chirurgische Eingriffe erhalten. Schmerzen sind die unausweichliche Folge der meisten Operationen; dementsprechend gehört die Konfrontation mit schmerzleidenden Kindern zur Routine in der chirurgischen Pädiatrie. Schmerzen resultieren in Angst und unkontrollierter Erregung; Kinder, die Schmerzen haben, entfernen häufig Verbände, Katheter und Schläuche. Des weiteren führen Schmerzen zu arteriellem Bluthochdruck, wodurch es verstärkt zu postoperativen Blutungen kommen kann. Eine gute postoperative Analgesie vermindert das operationsbedingte psychologische Trauma [39] und erleichtert die Atemtherapie.

Das Schmerzempfinden ist von Patient zu Patient verschieden; es ist abhängig von der jeweiligen Art des Eingriffs, dem Narkoseverfahren, sowie der prä- bzw. postoperativen Versorgung des Patienten. Ein weiterer Faktor ist die Trennung des Kindes von seinen Eltern; sie sollte nach Möglichkeit vermieden werden.

Die Notwendigkeit einer postoperativen Schmerztherapie bei Kindern wurde erst vor relativ kurzer Zeit erkannt. Viele Jahre lang nahm man an, daß Neugeborene Schmerz weder lokalisieren noch empfinden können [30], was damit begründet wurde, daß die Myelinisation bei Neugeborenen noch nicht abgeschlossen ist und dementsprechend ihre Nerven theoretisch noch keinen Schmerz leiten können. Es wurde zu dieser Zeit auch vermutet, daß bei Kindern bis zu 5 Jahren eine höhere Reizschwelle für die Schmerzempfindung besteht [52]. Anand u. Aynsley-Green recherchierten 40 Studien zu Duktusligaturen bei Neugeborenen und fanden heraus, daß 76 % der Säuglinge postoperativ keine Analgetika erhalten hatten [4], obwohl sie [2, 3] und andere Autoren [20] nachgewiesen hatten, daß auch bei Neugeborenen die Notwendigkeit zur postoperativen Applikation von Analgetika besteht [28].

Schon in dem 1987 von Gauntlett veröffentlichten Bericht waren bereits 85 % der befragten Anästhesisten der Meinung, daß Neugeborene Schmerzen empfinden [23]. Dennoch erhielten Kinder

postoperativ nur eine unzureichende medikamentöse Behandlung
[19, 65].

Charakteristika postoperativer Schmerzen bei Kindern

Die Dauer des operativen Eingriffs hat offenbar keine Auswirkungen
auf die Schmerzintensität; so können Schmerzen, die nach einer Zirkumzision auftreten, mindestens ebenso stark sein wie Schmerzen
nach Reposition eines Knochenbruchs.

Postoperative „Backgroundschmerzen" sind in dem Körperareal
lokalisiert, in dem der chirurgische Eingriff vorgenommen wurde (hervorgerufen durch den Zug, der auf kutanes und muskuläres Gewebe
ausgeübt wird): solche Schmerzen werden stärker, wenn das betreffende Körperareal nicht ruhiggestellt werden kann (z. B. bei medialen
Inzisionen ober- und unterhalb des Nabels oder bei Thorakotomien).
Der Backgroundschmerz ist am stärksten direkt nach dem chirurgischen Eingriff, nimmt dann stetig ab, und klingt am zweiten Tag nach
der Operation völlig ab.

Schmerzen aufgrund der postoperativen Mobilisierung verstärken
die Backgroundschmerzen: ihre Ursache liegt in der Bewegung von
Körperteilen oder des ganzen Körpers oder in der Manipulation von
Sonden, Schläuchen, Kathetern und Drainagen. Anders als die Backgroundschmerzen können Schmerzen dieses Typs vom Arzt oder Pflegepersonal vorausgesagt, in die Behandlung eingeplant und dementsprechend leicht ausgeschaltet werden.

Die Einschätzung der Schmerzintensität bei Kindern

Schwierigkeiten

Bei Erwachsenen kann die Schmerzintensität schon aus der verbalen
Äußerung des Patienten geschätzt werden. Bei Kindern, die sich noch
in der präverbalen Periode befinden oder deren Vokabular noch nicht
ausreicht, Schmerzen verbal zu beschreiben, ist dies u. U. unmöglich.
Gaffney untersuchte das Vokabular zur Beschreibung von Schmerzen
bei Kindern verschiedener Altersgruppen. Die Untersuchung ergab,
daß Kinder unter 7 Jahren zur Beschreibung von Schmerzen grundle-
gende sensorische oder evaluative Wörter verwenden wie „wehtun"
und „schlimm" [21]. Dementsprechend muß sich die Einschätzung der

Schmerzintensität in dieser Altersgruppe größtenteils auf den physischen Eindruck bzw. auf das Verhalten der Kinder stützen. Ab 10 Jahren verfügen Kinder über ein komplexeres Vokabular und können Schmerzen detaillierter beschreiben.

Die Einschätzung der Schmerzintensität bei Säuglingen wird dadurch noch weiter erschwert, daß durch Schmerzen hervorgerufene Reaktionen wie Weinen, Verzerren des Gesichts und Quengelei auch Ausdruck von Hunger oder Unwohlsein in Abwesenheit von Schmerzen sein können. Diese Tatsache macht die Einschätzung der Schmerzintensität in dieser Altersgruppe besonders problematisch [32].

Hilfsmittel

Die Literatur zur Einschätzung der Schmerzintensität bei Kindern ist umfangreich; Ärzten und Pflegepersonal steht eine Vielzahl von Skalen zur Verfügung, mit deren Hilfe eine gewisse Einschätzung von Schmerzen bei Kindern möglich ist.

In der Praxis sollte bei unmittelbaren, akuten postoperativen Schmerzen eine visuelle Analogskala oder eine Gesichtsskala [47] in Kombination mit physiologischen Parametern und Verhaltenswerten genügen, um sich ein Bild über die Schmerzintensität zu machen und entsprechende analgetische Maßnahmen einzuleiten. Normalerweise verwendete Skalen sind die CHEOPS (Children's hospital of Eastern Ontario Pain Scale), mit der postoperative Schmerzen anhand von 6 Punkten gemessen werden [48], außerdem gibt es eine Zehnpunkteskala, die auch Gesichtsausdruck, Schlafstörungen und Art des Weinens berücksichtigt [6].

Schmerztherapie

Die Prävention der Schmerzen ist von essentieller Bedeutung, wird aber häufig vernachlässigt. Die richtige Lagerung des Patienten auf dem Operationstisch, die Vermeidung von Zugausübung auf die betroffenen Gliedmaßen und der Schutz der auf dem Operationstisch ruhenden Körperteile vor Druck sind Faktoren, die ganz offensichtlich der Prävention postoperativer Schmerzen dienen. Gleichermaßen kann das Legen eines Dauerkatheters, über den Analgetikainjektionen und Blutabnahmen vorgenommen werden können, zur Verminderung von Streß- und Schmerzbelastung beitragen. Das Anlegen des Wundverbandes nach dem Eingriff muß sorgfältig erfolgen, so daß der Verband keinen zu starken Druck auf die Wunde ausübt. Dann sollte das Kind im Bett so gelagert werden, daß unnötige Schmerzen vermieden werden. Bei erforderlicher Ruhigstellung von Gliedmaßen sollten diese parallel zur Körperachse vorgenommen werden, so daß ein Verdrehen des betroffenen Körperteils vermieden wird.

Allgemeine Empfehlungen:
1) Analgetika sollten regelmäßig verabreicht werden, d.h. nach einem genau festgelegten Zeitplan und nicht „nach Bedarf".
2) Intramuskuläre Injektionen von Analgetika sollten vermieden werden. Die Schmerzinduktion bei der intramuskulären Applikation von Analgetika steht der schmerzlindernden Wirkung völlig entgegen, so daß Analgetika stets rektal, intravenös oder oral gegeben werden sollten, was in den meisten Fällen auch möglich ist.
3) Dosierung der Analgetika entsprechend der Pharmakokinetik und des Alters.
4) Regelmäßige Untersuchung des Kindes zur Einschätzung der Schmerzintensität, des Grades der eingetretenen Schmerzlinderung und zur Feststellung möglicherweise eingetretener Nebenwirkungen, so daß eine Unter- bzw. Überdosierung eines Medikamentes rechtzeitig entdeckt und korrigiert werden kann.
5) Eine vorbeugende Analgesie mittels Lokalanästhetika ist besonders bei kleineren chirurgischen Eingriffen von Vorteil [70].

Nichtopioide Schmerzmittel

Nichtopioide Analgetika

Paracetamol hemmt die Prostaglandinsynthese. Es wirkt fiebersenkend und erhöht die Schmerzschwelle. Die Wirkungsdauer beträgt 2–5 h. Paracetamol eignet sich nur zur Behandlung mäßiger Schmerzen. Die Dosierung beträgt 50–60 mg/kg/Tag. Im Gegensatz zur Paracetamolgabe bei Erwachsenen finden sich in der Literatur keine Hinweise auf eine vorteilhafte Wirkung höherer Dosierungen bei Kindern. Die Therapie mit Paracetamol über mehrere Tage hinweg kann bei Kindern zur Wirkstoffakkumulation führen; dies ist jedoch vermutlich nicht gefährlich [54]. Die Halbwertszeit von Paracetamol beträgt 1,5–3 h [26]. Obwohl Paracetamol wenig toxisch ist, kann es im Falle einer schweren Intoxikation zu einer hepatischen Zytolyse kommen; in diesem Fall sollte das Antidot N-Acetylcystein (Fluimucil®) verabreicht werden.

Alternativ können auch andere nichtopioide Analgetika zur postoperativen Schmerztherapie genommen werden [42]. Nach einer Amygdalektomie z. B. wirken Ibuprofensuppositorien, 4- bis 6mal täglich appliziert, ausgezeichnet schmerzlindernd. Intravenös injiziert, wirkt Ketorolac, das in der BRD nicht mehr erhältlich ist, bei Kindern sicher und schnell [45]. Empfehlenswert ist eine Dosierung von 0,5 mg/kg/i. v. alle 6 h [56]. Ketorolac reduziert zwar den postoperativen Opioidbedarf, doch kann oft auf die zusätzliche Gabe von Opioiden nicht verzichtet werden.

Spasmolytika

Spasmolytika können bei Schmerzen im Verdauungstrakt indiziert sein. In den USA wird meist Tiemonium (Ottimal®, in Deutschland nicht erhältlich) in einer Dosierung von 0,2 mg/kg/Tag eingesetzt (in Deutschland Coffalon® Kombinationspräparat). Intravenös verabreicht, soll es Schmerzen über einen Zeitraum von 6–8 h lindern.

Opioide

Opioide sind hervorragend zur Behandlung schwerer postoperativer Schmerzen geeignet [11, 25, 50]. Opioide lindern Schmerzen sowohl durch ihre direkte analgetische Wirkung als auch durch die Reduzierung der emotionalen Schmerzkomponenten.

Unerwünschte Nebenwirkungen

Die suchterzeugende Wirkung der Opioide ist dafür verantwortlich, daß Opioide bei Kindern nur begrenzt eingesetzt werden. In den meisten Fällen sind derartige Bedenken jedoch unangebracht [58]. Zur Sucht führen 3 Faktoren: die Entwicklung einer Toleranz und körperliche und psychische Abhängigkeit. Toleranz (die sich in der Notwendigkeit äußert, zum Erreichen derselben Wirkung die Dosierung zu steigern) und körperliche Abhängigkeit (gekennzeichnet durch Entzugserscheinungen bei Absetzen der Opioide) können bei kontinuierlicher Opioidapplikation eintreten. Durch postoperativen Opioideinsatz hervorgerufene psychische Abhängigkeit tritt bei Erwachsenen nur in Ausnahmefällen (bei weniger als 1 von 1000 Patienten) auf [53]; bei Kindern ist bisher noch kein solcher Fall beobachtet worden. Ein von schweren, unzulänglich therapierten Schmerzen gequältes Kind wird sicher eher eine Abhängigkeit entwickeln als ein Kind, dessen Schmerzen bestmöglich gelindert wurden und das seine Aufmerksamkeit anderen Dingen zuwendet [55].

Eine klassische Nebenwirkung von Opioiden ist die Atemdepression. Sie tritt dosisabhängig auf. Daher muß der Dosierung von Opioiden besondere Aufmerksamkeit geschenkt und die Atmungstätigkeit bei morphintherapierten Patienten überwacht werden [7, 10]. Besonders gefährdet sind Neugeborene, da ihr Atmungszentrum noch nicht ausgereift ist. Bei Ratten z. B. ist bei der Geburt eine große Anzahl von Low-affinity-Rezeptoren (vermitteln die Atemdepression) vorhanden, deren Anzahl vom 1. bis zum 18. Lebenstag konstant bleibt. Im Gegensatz dazu beträgt die Anzahl der High-affinity-Rezeptoren (vermitteln die Analgesie) nur die Hälfte der von ausgewachsenen Ratten, und ihre Zahl steigt bis zum 15. Lebenstag nicht wesentlich an. Dies könnte das erhöhte Atemdepressionsrisiko und fehlende Analgesie nach Opioidapplikation bei neugeborenen Ratten erklären [74]. Bei Kindern, die älter als 3 Monate sind, und bei Erwachsenen ist das Risiko einer Atemdepression nahezu identisch [32].

Unter einer Opioidbehandlung kann es durch direkte Stimulation des Chemorezeptors im Brechzentrum zum Auftreten von Nausea und Erbrechen kommen [29]; dem kann durch Gabe eines Antiemetikums, z. B. Droperidol in kleinen Dosen, vorgebeugt werden [59].

Pharmakokinetik

Die Pharmakokinetik von Opioiden bei Kindern ist noch unzureichend erforscht. Morphin ist vermutlich das am meisten untersuchte Opioid. Bei Kindern unterscheidet sich die Pharmakokinetik von Neugeborenen und Kindern im Alter von 15 Jahren geringfügig [16]. Die Halbwertszeit von Morphin beträgt bei den älteren Kindern ca. 2 h. Bei Neugeborenen verlängert sich die Halbwertszeit von Morphin auf bis zu 14 h [35, 40]. Bei intravenöser Morphingabe ist die zur Schmerzlinderung notwendige minimale Plasmakonzentration bei Kindern sehr viel niedriger (bei 12 ng/ml) als bei Erwachsenen (25 ng/ml).

Opioide in der Pädiatrie

Morphin. Dieses Opioid kommt am häufigsten zur Anwendung. Es wird i. allg. oral, intramuskulär oder intravenös verabreicht und sollte nach Möglichkeit kontinuierlich gegeben werden. Die Wirksamkeit oralen Morphins ist aufgrund der First-pass-Metabolisierung geringer als die von systemisch verabreichtem Morphin. In der postoperativen Schmerztherapie sollte Morphin daher parenteral verabreicht werden, z. B. 0,1 mg/kg alle 4–6 h. Zu Beginn sollte durch Titration mit niedrigen Morphindosen die individuelle Dosierung ermittelt werden, die dann alle 4–6 h appliziert werden sollte.

Codein. Dieses Analgetikum eignet sich zur Behandlung mäßiger postoperativer Schmerzen. Es wird oral, häufig in Verbindung mit Paracetamol, verabreicht, z. B. in der Zusammensetzung: 500 mg Paracetamol, 30 mg Codein. Diese Kombination ist wirksamer als die getrennte Verabreichung von Codein und Paracetamol. Zudem lindert Codein den Hustenreiz. Die empfohlene Dosis beträgt 0,5–1 mg/kg.

Fentanyl. Die analgetische Potenz von Fentanyl übersteigt die von Morphin um etwa das 100fache, seine atemdepressive Wirkung ist ebenfalls stärker. Die analgetische Wirkung ist kurz und hält etwa 60 min an. Nach chirurgischen Eingriffen wird Fentanyl i. allg. intravenös appliziert [6], am besten kontinuierlich. Die Dosierung beträgt 0,25–0,50 µg/kg/h; eine genaue Überwachung der Atmung ist strengstens erforderlich.

Buprenorphin (Temgesic®). Buprenorphin ist ein Agonist/Antagonist, dessen analgetische Potenz die des Morphins um etwa das 30fache übersteigt. Es liegen wenig Erfahrungen über den Einsatz von Buprenorphin bei Kindern vor. Die Häufigkeit des Auftretens von Nebenwirkungen entspricht der von anderen Opioiden [43,44].

Applikation

Eine kontinuierliche Opioidinfusion ist vorzuziehen. Ein vielversprechender Therapieansatz bei Kindern ab 6 Jahren scheint die Applikation von Morphin durch das Kind selbst (patientengesteuerte Analgesie) zu sein [12, 22, 60]. Zum Beispiel konnten sich Kinder zusätzlich zur kontinuierlichen intravenösen Infusion von Morphin (0,01–0,02 mg/kg/h) Bolen von 0,02 mg/kg in Intervallen von 10–15 min selbst hinzutriggern. Kinder und besonders Jugendliche mögen das Gefühl der Eigenverantwortlichkeit. Die basale Infusion bei der patientengesteuerten Analgesie (PCA) ist umstritten. Die von Berde durchgeführte Untersuchung [9] belegt, daß nach orthopädischen Eingriffen bei Kindern mit einer basalen Infusion eine bessere Analgesie erzielt werden konnte, wogegen Parker et al. die Vorteile der basalen Infusion bei der PCA-Behandlung von Erwachsenen nicht bestätigen konnten [57].

Regionale Anästhesietechniken

Periphere Nervenblockaden

Penisblockade. Diese Blockade findet Verwendung zur intraoperativen Anästhesie, sie bewirkt jedoch auch postoperativ eine zufriedenstellende Analgesie [33]. Die Dauer der postoperativen Analgesie nach einer Zirkumzision scheint der durch eine Kaudalanästhesie erzielten Analgesie zu entsprechen [41,71].

Blockade des Plexus brachialis. Die Axillarisblockade ist die am häufigsten verwendete Blockade des Plexus brachialis bei Kindern. Sie bewirkt eine hervorragende und langanhaltende Analgesie [15].

Intrapleurale Analgesie. Diese Analgesietechnik findet zur postoperativen Analgesie, u.a. auch bei Kindern, Verwendung [49]. Bei fortgesetzter Anwendung dieser Technik wird jedoch eine Dosiserhöhung zum Erzielen einer zufriedenstellenden Analgesie erforderlich; dies führt zur Erhöhung der Plasmakonzentrationen von Bupivacain. Die Anwendung dieser Technik empfiehlt sich dementsprechend nur innerhalb der ersten 6–18 h nach dem Eingriff; die Dosierung sollte auf 0,4–0,5 mg/kg/h begrenzt werden.

Interkostale Nervenblockaden. Der Nutzen dieser Blockaden ist nicht erwiesen, da sie bei Kindern große Mengen an Lokalanästhetika erforderlich machen [63]. Vor kurzem wurde nachgewiesen, daß eine Dosis von 1,5 mg/kg Bupivacain bei Kindern unter 6 Monaten nicht mit toxischen Plasmabupivacainkonzentrationen einherging. In Einzelfällen wurden jedoch kritische Plasmakonzentrationswerte beobachtet [13].

Blockaden des N. ilioinguinalis und des N. iliohypogastricus. Diese Blockaden sind bereits erfolgreich bei Kindern unter 4 Jahren im Anschluß an eine Orchidopexie vorgenommen worden. Die Resultate entsprechen denen einer kaudalen Blockade [27].

Blockade des N. femoralis. Die Durchführung dieser Blockade eignet sich bei Corpus-femoris-Frakturen und u. U. sogar bei Knietraumen zur prä- und postoperativen Schmerztherapie. Zur Ermöglichung eines schmerzfreien Transports kann sie beim Patienten ohne Schwierigkeiten schon am Unfallsort vorgenommen werden [61].

Zentrale Blockaden

Kaudalanästhesie

Die kaudale Periduralanästhesie ist die am häufigsten angewandte Technik der Regionalanästhesie nach Eingriffen im Hypogastrium oder im urogenitalen Bereich bei Kindern und Kleinkindern [31, 34, 73]. Eine Kaudalanästhesie kann entweder vor dem chirurgischen Eingriff zur perioperativen Analgesie durchgeführt werden oder direkt im Anschluß an den Eingriff zur postoperativen Analgesie [37]. Präoperativ durchgeführt, kann mit der Kaudalanästhesie auch eine zufriedenstellende intraoperative Analgesie erzielt werden bei adäquater Muskelrelaxation, wobei sie außerdem zu einer Verminderung des intraoperativen Anästhetikabedarfs beiträgt. Die Qualität einer durch Kaudalanästhesie hervorgerufenen Analgesie ist besser als von parenteral appliziertem Morphin; bei Applikation epinephrinfreier Lokalanästhetika beträgt die mittlere Dauer der Analgesie 8 h (4–15 h) [36]. Die Schmerzlinderung nach kaudaler Gabe hält bei Kindern unter 5 Jahren länger an als bei älteren Kindern [72]. Nach Applikation epinephrinhaltiger Bupivacainlösungen (0,5 ml/kg 0,5 %iges Bupivacain) konnte die postoperative Analgesie bis zu 24 h andauern [72]. Da die sensorische Blockade länger anhält als die motorische Blockade, bietet sich diese

Technik insbesondere zur Tageschirurgie an, da der Patient schmerzfrei entlassen werden kann [66]. Das Legen kaudaler Katheter für postoperative Injektionen ist aus 2 Gründen nicht empfehlenswert: 1) besteht aufgrund der Nähe zum Anus ein erhöhtes Risiko septischer Kontamination und 2) ist zum Erzielen einer angemessenen Schmerzlinderung eine große Menge eines Lokalanästhetikums erforderlich. Falls eine längere Analgesiedauer (15–18 h) erwünscht ist, sollte bei Kindern unter 5 Jahren entweder der sakrale (S 2–S 3 oder S 1–S 2) [14] oder der lumbale peridurale Applikationsweg gewählt werden, sogar bei Kleinkindern, soweit 19- und 20-Gauge-Nadeln und die entsprechenden Katheter vorhanden sind.

Lumbale Periduralanalgesie

Die lumbale peridurale Einzelinjektion stellt eine Alternative zur Kaudalanästhesie dar. Im allgemeinen findet diese Applikationsweise bei mehr als 20 kg wiegenden Kindern und bei Eingriffen oberhalb von T 12 Verwendung. Mit Hilfe einer lumbalen periduralen Einzelinjektion kann eine zufriedenstellende Analgesie erzielt werden, wobei eine geringere Menge eines Lokalanästhetikums erforderlich ist als beipielsweise bei einer kaudalen Blockade.

Ein lumbaler Periduralkatheter ermöglicht die wiederholte intra- oder postoperative Applikation von Lokalanästhetikainjektionen [18]. Soll die Analgesie mehr als 24 h anhalten, ist eine kontinuierliche peridurale Infusion von Lokalanästhetika vorzuziehen [17, 51].

Eine gute postoperative Analgesie läßt sich auch durch eine lumbale peridurale Opioidapplikation [5] oder durch kaudale Instillation eines Opioids erzielen [38, 62]. Bei orthopädischen, urologischen und größeren thorakalen Eingriffen wird durch die peridurale Opioidgabe i. allg. eine wirksamere und länger anhaltende Analgesie erzielt als durch die peridurale Applikation von Bupivacain [36]. Die peridurale Applikation einer Einzeldosis Morphin (50 µg/kg) bewirkt eine 8–24 h anhaltende Analgesie [5]. Durch höhere Morphindosen (z. B. 100 µg/kg) ließ sich keine signifikante Verlängerung der Analgesie erzielen [38]. Aufgrund der lebensbedrohlichen atemdepressiven Nebenwirkung ist es jedoch notwendig, die Patienten auf einer Intensivstation einer Dauerüberwachung zu unterziehen [5, 37]. Zudem besteht ein hohes Risiko für Harnretentionen (postoperativ bei etwa 50 % der Kinder). Anstelle einer Morphinlösung wurde auch 0,0625 %–0,125 %iges Bupivacain in Kombination mit Fentanyl (0,2 µg/kg/h) peridural appliziert [8]. Es bedarf weiterer Untersuchungen, zu klären, ob diese Kombination mit einem geringeren Nebenwirkungsausmaß verknüpft ist als die alleinige, peridurale Morphingabe.

Lokalanästhesie

Kürzlich wurden Lokalanästhetika in Form von Sprays oder Cremes zur Schmerzlinderung nach einer Zirkumzision eingesetzt [69]. Eine aus Prilocain und Lidocain zusammengesetzte Creme hat sich auch zum schmerzfreien Legen eines intravenösen Infusionssystems oder nach kurzen, schmerzhaften, mit einer Hautpunktur assoziierten Prozeduren bewährt.

Bei peripheren Nervenblockaden empfiehlt sich in erster Linie der Einsatz von 0,25 %igem Bupivacain in Kombination mit Epinephrin, nicht jedoch bei Blockaden des Plexus brachialis, bei denen gewöhnlich Lidocain verwendet wird, oder bei Penisblockaden, bei denen Bupivacain ohne den Zusatz von Epinephrin appliziert werden sollte.

Bei rückenmarksnahen Blockaden bewirkt 0,25 %iges Bupivacain in Kombination mit 1/200 000 Epinephrin eine hervorragende intra- und postoperative Analgesie. Postoperativ empfiehlt sich zur Vermeidung motorischer Blockaden die Gabe von 0,125 %igem oder 0,0625 %igem Bupivacain. Kürzlich wurde jedoch über das Auftreten von Krämpfen bei Kindern unter periduraler Bupivacaininfusion berichtet [1, 46]. Die Infusionsrate betrug dabei 0,6–2,5 mg/kg/h. Bei Infusionsraten von maximal 0,4 mg/kg/h werden Plasmakonzentrationen $> 2,5$ ng/ml (unterhalb des toxischen Bereichs) erzielt. Epinephrin ist nicht erforderlich. Bei kontinuierlicher Infusion hat Epinephrin keinerlei Auswirkungen auf die Steady-State-Plasmakonzentrationen und ist dementsprechend nicht notwendig [24].

Opioide

Morphin ohne Konservierungsmittel ist das bei Kindern am häufigsten verwendete und am gründlichsten erforschte peridurale Opioid. Die empfohlene Dosis liegt bei 50–100 µg/kg [5, 25, 38, 62, 67], die vom Autor empfohlene Dosis beträgt 50 µg/kg in 2–4 ml gewöhnlicher Kochsalzlösung [5].

Strategien zur Schmerzlinderung

Die postoperative Schmerzbehandlung ist am wirksamsten, wenn die entsprechenden Maßnahmen präventiv durchgeführt werden [64]. Schmerzprävention ist einfacher als Schmerztherapie. Zur Schmerzprävention bietet sich eine Vielzahl verschiedener Möglichkeiten an. In der folgenden Übersicht soll eine Strategie zur Schmerzlinderung vorgestellt werden:

Praxisbezogene Schmerzlinderungsstrategien

Kleinere Eingriffe:
- Vorzugsweise Anwendung intraoperativer Regionalanästhesie.
- Alternativen: 1) Paracetamol (Kleinkinder) 50–60 mg/kg/Tag;
                 2) Paracetamol-Codein (Kinder > 3 Jahre) 0,5–1 mg/kg Codein.

Größere Eingriffe:
- Vorzugsweise Regionalanästhesie: 0,0625 % Bupivacain + Fentanyl 2 µg/ml in 0,3 ml/kg/h.
- Alternativen: 1) kontinuierliche i.v.-Morphininfusion (Kinder > 1 Jahre) 0,01–0,02 mg/kg/h;
                 2) patientengesteuerte i.v.-Analgesie (Kinder > 6 Jahre);
                 3) kontinuierliche i.v.-Fentanylinfusion (Kinder > 1 Jahre) 0,25–0,5 µg/kg/h;
                 4) Morphin i.m. oder i.v. (Kinder > 6 Monate) 0,1 mg/kg 6 h oder 12 h;
                 5) Paracetamol i.v. (Kinder > 6 Monate) 15 mg/kg/6 h.

Schlußfolgerungen

Es ist erwiesen, daß Kinder in mindestens ebensogroßem Maße wie Erwachsene unter postoperativen Schmerzen leiden. Paradoxerweise werden Kindern jedoch postoperativ weniger Analgetika verabreicht als Erwachsenen. Es stehen sichere und wirksame Analgetika zur Verfügung; des weiteren sind entsprechende Techniken der Lokalanästhesie wohlbekannt. Bisher liegen jedoch nur wenige Untersuchungen zum Vergleich der verschiedenen Analgesietechniken vor. [68]. Solche Untersuchungen ermöglichen Kindern in der Zukunft eine bessere Schmerztherapie.

Literatur

1. Agarwal R, Gutlove DP, Lockhart CM (1992) Seizures occuring in pediatric patients receiving continuous infusion of bupivacaine. Anesth Analg 75: 284–286
2. Anand KJS, Hickey PR (1987) Pain and its effects in the human neonate and fetus. N Engl J Med 317: 1321–1329
3. Anand KJS, Sippell WG, Aynsley-Green A (1987) Randomized trial of fentanyl anaesthesia in preterm babies undergoing surgery: Effects on the stress response. Lancet I: 243–247
4. Anand KJS, Aynsley-Green A (1985) Metabolic effects of surgical ligation of patent ductus arteriosus in the human preterm neonate: are there implications for further improvements of postoperative outcome? Mod Probl Paediatr 23: 143–157

5. Attia J, Ecoffey C, Sandouk P, Gross J, Samii K (1986) Epidural morphine in children: pharmacokinetics and CO_2 sensitivity. Anesthesiology 65: 590–594
6. Barrier G, Attia J, Mayer M-N, Amiel-Tisson C, Shnider SM (1989) Measurement of postoperative pain and narcotic administration in infants using a new clinical scoring system. Intensive Care Med 15: S--5f--37
7. Benlabed M, Ecoffey C, Levron JC. Flaisher B, Gross JB (1987) Analgesia and ventilatory response to CO_2 following epidural sufentanil in children. Anesthesiology 67: 948–951
8. Berde CB, Sethner NF, De Jesus JM, Yemen TA, Mandell J (1990) Continuous epidural bupivacaine-fentanyl infusions in children undergoing urologic surgery. Anesth Analg 70 [abstract]: S--5f--22
9. Berde CB, Lehn B, Yee JD, Sethna NF, Russo D (1991) Patient-controlled analgesia in children and adolescents: a randomized, prospective comparison with intramuscular morphine for postoperative analgesia. J Pediatr 118: 460–466
10. Bosenberg AT, Tadley GP, Munay WB (1991) Epidural analgesia reduces postoperative ventilation requirements following esophageal atresia repair. J Pain Symptom Management 6: 209
11. Bray RJ (1991) Postoperative analgesia provided by morphine infusion in children. Anaesthesia 38: 1075–1078
12. Broadman LM, Vaughan M, Rice L, Randolph J (1989) Patient-controlled analgesia provides more effective postoperative pain control following Pectus excavatum repair in children than does conventional narcotic therapy. Anesthesiology 71: A1045
13. Bricker SRW, Telford RJ, Booker PD (1989) Pharmacocinetics of bupivacaine following intraoperative intercostal nerve block in neonates and in infants aged less than 6 months. Anesthesiology 70: 942–947
14. Buzoni P, Sarti A (1987) Sacral intervertebral epidural block. Anesthesiology 67: 993–995
15. Dalens BJ (1990) Infraclavicular brachial plexus blocks. In: Pediatric regional anesthesia. CRC, Boca Raton, pp 241–255
16. Dahlstrom B, Bolme P, Feychting H, Noack G, Paalzow L (1979) Morphine kinetics in children. Clin Pharmacol Ther 26: 354–365
17. Desparmet J, Meistelman C, Barre J, Saint-Maurice C (1987) Continuous epidural infusion of bupivacaine for postoperative pain relief in children. Anesthesiology 67: 108–110
18. Ecoffey C, Dubousset AM, Samii K (1986) Lumbar and thoracic epidural anesthesia for urologic and upper abdominal surgery in infants and children. Anesthesiology 65: 87–90
19. Eland JM, Anderson JE (1977) The experience of pain in children. In: Jacox AK (ed) Pain: a source book for nurses and other health professionals. Little Brown, Boston, pp 453–473
20. Fletcher AB (1987) Pain in the neonate. N Engl J Med 317: 1347–1348
21. Gaffney A (1988) How children describe pain: a study of words and analogies used by 5-14 years old. Proceedings of the Vth Congress on Pain. Elsevier, Amsterdam
22. Gaukroger PB, Tomkins DP, Van Der Walt JH (1989) Patient-controlled analgesia in children. Anaesth Intensive Care 17: 264–268
23. Gauntlett IS (1987) Analgesia and anesthesia in newborn babies and infants. Lancet I: 1090

24. Gibaldi M, Perrier D (1982) Pharmacokinetics, 2nd edn. Dekker, New York, pp 28
25. Glenski JA, Warner MA, Dawson B, Kaufman B (1984) Postoperative use of epidurally administered morphine in children and adolescents. Mayo. Clin Proc 59: 530–533
26. Granry JC, Rod B, Boccard E, Hermann P, Gendron A, Saint Maurice C (1992) Pharmacokinetics and antipyretic effects of an injectable pro-drug of paracetamol (propacetamol) in children. Paediatr Anaesth 2: 291–295
27. Hannallah RS, Broadman LM, Belman AB, Abramovitz MD, Epstein BS (1987) Comparison of caudal and ilioinguinal/iliohypogastric nerve blocks for control of postorchidopexy pain in pediatric ambulatory surgery. Anesthesiology 66: 832–834
28. Hertzka RE, Gauntlett IS, Fischer DM, Spelhman MJ (1989) Fentanyl induced ventilatory depression: effects of age. Anesthesiology 70: 213–218
29. Jaffe JH, Martin WR (1985) Opioid analgesics and antagonists. In: Gilman AG, Goodman LS, Rall TW, Murad F (eds) The pharmacological basis of therapeutics, 7th edn. Macmillan, New York, pp 491–531
30. Jeans ME (1983) Pain in children: a neglected area. In: Firestone P, McGrath P, Feldman W (eds) Advances in behavioral medicine for children and adolescents. Erlbaum, Hillsdale, NJ, pp 23–28
31. Jensen BH (1981) Caudal block for post-operative pain relief in children after genital operations. A comparison between bupivacaine and morphine. Acta Anaesthesiol Scand 25: 373–375
32. Jones MA (1989) Identifying signs that nurses interpret as indicating pain in newborns. Pediatr Nurs 15: 75–79
33. Kay AE, Wandless J, James RH (1982) Analgesia for circumcision in children – a comparison of caudal bupivacaine and intramuscular buprenorphine. Acta Anaesthesiol Scand 26: 331–333
34. Kay B (1974) Caudal block for post-operative pain relief in children. Anaesthesia 29: 610–614
35. Koren G, Butt W, Chinyanga H, Soldin S, Tan Y, Pape K (1985) Postoperative morphine infusion in newborn infants: assessment of disposition characteristics and safety. J Pediatr 107: 963–967
36. Krane EJ, Jacobson LE, Lynn AM, Parrot C, Tyler D (1987) Caudal morphine for postoperative analgesia in children: a comparison with caudal bupivacaine and intravenous morphine. Anesthesiology 66: 647–653
37. Krane EJ (1988) Delayed respiratory depression in a child after caudal epidural morphine. Anesth Analg 67: 79–82
38. Krane EJ, Tyler DC, Jacobson LE (1989) The dose response of caudal morphine in children. Anesthesiology 71: 48–52
39. Levy DM (1945) Psychic trauma of operations in children. Am J Dis Child 69: 7–25
40. Lynn AM, Opheim KE, Tyler DC (1982) Morphine infusion after pediatric cardiac surgery. Crit Care Med 12: 863–866
41. Martin LVH (1982) Postoperative analgesia after circumcision in children. Br J Anaesth 54: 1263–1266
42. Maunuksela EL, Olkkola KT, Koyela R (1988) Does prophylactic intravenous infusion of indomethacin improve the management of postoperative pain in children? Can J Anaesth 35: 123–127

43. Maunuksela EL, Koyela R, Olkkode KT (1988) Double-blind, multiple-dose comparison of buprenorphine and morphine in postoperative pain of children. Br J Anaesth 60: 48–55
44. Maunuksela EL, Koyela R, Olkkola KT (1988) Comparsion of buprenorphine with morphine in the treatment of postoperative pain in children. Anesth Analg 67: 233–239
45. Maunuksela EL, Kakki H, Bullingherm RES (1992) Comparison of intravenous ketarolac with morphine for postoperative pain in children. Clin Pharmacol Ther 52: 436–443
46. Mc Closkey JJ, Haun JE, Deshpande JK (1992) Bupivacaine toxicity secondary to continuous cuadal epidural infusion in children. Anesthesiology 75: 287–290
47. Mc Grath PA, De Veber LL, Hearn MT (1985) Multidimensional pain assessment in children. In: Fielfs HL, Dubner R, Cervero F (eds) Advances in pain research and therapy. Raven, New York, pp 387–393
48. Mc Grath PJ, Johnson G, Goodman JT, Schillinger J, Dunn J, Chapman J (1985) The CHEOPS: a behavioural scale to measure postoperative pain in children. In: Fielfs HL, Dubner R, Cervero F (eds) Advances in pain research and therapy. Raven, New York, pp 395–402
49. McIlvaine WB, Knox RF, Fennessey PV, Goldstein M (1988) Continuous infusion of bupivacaine via intrapleural catheter for analgesia after thoracotomy in children. Anesthesiology 69: 261–264
50. McNeely JM (1991) Comparison of epidural and intravenous opioids in the postoperative management of pediatric anti-reflux surgery. Anesthesiology 75: A689
51. Meigner M, Souron R, Le Nell JC (1983) Postoperative dorsal epidural analgesia in the child with respiratory disabilities. Anesthesiology 59: 473–475
52. Merskey H (1970) On the development of pain. Headache 10: 116–123
53. Miller RR, Jick H (1978) Clinical effects of meperidine in hospitalized patients. J Clin Pharmacol 18: 180–189
54. Nahata MC, Powell DA, Dunel DE, Miller MA (1984) Acetaminophen accumulation in pediatric patients after repeated therapeutic doses. Eur J Clin Pharmacol 27: 57–59
55. Newburger PE, Sallan SE (1981) Chronic pain: principles of management. J Pediatr 98: 180–189
56. Olkkola KT, Maunuksela EL (1991) The pharmacokinetics of postoperative intravenous ketorolac tranethamine in children. Br J Clin Pharmacol 31: 182–184
57. Parker RK, Holtmann B, White PF (1991) Patient-controlled analgesia does a concurrent opioid infusion improve pain management after surgery? JAMA 266: 1947–1952
58. Porter J, Jick H (1980) Addiction rate in patients treated with narcotics. N Engl J Med 302: 123–127
59. Rita L, Gooderzi M, Seleny F (2981) Effect of low dose droperidol on postoperative vomiting in children. Can Anaesth Soc J 28: 259–262
60. Rodgers BM, Webb CJ, Stergios D, Newman BM (1988) Patient-controlled analgesia in pediatric surgery. J Pediatr Surg 23: 259–262
61. Ronchi L, Rosenbaum D, Athouel A, Lemaitre JL, Bermon F, de Villepoix C, Le Normand Y (1989) Femoral nerve blockade in children using bupivacaine. Anesthesiology 70: 622–624
62. Rosen KR, Rosen DA (1989) Caudal epidural morphine for control of pain following open heart surgery in children. Anesthesiology 70: 418–421

63. Rothstein P, Arthur GR, Feldman HS, Kop GS, Covino GB (1986) Bupivacaine for intercostal nerve blocks in children: blood concentration and pharmacokinetics. Anesth Analg 65: 625–632
64. Saint-Maurice C (1990) Analgésie postopératoire. In: Manual d'Aneésthésie Pédiatrique. Pradel, Paris, pp 395–405
65. Schechter NL, Allen DA, Hanson K (1986) The status of pediatric pain control: a comparison of hospital analgesic usage in children and adults. Pediatrics 77: 11–15
66. Shandling B, Stewart DJ (1980) Regional analgesia for post-operative pain in pediatric outpatient surgery. J Pediatr Surg 15: 477–480
67. Shapiro LA, Jedeikin RJ, Shalev D, Hoffman S (1984) Epidural morphine analgesia in children. Anesthesiology 61: 210–212
68. Tigerstedt I, Leawder P, Tammistot (1981) Postoperative analgesics for superficial surgery. Comparison of four analgesics. Acta Anaesth Scand 25: 543–547
69. Tree-Trakarn T, Pirayavaraporn S (1985) Postoperative pain relief for circumcision in children: comparison among morphine, nerve block and topical analgesia. Anesthesiology 62: 519–522
70. Tverskoy M, Cozacov C, Ayache M, Bradley EL Jr, Kissin I (1990) Postoperative pain after inguinal hernia repair with different types of anesthesia. Anest Analg 70: 29–35
71. Vater M, Wandless J (1985) Caudal or dorsal nerve block? A comparison of two local anaesthetic techniques for postoperative analgesia following day case circumcision. Acta Anaesthesiol Scand 29: 175–179
72. Warner MA, Kunkel SE, Offord KO, Atchison SR, Dawson B (1987) The effects of age, epinephrine, and operative site on duration of caudal analgesia in pediatric patients. Anesth Analg 66: 995–998
73. Wolf AR, Valley RD, Fear DW, Roy DW, Lerman J (1988) Bupivacaine for caudal analgesia in infants and children: the optimal effective concentration. Anesthesiology 69: 102–106
74. Zhang AZ, Pasternak GW (1981) Ontogeny of opioid pharmacology and receptors: high and low affinity site differences. Eur J Pharmacol 73: 29–40

Postoperative Schmerztherapie in der Geriatrie

S. Chrubasik, F. Magora

Die Behandlung von Schmerzen im hohen Alter hat Ärzte schon immer vor schwierige Entscheidungen gestellt. Bisher vorliegende Studien kommen zu widersprüchlichen Ergebnissen hinsichtlich der Hypothese „Alter und erhöhte Schmerzsensiblität bzw. erhöhte Schmerztoleranz" [4, 18, 25]. Dennoch besteht Einigkeit darüber, daß alte Menschen Schmerz und Leiden auf andere Weise Ausdruck verleihen als jüngere. So neigen ältere Krebspatienten oder Patienten in Pflegeheimen bei der Beschreibung ihrer Schmerzsymptome zur Untertreibung [17, 18]. Gleichzeitig aber ist bei alten Menschen der Spielraum für das mit der Schmerztherapie assoziierte Sicherheitsempfinden kleiner und das potentielle Risiko möglicher Komplikationen größer [21, 25, 30, 58].

Definition des geriatrischen Alters

Es besteht heute keine Einigkeit darüber, welches Alter ein Patient erreicht haben muß, um zur Gruppe der alten und gebrechlichen (geriatrischen) Menschen zu gehören. Mit der steigenden Lebenserwartung des Menschen verschob sich die Altersgrenze kontinuierlich nach hinten: 1907 lag sie noch bei 50 Jahren, seit 1937 jedoch liegt sie bei 65–70 Jahren [38]. In einer neueren Veröffentlichung von Underwood werden nur Menschen ab dem 75. Lebensjahr zur Gruppe der Alten gerechnet [62]. Auf keinen Fall ist diese Patientengruppe homogen, unabhängig davon, welche Altersgrenze gewählt wird. Das Altern ist ein individueller Prozeß, so daß für jeden einzelnen Fall spezifische altersbezogene Richtlinien zur adäquaten Schmerztherapie zur Verfügung stehen müssen.

Alte Menschen nehmen häufig gleichzeitig über einen großen Zeitraum verschiedene Arzneimittel ein. Interaktionen der Medikamente müssen bei der Wahl und Dosierung der Medikamente zum Erzielen einer wirksamen Analgesie bei alten Patienten berücksichtigt werden.

Die meisten Untersuchungen zur Effizienz der Schmerztherapie wurden an Patienten unter 60 Jahren durchgeführt. Dementsprechend basieren die Richtlinien zur Schmerzbehandlung bei Patienten über 60 Jahren zwar auf relevanten klinischen Beobachtungen, nicht jedoch auf direkten systematischen Untersuchungen [25].

Spezifische Erwägungen zur postoperativen Schmerztherapie in der Geriatrie

Etwa 50 % aller Menschen über 75 Jahre müssen sich vor ihrem Tod mindestens einer Operation unterziehen [37]. Die erfolgreiche Behandlung postoperativer Schmerzen basiert auf einer sorgfältigen präoperativen Einschätzung des Patienten; diese beinhaltet die Erfassung der Gesundheitsstörungen des Patienten in der Vergangenheit, die zum aktuellen Zeitpunkt eingenommenen Medikamente, frühere Erfahrungen mit Schmerzen, den aktuellen Schmerzzustand und die geplante prä- und intraoperative Medikation bei dem bevorstehenden Eingriff. Die Informationen, die man durch eine solche Untersuchung erhält, wirken sich auf die Planung der postoperativen Analgesie aus und geben außerdem wichtige Hinweise auf die notwendigen Überwachungsmaßnahmen. Alte Patienten, deren gesundheitliche Verfassung gut ist, neigen dennoch im Vergleich zu jüngeren Patienten schneller dazu, eine postoperative Hypoxämie zu entwickeln oder zur Passivatmung und zum Körperwärmeverlust [6]. Die Dosierung der Analgetika muß daher sorgfältig auf die Situation und den jeweiligen Patienten abgestimmt werden.

Die häufigsten Funktionsstörungen in der Geriatrie betreffen den Kreislauf, das vegetative und das zentrale Nervensystem (ZNS), des weiteren die Lungen und die Nieren [44]. Kardiovaskuläre und arteriosklerotische Veränderungen erhöhen das Morbiditätsrisiko, wenn Schmerzen, Angst, Herzrasen oder Veränderungen des Blutdrucks den O_2-Bedarf im Herzmuskel erhöhen. Die Schmerztherapie muß sich an die intravenöse Applikation spezifischer Substanzen wie Nitroglyzerin, Dobutamin oder β-Rezeptorenblocker zur Stabilisierung der Vitalzeichen anpassen.

Auch die Atemreserve wird durch die physiologischen Veränderungen des Alterns beeinträchtigt. Die Elastizität des Lungengewebes nimmt ab. Dies führt zu einem unausgewogenen Verhältnis zwischen Ventilation und Perfusion und reduziert die Sekundenkapazität. Der Reflex, über den eine Hyperkapnie oder eine Hypoxämie auf das Atemminutenvolumen bzw. die O_2-Zufuhr einwirkt, ist ebenfalls im Alter beeinträchtigt und kann zu schwerwiegenden respiratorischen Komplikationen führen, wenn die erforderlichen Bedingungen hinsichtlich der Überwachung und Pflege des Patienten nicht gewährleistet sind. Es besteht die Gefahr einer Aspiration infolge der altersbedingten Verlangsamung des Schutzreflexes von Pharynx bzw. Larynx [44, 62]. Weitere ZNS-bedingte pathologische Phänomene, die postoperativ bei älteren Patienten auftreten können, sind Desorientiertheit (bei 10 % der Patienten), Unmut, Aggressivität, Hyperreflexie und Tremor. Durch umsichtige Behandlung mit Sedativa und Analgetika können diese passageren Erscheinungen meist schnell unter Kontrolle gebracht werden. Sollten die Symptome jedoch trotz angemessener Sedierung und Schmerzbehandlung weiterhin bestehen bleiben, muß die Ätiologie geklärt werden (Stoffwechselstörung und/oder Schädigung des ZNS).

Postoperativ treten bei alten Patienten häufig Nierenfunktionsstörungen auf; sie äußern sich in Harnretention, Oligurie oder Polyurie [48]. Meist sind präoperative Faktoren die Ursache, wie z.B. eine Abnahme der funktionsfähigen Nephrone, des renalen Blutflusses und der glomerulären Filtration, eine ständige Einnahme von Diuretika oder eine Hypertrophie der Prostata. Eine Blasendistension kann sehr schmerzhaft sein und darf differentialdiagnostisch nicht übersehen werden. Die im Alter verminderte renale und hepatische Clearance, in Verbindung mit einer Senkung des basalen Stoffwechselgrundumsatzes um 1 % pro Jahr ab dem 30. Lebensjahr und einer damit verbundenen Verlangsamung des Metabolisierungsprozesses, erhöht das Nebenwirkungsausmaß unter der analgetischen Medikation. Daher ist es wichtig, bei alten Menschen den Altersfaktor bei der Festsetzung der postoperativen Schmerztherapie miteinzuberechnen.

Schmerzbehandlung

Das Ziel der Behandlung akuter Schmerzen besteht nicht nur in der Verringerung der Schmerzen, sondern auch in der Reduktion der autonomen Reaktionen im Organismus und in der Förderung der Wundheilung. Bei vorhandenem Wissen über die Wirkungsweise von Medikamenten und deren Applikationsweisen kann selbst bei alten, gebrechlichen Patienten eine sichere postoperative Analgesie durchgeführt werden [46, 54]. In der nachfolgenden Übersicht sind gängige alternative postoperative Behandlungsmöglichkeiten aufgelistet. Bisher liegen noch keine eindeutigen wissenschaftlichen Daten vor, die die Empfehlung einer bestimmten Technik oder eines bestimmten Medikamentes rechtfertigen würden.

Möglichkeiten der postoperativen Schmerztherapie

Regional

Lokalanästhetika
- Infiltration
- Plexusanästhesie
- peridural
- interpleural

Opioide
- peridural
  - intermittierend
  - kontinuierlich
- subarachnoidal

Systemisch

Nichtopioide Analgetika (NSAID)
- oral
- parenteral: i.m., i.v.

Opioide
- oral
- parenteral: i.m., i.v.
- kontinuierlich
  - intermittierend   { pflegepersonalgesteuert
                        { patientengesteuert

Adjuvanzien
- Benzodiazepine

Allgemein
- transkutane elektrische Nervenstimulation
- Physiotherapie
- kognitiv-verhaltenstherapeutische Maßnahmen

Regionale Anästhesietechniken

Regionalen Anästhesietechniken mit der Applikation von Lokalanästhetika kommt in der geriatrischen postoperativen Schmerztherapie ein besonderer Stellenwert zu [40, 66, 68]. Durch eine frühzeitig vorgenommene, präventive Durchführung regionaler Nervenblockaden oder einer Infiltration des Wundareals mit Lokalanästhetika läßt sich potentiell die Dauer postoperativer Schmerzen verkürzen [5, 36, 40, 46, 61, 67]. Daher finden die einfache Wundinfiltration, Nervenblockaden durch Einzelinjektionen oder kontinuierliche Nervenblockaden immer häufiger Anwendung: Blockaden an den Extremitäten bei orthopädischen Eingriffen oder in der Gefäßchirurgie, nach kleineren Eingriffen wie einer Thyreoidektomie, Mastektomie oder nach Operationen an den Augen oder Ohren etc. [13, 23, 49, 50, 59]. Lokalanästhetikalösungen müssen durchaus nicht hochkonzentriert sein, so daß das Auftreten toxischer Lokalanästhetikakonzentrationen im Plasma nicht riskiert werden muß.

Peridurale Blockaden mit Lokalanästhetika

Schon seit vielen Jahren ist erwiesen, daß peridurale Blockaden mit Lokalanästhetika sich hervorragend zur postoperativen Schmerztherapie eignen [7, 22, 45]. Das mögliche Auftreten einer Sympathikusblokkade oder toxischer Raktionen aufgrund einer Akkumulation der Lokalanästhetikakonzentrationen im Blut [52] erfordert jedoch eine exakte Überwachung des Patienten.

Wenn die Spitze des Katheters in der Nähe des Schmerzareals (Dermatom) plaziert wird, hat sich die Gabe von 4–6 ml 0,25 %igem Bupivacain und 1,0 %igem Lidocain zur Schmerztherapie bewährt. Bei kontinuierlicher Infusion sollten 3–4 ml/h 0,075–0,125 %iges Bupivacain evtl. in Kombination mit Morphin (0,1 mg/ml) oder Fentanyl (5 µg/ml) verabreicht werden [5, 7, 13, 19, 22, 23, 36, 40, 45, 46, 49, 50, 59, 61, 66, 67]. Obgleich der Zusatz von Epinephrin die Dauer der Analgesie verlängert und die systemische Wirkstoffakkumulation vermindert, ist die Verwendung von Epinephrin v.a. bei Patienten mit Kreislaufproblemen nicht indiziert.

Es gibt Hinweise, daß sich unter der thorakalen periduralen Zufuhr von Bupivacain der luminale Durchmesser verengter Koronararteriensegmente erweitert, so daß sich diese Methode v.a. bei Hochrisikopatienten mit ischämischer Herzkrankheit in der Geriatrie empfiehlt [68].

In Anbetracht der Tatsache, daß in der Geriatrie größere Eingriffe immer häufiger in einer kombinierten Regional-Allgemeinnarkose durchgeführt werden, bietet sich die gezielte Applikation von Lokalanästhetika über den schon positionierten periduralen Katheter geradezu an [7, 19, 22, 45].

Interpleurale Instillation von Lokalanästhetika

Eine weitere Möglichkeit zum Erzielen einer regionalen postoperativen Analgesie, v.a. nach Eingriffen im Thorakal- und oberen Abdominalbereich, ist die Instillation von Lokalanästhetikalösungen zwischen Pleura parietalis und Pleura pulmonalis [47]. Hierzu müssen 20–30 ml 0,25 %igen Bupivacains in kurzen Intervallen (3- bis 4mal täglich) appliziert werden, um eine unilaterale Analgesie aufrechtzuerhalten und den Narkotikabedarf herabzusetzen [22, 32]. Bei der Auswahl dieser Analgesietechnik muß die Möglichkeit eines Pneumothorax auch bei korrekter Ausführung dieser Maßnahme abgewogen werden. Durch rasche Absorption der Lokalanästhetika über die Pleura können Symptome wie Orientierungslosigkeit und zerebrale Anfälle auftreten, auch wenn die gemessenen Blutkonzentrationen von Bupivacain noch nicht im toxischen Bereich liegen [34]. Die Indikation zur Anwendung dieser Methode ist deshalb in der Geriatrie eingeschränkt. Sie empfiehlt sich jedoch in Fällen, in denen es möglich ist, den interpleuralen Katheter durch das Operationsgebiet einzuführen, wie beispielsweise bei Nierenoperationen. Durch die intraopertiv erforderlichen Röntgenaufnahmen kann die Katheterplazierung visuell überwacht werden [32].

Bei der postoperativen kontinuierlichen interkostalen Applikation von Analgetika treten dieselben Probleme auf wie bei der interpleuralen Applikationsart. Dennoch können beide Verfahren bei Patienten mit Rippenfrakturen indiziert sein, v. a., wenn der Schmerz lokalisiert ist.

Rückenmarksnahe Opioidapplikation

In der Geriatrie finden die peridurale und die subarachnoidale Opioidapplikation zur postoperativen Schmerztherapie heute regelmäßig Anwendung. Die mit Hilfe dieser Verfahren erzielte Analgesie ist bei alten Patienten in vielerlei Hinsicht vorteilhaft: Sie ist äußerst wirksam und von langer Dauer [15, 38]. Eine intraspinale Opioidapplikation kann auch im Rahmen einer gewönlichen Pflegestation durchgeführt werden; Voraussetzung ist, daß das Pflegepersonal auf einer solchen Station mit dieser Therapieform vertraut ist, eine gute Überwachung der Vitalfunktionen – insbesondere der Atmung – gewährleistet ist und präzise schriftliche Pflegeprotokolle für die sofortige Behandlung möglicherweise auftretender Komplikationen verfügbar sind [46, 53]. Es liegt in der Verantwortung des behandelnden Arztes, zwischen den Vorteilen und den Risiken bei Anwendung dieser Schmerztherapie abzuwägen.

Bei der intraspinalen Opioidgabe wird das Schmerzempfinden durch Opioidinteraktion mit den Rezeptoren im Rückenmark beeinflußt. Darüber hinaus besteht eine zentrale Wirkung durch die Resorption des

Opioids in den systemischen Kreislauf einerseits und durch die rostrale Ausbreitung des Opioids im Liquor andererseits. Welche dieser Wirkungsweisen bei einer intraspinalen Opioidgabe überwiegt, hängt vom Applikationsort, dem Volumen und der Dosierung der Opioidlösung sowie von den pharmakologischen Eigenschaften des jeweiligen Wirkstoffes ab [7, 35]. Diese Faktoren müssen bei der Schmerzprävention oder -linderung berücksichtigt werden [51]. So setzt die Wirkung einer periduralen Applikation von Morphin erst nach 44 min ein, bei Fentanyl dagegen nach 13 min und bei Alfentanil nach 14 min [10].

Opioide können in Form von wiederholten, intermittierenden Bolusgaben (durch den behandelnden Arzt oder patientengesteuert) appliziert werden oder aber als kontinuierliche peridurale Infusion mit Hilfe einer Pumpe [11]. Die empfohlene Einzeldosierung für Morphin (0,1 %) liegt zwischen 2–6 mg bei 2maliger täglicher Applikation. In allen zu diesem Thema durchgeführten Studien wird darauf hingewiesen, daß bei alten Patienten u. U. die Hälfte dieser Dosis ausreicht, weshalb am optimalsten mit kleinen Morphinmengen bis zur adäquaten Analgesie titriert wird [35, 40, 41, 46]. Zur kontinuierlichen periduralen Infusion empfiehlt sich bei alten Patienten eine Zufuhr von 0,2–0,5 mg Morphin/h. Aufgrund seiner höheren Lipophilität wirkt Methadon schneller als Morphin. Zudem treten unter intraspinaler Methadonapplikation keine Störungen bei der Harnableitung auf [36]. Da bei Verwendung lipophiler Opioide jedoch die Opioidmenge im Verlauf der Behandlung nicht reduziert werden kann, sollten sie in der Geriatrie nur mit Zurückhaltung eingesetzt werden. Die Fentanylapplikation eignet sich aufgrund der rasch einsetzenden Analgesie besonders zur periduralen Applikation bei schmerzhaften postoperativen Prozeduren (Physiotherapie, Verbandswechsel etc.) oder bei Patienten, bei denen die Applikation von Morphin unerträgliche Nebenwirkungen (z. B. Erbrechen, Pruritis und starkes Schwitzen) auslöst.

Andere Opioide, wie z. B. Pethidin, Alfentanil und Sufentanil, werden zwar häufig peridural eingesetzt, aufgrund unzureichender Erfahrung kann jedoch ihre Verwendung bei geriatrischen Patienten zu diesem Zeitpunkt sicherlich nicht befürwortet werden.

Da bei schwerkranken geriatrischen Patienten immer häufiger die kontinuierliche Spinalanästhesie Anwendung findet, kommt diese regionale Anästhesietechnik auch zur postoperativen analgetischen Therapie in der Geriatrie relativ häufig zum Einsatz. Hierdurch erklärt sich das Paradoxon, daß die subarachnoidale Opioidgabe öfter bei alten Patienten angewandt wird als bei Patienten anderer Altersgruppen. Die subarachnoidale Applikation von Narkotika bewirkt eine rasch einsetzende, vollständige Schmerzlinderung, die über große Zeitspannen anhält. Durch die subarachnoidale Applikation von 0,4–1,2 mg Morphin läßt sich eine Wirkdauer bis zu 24 h erzielen. Die Applikation einer Morphineinzelinjektion oder einer Fentanyleinzelinjektion von 5–25 μg in Kombination mit einem Lokalanästhetikum kann sowohl präoperativ als auch in einer späteren Phase des Eingriffs vorgenommen werden. Beläßt man den subarachnoidalen Katheter 24 h *in situ*, so kann vor seiner Entfernung eine zusätzliche Dosis des Opioids verabreicht werden [7, 22, 46].

Prinzipiell muß immer berücksichtigt werden, daß alte Patienten aufgrund von altersbedingten Veränderungen im Organismus und der Funktion der Organe hinsichtlich der analgetischen Wirkung und möglicher Komplikationen sehr unterschiedlich reagieren können [8, 24]. Aus diesem Grund sollten in jedem einzelnen Fall folgende allgemeine Richtlinien beachtet werden: Die Verabreichung einer niedrigen Initialdosis, die Titration der zum Erzielen der erwünschten Wirkung notwendigen Dosierung und die ständige Überwachung der klinischen Reaktionen bei jedem einzelnen Patienten [1, 24, 38].

Nichtopioide Analgetika

Zur Vermeidung oder Verminderung des postoperativen Bedarfs an Narkotika empfiehlt sich bei älteren Patienten, v. a. nach Eingriffen, die nur mäßige Schmerzen verursachen, die intramuskuläre oder orale Applikation nichtopioider Analgetika. Da diese die Sensibilität der peripheren Nervenenden herabsetzen, können nichtopioide Analgetika auch zur Prävention bei anhaltenden Schmerzen eingesetzt werden [33]. Die Tatsache, daß sie nicht nur schmerzlindernd, sondern auch entzündungshemmend und fiebersenkend wirken, erhöht die Bedeutung dieser Medikamentengruppe für den postoperativen Heilungsprozeß.

Ein anderer schmerztherapeutischer Ansatz, der immer mehr Anerkennung findet, ist die patientengesteuerte orale Applikation von Analgetika. Dem Patienten wird eine maximale Anzahl an Tabletten eines nichtopioiden Analgetikums ausgehändigt und er wird angewiesen, 1–2 Tabletten einzunehmen, bevor die Schmerzen zu heftig werden. Diese Form der Schmerztherapie eignet sich gut bei Patienten, die den Wunsch haben, Eigenverantwortung für ihre Behandlung zu übernehmen. Des weiteren läßt sich auf diese Weise die Abhängigkeit des Patienten vom Zeitintervall bis zur Entscheidung des Pflegepersonals und die möglicherweise daraus resultierende unzureichende Schmerzlinderung vermeiden [53]. Vorschläge zu Dosierung und Dosierungsintervallen einiger nichtopioider Analgetika finden sich in Tabelle 1.

Piroxicam ist eines der potentesten nichtopioiden Analgetika. Zusätzlich zur postoperativen Opioidtherpie verabreicht, besitzt es eine additive bzw. synergistische Wirkung auf die Analgesie [28, 55]. Mit der Entwicklung der Piroxicam-β-Cyclodextrineinschlußverbindung (Abb. 1) konnte die Pharmakokinetik von Piroxicam verbessert und die Nebenwirkungshäufigkeit auf den Gastrointestinaltrakt gesenkt werden [3].

Während nach oraler Gabe von Piroxicam maximale Plasmakonzentrationen (C_{max}) nach 2 h erreicht wurden, fanden sich nach Piroxicam-β-Cyclodextrinapplikation die C_{max}-Werte schon nach 30 min. Dementsprechend trat die Analgesie nach Piroxicam-β-Cylodextringabe schneller ein als nach Piroxicamapplikation [2, 39]. Der frühzeitige Wirkungseintritt der Analgesie in den ersten 60 min nach der oralen Verabreichung von Piroxicam-β-Cyclodextrin entspricht dem Wirkungseintritt nach einer i.m.-Applikation von Ketoprofen oder Diclofenac [57]. Die Pharmakokinetik im Steady-State von komplexiertem Piroxicam unterscheidet sich nicht von der von Piroxicam. Bei älteren Patienten nahm die Plasmakonzentration im Steady-State zu [1], obwohl die terminale Eliminationshalbwertszeit unverändert blieb.

Alle nichtopioiden Analgetika können Irritationen im oberen Gastrointestinaltrakt verursachen, die Blutungszeit verlängern und eine

Tabelle 1. Orale Medikation bei der Schmerzbehandlung geriatrischer Patienten

Medikament	Initialdosis (mg)	Dosierungsintervall (h)
Morphin (Retardpräparat)	10–30	8–12
Pethidin	5	2–3
Codein	0–60	3–4
Oxycodon	5	3–4
Buprenorphin	0,15	6–8
Pentazocin	30	6
Aspirin / Acetaminophen	500–1000	4–6
Ibubrofen	200–400	4–6
Naproxen	500	6–8
Sulindac	150	12
Diclofenac	50	6–8
Ketorolac[a]	0–20	4–6
Piroxicam	20	24

[a] In Deutschland nicht erhältlich.

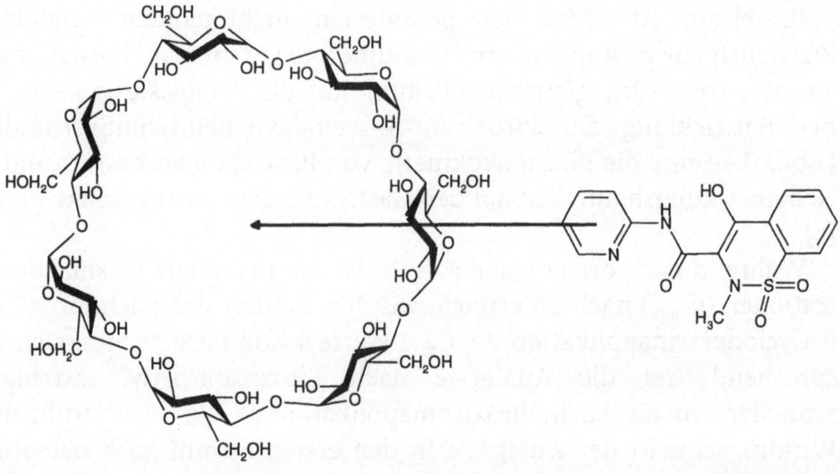

Abb. 1. Zwischen dem zyklischen Oligosaccharid-β-Cyclodextrin (Oberfläche hydrophil, Hohlraum apolar) und Piroxicam besteht keine chemische Bindung, sondern ein auf elektrostatischer Anziehung basierender Komplex. (Nach [56])

Salz- und Wasserretention bewirken [33]. Dennoch ist es üblich, geriatrischen Patienten nichtopioide Analgetika anzubieten.

Systemisch-verabreichte Opioide

Unbestritten ist diese Form der Schmerztherapie am besten zur Behandlung schwerer postoperativer Schmerzen geeignet. Bei alten Menschen ist das Komplikationsrisiko (Atemdepression, Suppression des Hustenreflexes und Beeinträchtigung der mentalen Funktionen) jedoch höher als bei jüngeren Patienten [8, 16, 18, 38].

Narkotika sind wirksam, unabhängig davon, ob sie subkutan injiziert, intravenös kontinuierlich infundiert oder durch intermittierende Bolusgaben appliziert werden. Bolusgaben können durch Ärzte und Pflegepersonal oder mittels patientengesteuerter Analgesie (PCA) appliziert werden. Eine gute Schmerzlinderung kann auch durch die orale Gabe von Morphinretardpräparaten erzielt werden. Die transdermale Applikation von Fentanyl ist momentan Gegenstand eingehender Untersuchungen.

Es besteht Einigkeit darüber, daß, unabhängig davon, welche Applikationsweise gewählt wird, bei alten Patienten nur etwa 25–50 % der für jüngere Menschen empfohlenen Dosis eines Narkotikums zur Analgesie erforderlich sind [17, 18, 46]. Es besteht ebenso Einigkeit darüber, daß eine Opioidgabe vor dem Einsetzen schwerer Schmerzen die nachfolgende Opioidreduzierung auf maximal ein Fünftel der initialen Opioidgabe erfordert. Zur Aufrechterhaltung der minimalen effektiven Wirkstoffkonzentration bei patientengesteuerter Opioidgabe sollten z.B. die nachfolgenden Morphingaben ungefähr die Hälfte der Initialdosierung betragen und in dieser Dosierung wiederholt appliziert werden [6, 17, 46] (Tabelle 2).

Da bei der intramuskulären Applikation von Opioiden die Dauer bis zum vollen Einsetzen der Schmerzlinderung nicht vorhergesagt werden kann, wird von der Anwendung dieser Technik immer mehr Abstand genommen. Die patientengesteuerte Analgesie hat den Vorteil, daß durch sie ein rasches Titrieren der Dosierung je nach den im individuellen Fall variierenden pharmakokinetischen und pharmakodynamischen Gegebenheiten ermöglicht wird [14].

Sobald der Zeitpunkt für die Umstellung auf die orale Medikation erreicht ist, sind schwache Narkotika (z.B. Codein, Oxycodon), partielle Opioidagonisten (z.B. Pentazocin, sublingual verabreichtes Buprenorphin) oder nichtopioide Analgetika indiziert (Tabelle 1). Die Häufigkeit des Auftretens von unerwünschten Arzneimittelwirkungen ist bei alten Patienten bei der Verabreichung schwächerer Narkotika und partieller μ-Opioidagonisten in ähnlichem Maße gegeben wie bei der Applikation von Narkotika.

Benzodiazepine sollten aufgrund der stark sedierenden Wirkung nie als Alternative zu schmerzlindernden Medikamenten verwendet werden. Bei alten Patienten ist die Halbwertszeit dieser Wirkstoffe und die Erholungszeit verlängert; daher bleibt bei der Verabreichung dieser Substanzen in Kombination mit Opioiden die kognitive Leistung noch einige Zeit nach Absetzen der Medikamente herabgesetzt.

Spezifische Antidote (Naloxon für Narkotika und Flumazenil für Benzodiazepine) sollten bei der Verwendung von zentral wirksamen Substanzen immer verfügbar sein.

Tabelle 2. Vorschläge zur patientengesteuerten i.v.-Opioidgabe bei geriatrischen Patienten nach Applikation des Initialbolus

Medikament	Bolusgaben (mg)	Refraktärzeit (min)
Morphin	0,5	5–7,5
Pethidin	5–15	5–7,5
Fentanyl	0,010–0,020	4–7,5
Alfentanil	0,1–0,2	4–7,5
Sufentanil	0,002–0,004	4–7,5

Nichtpharmakologische Methoden

TENS

Die transkutane elektrische Nervenstimulation (TENS) ist in der Geriatrie eine wertvolle adjuvante Therapieform, besonders bei Patienten, bei denen eine Hypersensibilität gegenüber starken Schmerzmitteln vorliegt. TENS eignet sich bei ophthalmologischen Eingriffen, wenn Erbrechen wegen der damit verbundenen Erhöhung des Augeninnendrucks vermieden werden sollte, oder bei starken, lokalisierten Schmerzen, die noch viele Tage nach der Operation anhalten [29, 60, 64]; außerdem hat TENS eine günstige Auswirkung auf die Lungenfunktion.

Physiotherapie

Durch Physiotherapie läßt sich eine Verbesserung der Atemfunktion erzielen, sowie die Beibehaltung der Beweglichkeit und die Prävention von Kontrakturen, die bei alten Patienten häufig auftreten. Aufmerksamkeit gegenüber diesen Faktoren in Verbindung mit frühzeitiger Mobilisierung des Patienten und seiner Einbindung in alltägliche Aktivitäten reduzieren die Morbidität und verzögern das Eintreten von Schmerzen. Im Verlauf der Physiotherapie kann es jedoch zum Auftreten stärkerer Schmerzen als im Ruhezustand kommen. Daher sollten in Erwartung dieser verstärkten Schmerzen vor der physiotherapeutischen Sitzung schmerzlindernde Medikamente verabreicht werden.

Psychosomatische Therapie

Psychosoziale Faktoren können einer maximalen Schmerzlinderung bei alten Menschen entgegenwirken. Viele alte Patienten leben vor ihrer Einlieferung in das Krankenhaus in einem Pflegeheim. Eine große Anzahl von Nebenumständen wie psychischer Streß, unzureichende Anpassung an die neue Umgebung, Einsamkeit, Angst und mangelndes Interesse an der Besserung des eigenen Gesundheitszustandes tragen beträchtlich dazu bei, wie stark Schmerzen empfunden und zum Ausdruck gebracht werden. Im Umgang mit den Patienten sind deshalb Verständnis und Einfühlsamkeit erforderlich. Der Aufbau einer positiven Grundeinstellung durch die beständige Ermunterung des Patienten und die Versicherung, daß eine Linderung der Schmerzen zu jeder Zeit möglich ist, tragen wesentlich zur Verbesserung der Schmerztherapie bei.

Zur Verbesserung der postoperativen Schmerztherapie in der Geriatrie reicht es jedoch nicht, das Wissen allein zu verbessern. Zusätzlich erforderlich ist die richtige Organisation der verfügbaren institutionellen Ressourcen und die Einsatzbereitschaft von Ärzten und Pflegepersonal.

Auswirkungen der Hospitalisierung

Bei vielen geriatrischen Patienten geht ein Krankenhausaufenthalt mit einem körperlichen Verfall einher, v. a. wenn postoperativ Komplikationen auftreten. Von 60 Patienten über 75 Jahre, die vor dem Krankenhausaufenthalt nicht auf fremde Hilfe angewiesen waren, waren 75 % bei der Entlassung nicht mehr unabhängig (15 % mußten direkt in ein Pflegeheim eingewiesen werden) [31]. Oftmals steht der Grund hierzu nicht mit der Ursache der Hospitalisierung in Zusammenhang: ist die Ursache erfolgreich behoben, z. B. nach einem gelungenen Hüftgelenkersatz ohne Auftreten von Komplikationen, erreichen dennoch nur etwa 20 % der Patienten wieder den prämorbiden funktionellen Status [27]. 20–30 % der geriatrischen Patienten befinden sich noch ein Jahr nach der Operation in einem Pflegeheim [20, 43].

Die Prädisposition zur Unabhängigkeit beruht darauf, daß die mit dem Alter einhergehenden Veränderungen, z. B. die Einschränkung der Reservefunktionen, zusätzlichen Streß nicht mehr verkraften. Die Kaskade zur Invalidisierung wird dann durch die postoperativ traditionell verordnete Nahrungskarenz und Immobilisierung eingeleitet (Abb. 2). Die mit dem Altern einhergehenden physiologischen Veränderungen münden bei Immobilisation schnell in einer Abnahme der körperlichen Verfassung, einem Sturz, dem Auftreten von Synkopen, Verwirrtheit (bis zum Delirium), O_2-Mangel, Dehydratation, Unterernährung, Dekubitus und funktioneller Inkontinenz. Diesen Veränderungen folgt Abhängigkeit, evtl. eine Fraktur, Sondenernährung, eine Infektion, ein Blasenkatheter, der Familienausschluß. Die Muskelkraft nimmt um etwa 10 % pro Woche ab [42]. Geriatrische Patienten mit eingeschränkter physiologischer Reserve, die sich aber noch selbst versorgen, können schon nach wenigen Tagen Bettruhe in totale Abhängigkeit verfallen. Die Wiederherstellung der körperlichen Funktion nimmt dann weit mehr Zeit in Anspruch als die Abnahme der körperlichen Verfassung [9]. Das Plasmavolumen nimmt aufgrund mangelnder Reaktion der Barorezeptoren um etwa 600 ml ab [63]. Dadurch sinkt der Blutdruck und begünstigt das Auftreten von Synkopen. Bei horizontaler Lagerung nimmt das Totraumvolumen zu, so daß die bei geriatrischen Patienten ohnehin niedrige arterielle O_2-Spannung (Werte von 70–75 % sind keine Seltenheit) um weitere 10 % abnimmt [65]. Der Knochenschwund wird durch die fehlende Belastung und die negative Stickstoffbilanz beschleunigt, wodurch banale Stürze oft in Knochenbrüchen resultieren.

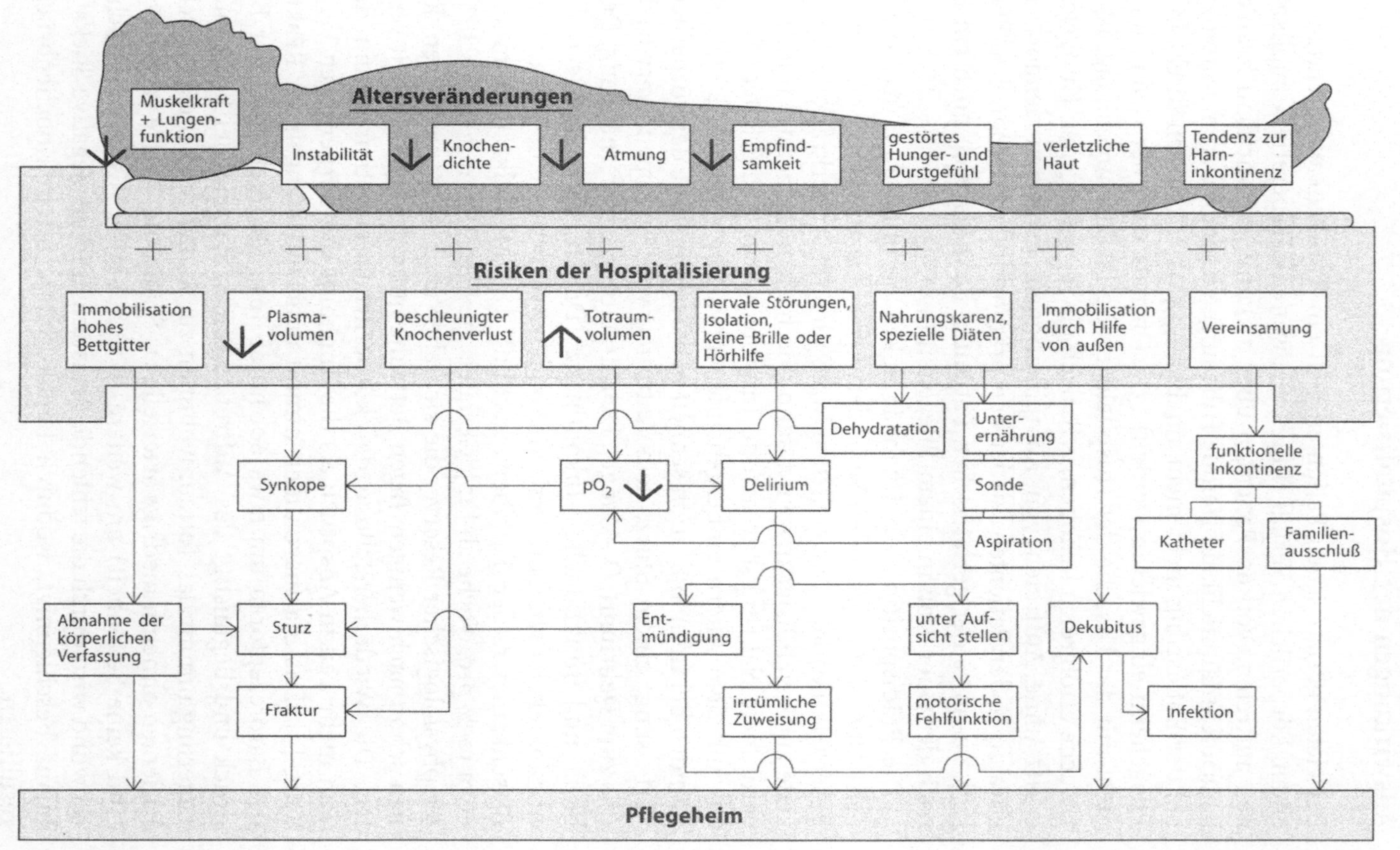

Abb. 2. Die Kaskade zur Abhängigkeit. (Nach [11])

Aus der häuslichen Umgebung herausgerissen, werden 40–50 % der hospitalisierten Patienten, die älter als 65 Jahre sind u.U. schon nach einem Tag inkontinent [48]. So fördern ein unklarer Weg zur Toilette, ein hohes Krankenhausbett, Vereinsamung, Katheter und Sonden und die Einnahme psychotroper Substanzen diese Entwicklung. Schon ein Druck von 32 mm Hg über 2 h kann bei geriatrischen Patienten zu einer Hautnekrose führen. Bei horizontaler Lagerung wird sakral meist ein Druck bis 70 mm Hg, unter den Fersen ein Druck bis 45 mm Hg gemessen, so daß innerhalb weniger Stunden ein Dekubitus auftreten kann [12].

Um der Kaskade zur Abhängigkeit zu entgehen, sollten die individuell vorhandenen Risiken von Anfang an bei der postoperativen Versorgung mitberücksichtigt werden. Darüber hinaus sollte für eine frühzeitige Mobilisierung gesorgt werden. Es sollte auf die zeitliche und gegenwärtige Orientierung geachtet werden (Kalender, Zeitung). Obwohl es der Klinikbetrieb meist nicht zuläßt, kann nur durch Integration der Familie in die postoperative Versorgung der Vereinsamung des geriatrischen Patienten vorgebeugt werden. Nur durch eine frühzeitige postoperative Nahrungszufuhr kann einer negativen Stickstoffbilanz mit den daraus resultierenden Folgen vorgebeugt werden. Nach unkomplizierten Operationen sollte die Nahrungszufuhr unbedingt oral erfolgen [26].

Schlußfolgerung

Die Therapie von Schmerzen bei geriatrischen Patienten ist noch ungenügend wissenschaftlich untermauert. Sie beruht derzeit größtenteils auf der Erfahrung mit etablierten und neuen Therapieansätzen, wobei der Dosisreduktion und Vorsichtsmaßnahmen eine besondere Bedeutung zukommen.

Eine frühzeitige postoperative Ernährung und Mobilisierung, die Aufrechterhaltung der zeitlichen Orientierung und das Verhindern der Vereinsamung sind essentiell, um der Kaskade zur Abhängigkeit zu entgehen.

Literatur

1. Acerbi D, Bonati C, Boscarino G et al. (1988) Pharmacokinetic study on piroxicam at the steady-state in elderly and younger adults after administration of piroxicam beta-cyclodextrin. Int J Clin Pharm Res 8/3: 175–180

2. Acerbi D, Lebacq E, Rondelli I, Stockis A, Ventura P (1990) Rapid oral absorption profile of piroxicam from its β-cyclodextrin complex. Drug invest 2 [Suppl 4]: 50–55
3. Ambanelli U, Nervetti A, Colombo B et al. (1991) β-Cyclodextrin-Piroxicam in the treatment of rheumatic diseases: a prospective study. Drug Dev 4 [Suppl 1]: 55–66
4. Agency for Health Care Policy and Research (1992) Acute pain management: operative or medical procedures and trauma, part 2. Clin Pharmacol 11: 391–414
5. Armitage EN (1992) Postoperative pain – prevention or reflief? Br J Anaesth 69: 136–137
6. Barash PG, Cullen BF, Stoelting RK (1991) Handbook of clinical anesthesia. Lippincott, Philadelphia, pp 410–415
7. Bell SD, Seltzer JL (1991) Postoperative pain management. In: Kaplan JA (ed) Vascular anesthesia. Churchill Livingstone, New York, pp 565–587
8. Bellville JW, Forrest WA, Miller E, Brown BW (1971) Influence of age on pain relief from analgesic. A study of postoperative patients. JAMA 217: 1835–1841
9. Booth FW (1987) Physiologic and biochemical effects of immobilization on muscle. Clin Orthop 219: 15–20
10. Chrubasik J, Wust H, Schulte-Moenting J et al.(1988) Relative analgesic potency of epidural fentanyl, alfentanil and morphine in treatment of postoperative pain. Anesthesiology 68: 929–933
11. Chrubasik J, Wiemers K (1985) Continuous plus on demand epidural infusion of morphine: postoperative pain relief by means of a small, externally worn infusion device. Anesthesiology 62: 263–267
12. Creditor MC (1993) Hazards of hospitalization of the elderly. Ann Intern Med 118: 219–223
13. Dahl JB, Christansen CL, Dangaard JJ et al. (1988) Continuous blockade of the lumbar plexus after knee surgery. Anaesthesia 43: 1015–1018
14. Egbert AM, Parks LH, Short LM, Burnett Ml (1990) Randomized trial of postoperative patient-controlled analgesia vs intramuscular narcotics in frail elderly men. Arch Intern Med 150: 1897–1903
15. El-Baz NM, Faber LP, Jensik RJ (1984) Continuous epidural infusion of morphine for the treatment of pain after thoracic surgery. Anesth Analg 63: 757–764
16. Ferrante FM (1990) Patient characteristics influencing effective use of patient-controlled analgesia. In: Ferrante FM (ed) Patient-controlled analgesia. Blackwell, Boston, pp 51–60
17. Ferrell BA, Ferrell BR, Osterweil (1990) Pain in the nursing home. J Am Geriatr Soc 38: 409–414
18. Ferrell BA (1991) Pain management in elderly people. J Am Geriatr Soc 39: 64–73
19. Fisher A, Meller Y (1991) Continuous postoperative regional analgesia by nerve sheath block for amputation surgery. Anesth Analg 72: 300–303
20. Fitzgerald JF, Moore PS, Ditters RS (1988) The care of elderly patients with hip fracture. Changes since implementation of the prospective payment system. N Engl J Med 319: 1392–1397
21. Foley KM (1985) The treatment of cancer pain. N Engl J Med 313: 84–95
22. Ginsberg B (1991) Postoperative analgesia: management with continuous infusion. In: Fragen RJ (ed) Drug infusions in anesthesiology. Raven, New York, pp 147–178

23. Gozal Y, Gozal D, Lavi A, Magora F (1991) Utilisation de la bupivacaine 0,5 % par l'infiltration pour l'analgesie au cours des thyroidectomies. Cah Anesthesiol 39: 546–548

24. Greenblatt DJ, Sellers EM, Shader RI (1982) Drug disposition in old age. N Engl J Med 306: 1081–1088

25. Harkins SW, Kwentus J, Price DD (1990) Pain and suffering in the elderly. In: Bonica JJ (eds) The management of pain, 2nd edn. Lea & Febiger, Philadelphia, pp 552–559

26. Hessov I (19) Oral feeding after uncomplicated abdominal surgery. Brit J Clin Pract [suppl 63]: 75–78

27. Jette AM, Harris BA, Cleary PD, Campion EW (1987) Functional recovery after hip fracture. Arch Phys Med Rehabil 68: 735–740

28. Jonsson T, Rude C, Randberg FA, Johansen T, Lang-Jensen T, Jensen NH (1990) Postoperative pain treated with piroxicam and buprenorphine, each drug alone or in combination. Pain [suppl 5]: 144

29. Klin R, Uretzky G, Magora F (1984) Transcutaneous electrical nerve stimulation: its use after open heart surgery. J Cardiovasc Surg 25: 445–448

30. Kwentus JA, Harkins SW, Lignon N, Silverman JJ (1985) Current concepts of geriatric pain and its treatment. Geriatrics 40: 48–57

31. Lamant CT, Sampson S, Matthias R, Kane R (1983) The outcome of hospitalization for acute illness in the elderly. J Am Geriatr Soc 31: 282–288

32. Landesberg G, Meretik S, Lankovsky Z, Shapiro A, Magora F (1990) Intraoperative intrapleural catheter placement for continuous bupivacaine administration. Eur J Anesth 11: 89–91

33. Lee VC (1989) Non-narcotic modalities for the management of acute pain. In: Oden RV (ed) Management of postoperative pain, vol 7. Saunders, Philadelphia, pp 101–131

34. Magora F, Chrubasik J, Schulte-Moenting J, et al (1987) Application of a new method for measurement of plasma methadone levels to the use of epidural methadone for relief of postoperative pain. Anesth Analg 66: 1308–1311

35. Magora F (1993) Subarachnoid and epidural opioid analgesia. In: Collins VJ (ed) Principles of anesthesiology. 3rd edn. Lea & Febiger. Philadelphia, pp 1622–1634

36. McQuay HJ, Caroll D, Moore RA (1988) Postoperative orthopedic pain – the effect of opiate premedication and local anesthetic blocks. Pain 33: 291–295

37. McLeskey CH (1989) Anesthesia for the geriatric patient. Adv Anesth 2: 31–68

38. McLeskey CH (1991) Anesthesia for the geriatric patient. In: Barash PG, Cullen BF, Stoelting RK (eds) Handbook of clinical anesthesia. Lippincott, Philadelphia, pp 1301–1333

39. Michelacci M, Boscarino G, Acerbi D, Bufalino L, Gardini F (1990) Analgesic effect and pharmacokinetics of a piroxicam beta-cyclodextrin oral formulation in postsurgical pain. Clin Trials Journ 27: 176–186

40. Mitchell RWD, Smith G (1989) The control of acute postoperative pain. Br J Anaesth 63: 147–158

41. Moore AK, Vilderman S, Lubensky W, McCans J, Fox GS (1990) Differences in epidural morphine requirement between elderly and young patients after abdominal surgery. Anesth Analg 70: 316–320

42. Muller EA (1970) Influence of training and of inactivity on muscle strength. Arch Phys Med Rehabil 51: 449–462

43. Palmer R, Landefeld S, Kresevic D, Kowal J (1991) A medical unit for the acute care of hospitalized elderly patients: conceptual basis and feasibility. J Am Geriatr Soc 39: A62

44. Port S, Cobb FR, Coleman RE et al. (1980) Effect of age on the response of the left ventricular ejection fraction to exercise. N Engl J Med 303: 1133–1136

45. Rauck RL (1991) Acute pain and its management. Curr Opin Anesth 4: 701–706

46. Ready LB, Edwards WTh (1992) Management of acute pain: a practical guide. IASP Publications, Seattle

47. Reiestad F, Stromkag KE (1986) Intrapleural catheter in the management of postoperative pain. A preliminary report. Reg Anaesth 11: 89–91

48. Resnick NM, Yalla SV (1985) Management of urinary in continence in the elderly. N Engl J Med 313: 800–808

49. Rosenblatt RM, Pepitone-Rockwell F, McKillop MJ (1979) Continuous axillary analgesia for traumatic hand injury. Anesth Analg 51: 75–76

50. Rosenblatt RM (1980) Continuous femoral anesthesia for lower extremity surery. Anesth Analg 59: 631–632

51. Ross RA, Clarke JE, Armitage EN (1980) Postoperative pain prevention by continuous epidural infusion. Anaesthesia 35: 663–668

52. Schweitzer SA, Morgan DJ (1987) Plasma bupivacaine concentrations during postoperative continuous epidural analgesia. Anaesth Intensive Care 15: 425–430

53. Short LM, Burnett ML, Egbert AM, Parks LH (1990) Medicating the postoperative elderly: how do nurses make their decisions? J Gerontol Nurs 16: 12–17

54. Smallman JM, Powell H, Ewart MC, Morgan M (1992) Ketorolac for postoperative analgesia in elderly patients. Anaesthesia 47: 149–152

55. Sunshine A, Roure C, Colon A et al (1988) Analgesic efficacy of piroxicam in the treatment of postoperative pain. Am J Med 84 [Suppl 5A]: 16–22

56. Szejtli J (1991) The significance of the cyclodextrins: biological effects. J. Drug Dev 4 [suppl 1]: 3–11

57. Tamburro P, Galasso G, Vecchiet L (1987) Rheumatologo 10/6: 237

58. Thaler HT (1991) Outcome measures and the effect of covariates. In: Max M, Portenoy R, Laska E (eds) Advances in pain research and therapy. Raven, New York, pp 105–111

59. Thomas DFM, Lambert WG, Lloyd Williams K (1983) The direct perfusion of surgical wounds with local anesthetic solution: an approach to postoperative pain? Ann R Col Surg Engl 65: 226–229

60. Tyler E, Caldwell C, Ghia JN (1982) Transcutaneous electrical nerve stimulation: an alternative approach to the management of postoperative pain. Anesth Analg 61: 449–456

61. Tverskoy M, Cozacov C, Ayache M, et al. (1990) Postoperative pain after inguinal herniorrhaphy with different types of anesthesia. Anesth Analg 70: 29–35

62. Underwood PS (1991) The geriatric patient. In: Frost EAM, Goldinger PL (eds) Post anesthetic care. Appleton & Lange, Norwalk/CA, pp 251–260

63. Vogt FB, Johnson PC (1967) Plasma volume and extracellular fluid volume change associated with 10 days bed recumbeney. Aerosp Med 38: 21–25

64. Walker RH, Morris BA, Angula DL, Schneider J, Colwell CW Jr (1991) Postoperative use of continuous passive motion, transcutaneous electrical nerve stimulation and continuous cooling pad following total knee arthroplasty. J Arthroplasty 6: 151–156

65. Ward RJ, Tolas AG, Benveniste RJ, Hansen JM, Donnica J (1966) Effect of posture on normal arterial blood gas tensions in the aged. Geriatrics 21: 139–143
66. Wildsmith JAW (1989) Developments in local anesthetic drugs and techniques for pain relief. Br J Anaesth 63: 159–164
67. Woolf CJ (1989) Recent advances in the pathophysiology of acute pain. Br J Anaesth 63: 139–146
68. Yeager MP, Glass D, Neff RK, Brinck-Johnsen T (1987) Epidural anesthesia and analgesia in high risk surgical patients. Anesthesiology 66: 729–736

Maßnahmen zur Erhöhung der Sicherheit bei der Behandlung postoperativer Schmerzen

A. BLACK

Sicherheit und Effektivität der postoperativen Schmerzbehandlung

Sicherheit und Effektivität sind bei der postoperativen Schmerzbehandlung eng miteinander verbunden. Ungenügende Schmerzlinderung ist keineswegs risikolos. Das liegt nicht allein an dem allgemein anerkannten Zusammenhang zwischen unzureichender Schmerzbefreiung und postoperativer pulmonaler Dysfunktion und den negativen Folgen einer überstarken Streßreaktion. Gelingt es einem erfahrenen Schmerztherapeuten (meist Anästhesisten) nicht, eine völlige Schmerzbefreiung zu erreichen, ist der Patient der Behandlung durch weniger erfahrenes Personal ausgesetzt, die mit Risiken behaftet sein kann. Andererseits steigt das Risiko von Zwischenfällen, je stärker wirksam das Analgetikum zur Behandlung postoperativer Schmerzen ist. Soll eine Technik zu optimalen Ergebnissen führen, müssen die Risiken durch den Einsatz adäquater Methoden verringert werden. Nur so kann Sicherheit und Effektivität gewährleistet werden.

Schmerzzentren für Akutschmerzpatienten

Der beste Weg zur Erlangung von Sicherheit und Effektivität für Patienten, die aufgrund starker Akutschmerzen durch traumatische Verletzungen oder eine Operation eine wirksame Behandlung benötigen, ist die Einführung eines Schmerzdienstes für Akutschmerzpatienten innerhalb einer speziellen Abteilung („High Dependency Unit"). Obwohl diese ideale Lösung auf nationaler [17, 23] und internationaler [22] Ebene von verschiedenen Seiten gefordert wird, fehlt es an den erforderlichen finanziellen Mitteln. Unterschiedliche Gruppen in mehreren Ländern müssen Lösungen erarbeiten, die auf die jeweiligen lokalen Mittel und Umstände zugeschnitten sind.

Die erste Behandlungseinheit für Akutschmerzpatienten, die allgemein bekannt wurde, wurde von Ready, Philadelphia [21], eingerichtet. Dort waren die zur Verfügung gestellten Mittel vermutlich deshalb nicht allzu begrenzt, weil die Behandlungskosten direkt auf die Patienten übertragen werden konnten.

In Großbritannien mußte man die notwendigen Mittel jedoch auf anderem Wege beschaffen. Das erste allgemein bekannt gewordene Zentrum für Akutschmerzpatienten in York [27] wurde zum Modellprojekt. Dank des Einsatzes einiger entschlossener Befürworter dieser Einrichtung während der Aufbauphase wurden hier die Mittel den lokalen Bedürfnissen angepaßt. Zweifellos hing der Erfolg aber auch in gewissem Maß damit zusammen, daß das Yorker Schmerzzentrum ein Prestigeobjekt war. In Norwich [19] wurde dagegen lediglich die patientengesteuerte Analgesie eingeführt (eine für dieses Zentrum bislang neue Methode). In Cardiff [5] konnte durch Forschungsgelder ein Zentrum für Akutschmerzpatienten eingerichtet werden. Forschungsziel war die Festlegung von Behandlungsstufen, wobei die Ergebnisse jeder einzelnen Stufe einer genauen Prüfung unterzogen wurden. Die Einrichtung weiterer Schmerzzentren in Großbritannien stieß auf Schwierigkeiten, da zusätzliche Gelder i. allg. nur für neue klinische oder wissenschaftliche Modellprojekte zur Verfügung gestellt werden. Ermutigend ist jedoch die Tatsache, daß im Schmerzzentrum Cardiff der größte Nutzen mit den einfachsten und kostengünstigsten Verfahren erzielt werden konnte, und daß die zusätzlichen Vorteile durch den Einsatz teurer und komplizierter Techniken eher gering sind [5].

In dieser Arbeit sollen v.a. die Bedeutung verfahrenstechnischer Maßnahmen zur Gewährung von Sicherheit sowie der Bedarf und die gegenwärtige Verfügbarkeit zusätzlicher Instrumente zum rechtzeitigen Erkennen einer Atemdepression bei der postoperativen Schmerzbehandlung dargestellt werden.

Intrinsische und verfahrenstechnische Risiken der postoperativen Analgesietechniken

Zur Behandlung von Schmerzen nach chirurgischen Eingriffen werden am häufigsten Opioide eingesetzt. Eine der schwerwiegendsten Komplikationen bei systemischer oder regionaler Opioidapplikation ist der Atemstillstand. Bei lokaler Spinal- oder Periduralanästhesie mit Lokalanästhetika kann es zu hämodynamischen Komplikationen kommen. Die Einnahme nichtopioider Analgetika („nonsteroidal anti-inflammatory drugs", NSAID oder Prostaglandinsynthesehemmer) geht mit Schädigungen der Thrombozyten, Störungen der Nieren- oder Gastrointestinalfunktion und bei empfindlichen Patienten mit Störungen der Atemwegsreaktivität einher. Im allgemeinen ist die Behandlung postoperativer Schmerzen nach wie vor unzureichend, obwohl seit einigen Jahren relativ geeignete Behandlungsmethoden zur Verfügung stehen. Anästhesisten und Chirurgen sollten sich stärker für eine Verbesserung dieser Situation einsetzen [17, 23].

Die *intrinsischen* atemdepressiven Risiken der zur Verfügung stehenden Schmerzbehandlungsmethoden sind sehr gering, weshalb man sie nur schwer bewerten und messen kann. So kommt es laut einer schwedischen Multizenterstudie [20] in einem von 1000 Fällen zu einer spät einsetzenden Atemdepression nach periduraler Gabe von Morphin. Mag diese Schätzung auch nicht unbedingt exakt sein, so gibt es doch bislang für neue alternative Methoden keine ähnlich genauen Messungen. Im Gegensatz zu den *verfahrenstechnischen* Risiken, die sich bei der Anwendung einer bestimmten Technik ergeben können, sind die intrinsischen atemdepressiven Risiken wohl eher gering. Verfahrenstechnische Risiken können durch Schwierigkeiten im Umgang mit den Instrumenten entstehen, sie sind jedoch häufiger auf einfache Fehler und Mißverständnisse zwischen den Anästhesisten, die ein neues Verfahren einführen, dem Pflegepersonal und den Assistenzärzten, die das Verfahren in den chirurgischen Abteilungen anwenden, zurückzuführen. Zur Erhöhung der Sicherheit bedarf es bestimmter Methoden und einer speziellen Ausrüstung.

Verfahrenstechnische Maßnahmen zur Erhöhung von Sicherheit und Effektivität

Kommunikationsnetz

Es bedarf einer optimalen Kommunikation zwischen denen, die ein bestimmtes Verfahren einführen und denen, die es anwenden. Dazu gehören unmißverständliche, feststehende Vorschriften, wie bei Zwischenfällen vorgegangen werden soll, eindeutige Anweisungen für die Organisation der fachlichen Hilfen bei außergewöhnlichen Vorfällen sowie die ständige Einsatzbereitschaft der entsprechenden Fachkräfte. Ebenso muß damit eine ständige Schulung einhergehen. Das Schulungskonzept muß nicht nur die periodischen Personalwechsel auf den Stationen berücksichtigen, sondern auch die durch Überwachung und ständige Qualitätsverbesserungen ausgelösten Veränderungen der praktischen Arbeitsabläufe.

Schmerzprotokolle

Zu der routinemäßigen postoperativen Überwachung der Patienten gehört auch die standardisierte Aufzeichnung von Aussagen des Patienten über seine Schmerzen. Dies ist ebenso wichtig wie die üblichen Aufzeichnungen von Temperatur, Puls, Blutdruck und Atemfrequenz. Werden unerträgliche Schmerzen protokolliert, werden sie schwerlich übergangen. Standardisierte Aufzeichnungen über Applikationen von Sedativa sowie über Übelkeit und Erbrechen sind ebenso nötig. Die Dokumentation der Verabreichung von Sedativa ist wichtig, da bei sedierten Patienten eher eine Bradypnoe auftreten wird als bei Patienten in wachem Zustand.

Standardisiertes Pflegemanagement

Sicherheit und Effektivität werden nachhaltig verbessert, wenn Beobachtungen mit einem standardisierten, genau auf die Pflegebedürfnisse ausgerichteten Plan verknüpft sind. Die Standardisierung der Behandlung in einer Klinikabteilung erfordert von der einzelnen Pflegekraft Kompromißbereitschaft und die Bereitschaft, individuelle Freiräume in der Ausübung der Pflegetätigkeit aufzugeben. Das gesamte Pflegepersonal einer Abteilung muß geschlossen den Plan akzeptieren. Zur Vermittlung und anschließenden Umsetzung eines etwas komplexeren Behandlungsplans durch das Personal einer klinischen Abteilung sind Flußdiagramme oder Entscheidungshilfen sehr geeignete Mittel [22]. Ein Beispiel dafür findet sich im Erfahrungsbericht über das Schmerzzentrum von Cardiff [5]. Jede Abteilung muß einen auf die vornehmlich angewandten Techniken und die vorherrschenden Umstände zugeschnittenen Entscheidungsbaum entwerfen. Abbildung 1 zeigt den gegenwärtigen Plan für die routinemäßige Applikation von periduralen Diacetylmorphininfusionen mit oder ohne Bupivacain im Bristol Royal Infirmary.

Die genaue Führung von Schmerzprotokollen und entsprechend einzuleitende Gegenmaßnahmen sind Bestandteil eines sicheren und effektiven Pflegemanagements, zu dessen Inhalten die genaue Protokollprüfung und die ständige Qualitätsverbesserung zählen. Die Standardisierung von Dokumentation und Behandlung ist auch zu Forschungszwecken nützlich. Besteht die Vermutung, daß bei 2 möglichen Varianten der Standardbehandlung, die eine Vorteile gegenüber der anderen aufweist, kann zur Überprüfung der Hypothese eine willkürliche Patientenaufteilung erfolgen. So wurde im Bristol Royal Infirmary ein Behandlungsplan wie in Abb. 1 zur Untersuchung der Vor- und Nachteile der Beigabe von 0,167 % Bupivacain zu Periduralinfusionen mit 0,083 mg/ml Diamorphin bei einer Infusionsrate zwischen 3 und

7 ml/h verwendet. Durch Zusatz von Bupivacain verringerte sich die mittlere Infusionsrate und der Bedarf an zusätzlichen Diclofenacinjektionen und die Schmerzen beim Husten. Nachteilig war das Auftreten einer geringen Hypotonie, die mit kolloidalen Infusionen therapiert wurde [13].

Beschränkungen verfahrenstechnischer Maßnahmen

Durch Engpässe beim Pflegepersonal kommt es zu Beschränkungen der verfahrenstechnischen Maßnahmen. Es gibt zu wenig Pflegekräfte, um in allgemeinen chirurgischen Abteilungen beim einzelnen Patienten längere Dauerbeobachtungen durchführen zu können. Die Beobachtungen erfolgen in der Regel nur einmal stündlich, und, falls häufigere Beobachtungen erforderlich sind, wird oft zusätzliches Pflegepersonal angefordert oder der Patient auf die Intensivstation verlegt.

Oftmals kann das Pflegepersonal nicht einmal eine im 15-min-Turnus stattfindende Patientenüberwachung gewährleisten, und das, obwohl sich bei einem über einminütigen Atemstillstand die Lebensgefahr durch O_2-Mangel mit jeder weiteren Sekunde dramatisch erhöht. Unter systemischer Opioidbehandlung und bei regionaler Opioidapplikation kann jederzeit eine Apnoe auftreten. Bei regional applizierten Opioiden scheint das Risiko einer Atemdepression geringer, ist aber weniger vorhersehbar.

Die Unvorhersehbarkeit einer seltenen Komplikation ist möglicherweise katastrophaler als das häufige Auftreten eher vorhersehbarer Komplikationen. Eine ständige Wachsamkeit gegenüber seltenen und unvorhersehbaren Komplikationen kann nur durch geeignete Instrumente gewährleistet werden.

Instrumentelle Sicherheitsmaßnahmen

Monitorgeräte und Risikoüberwachung

Die eigene Atemregulation reagiert empfindlich auf die zur postoperativen Analgesie applizierten Opioide, wobei sich die Empfindlichkeit aus Alter, Konstitution, Art der Erkrankung oder Verletzung und Medikamentengaben nicht (präzise) ableiten läßt. Die Entwicklung bei der Überwachung der Spontanatmung ist weitaus weniger fortgeschritten als bei der Überwachung der Herz- und Kreislauffunktionen. Die anstehenden Probleme sind schwieriger zu lösen, aber generelle Angaben bezüglich des Risikogrades können gemacht werden. Erstens müssen Monitorgeräte ihre jeweilige Funktion zuverlässig erfüllen. Zweitens

Leitung Anästhesie

Überwachungsformblatt zur Periduralanalgesie

Name: Abteilungsnummer:

Operation: Station:

Dienstgrad des Anästhesiten: Datum:

Injektionslösung: Bupivacain   %   ml
                           Diamorphin   mg
                           0,9 %iges Kochsalz   ml
                           Gesamtmenge   ml

Tolerable Untergrenzen: systolischer Blutdruck   mm Hg.
                           Respirationsrate   Atmung/min

Zusätzliche Analgesie: Keterolac   mg i.m.   stdl.

Skalen zur Bewertung von

Sedierung
0   wach und aufmerksam
1   schläfrig, bei normalen Tonfall ansprechbar
2   schläfrig, bei verstärktem Tonfall ansprechbar
3   sehr schläfrig oder im Schlafzustand, läßt sich durch vorsichtiges Rütteln wek-
    ken
4   trotz vorsichtigen Rüttelns nicht weckbar

Schmerzen	**Nausea**
0 schmerzfrei	0 nicht vorhanden
1 kaum spürbar	1 Nausea
2 leicht	2 Erbrechen
3 mäßig	
4 stark	
S schlafend	

Abb. 1a. Die Beobachtungen sollten in der Aufwachstation alle 15 min in den folgenden 2 h auf der chirurgischen Station alle 30 min auf diesem Formblatt eingetragen werden. Danach sollten die Beobachtungen stündlich erfolgen – unabhängig von den Messungen des Blutdrucks, die nach Ermessen der Ärzte und des Pflegepersonals der Station 12 h nach dem Eingriff auch in größeren Zeitabständen vorgenommen werden können. Bitte verwenden Sie die anliegenden Skalen zur Bewertung.

Die periduale Analgesie erfolgt durch den Anästhesisten (Infusionsrate: 3 ml pro Stunde). Die Infusionsmenge sollte dem Schmerzgrad angepaßt sein; die Entscheidungen sollten in der in diesem Schaubild vorgegebenen Reihenfolge getroffen werden.

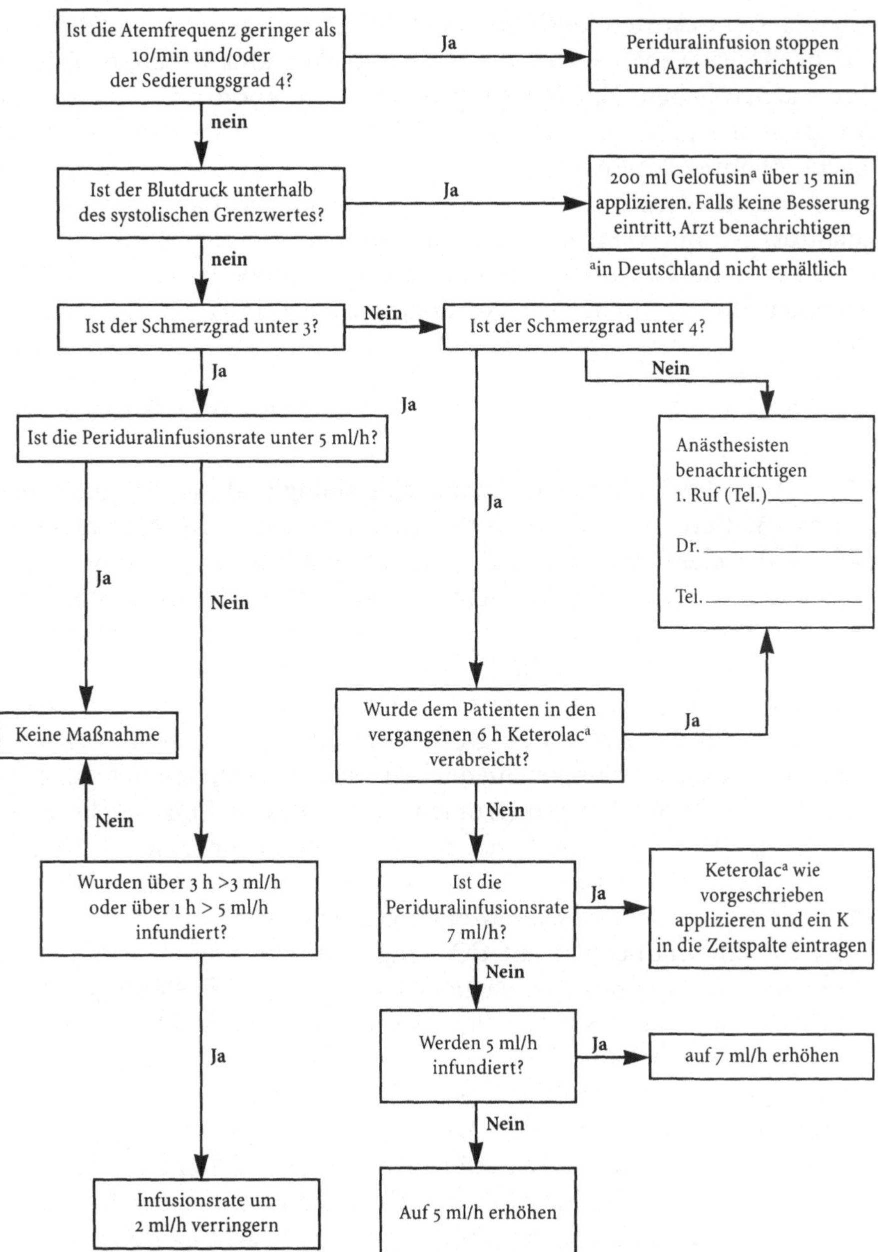

Abb. 1b. Anweisungsformblatt (**a**) und Entscheidungshilfen (**b**) für Periduralinfusionen im Bristol Royal Infirmary. Im Original handelt es sich bei Abb. 1b um ein DIN-A 3-Blatt (29 × 42 cm). Auf der Rückseite befindet sich eine 48-h-Tabelle zur Eintragung von wichtigen Beobachtungen (vitale Lebenszeichen, auftretende Schmerzen). Die ersten 2 Schritte betreffen Verhaltensmaßregeln bei Bradypnoe und Hypotonie. Der dritte Schritt ist auf die Verringerung der Infusionsrate bei angemessener Schmerzkontrolle *(unten links)* oder auf die Erhöhung durch Applikation von Ketorolac (in Deutschland nicht erhältlich) oder die Hinzuziehung des Anästhesisten bei unangemessener Schmerzkontrolle *(unten rechts)*

müssen Gerätekosten und mit dem Gerät verbundene Nachteile in einem ausgewogenen Verhältnis zu dem Risikofaktor stehen, den sie zu überwachen haben. Nur bei einigen Patienten, bei denen Opioide zur Analgesie bei postoperativen Schmerzen eingesetzt werden, reicht die eigene Atemregulation aus, und nur bei einigen dieser Risikopatienten kommt es zu derart langen Atemstillständen, daß die Oxygenierung gefährdet ist. Bei wenigen Patienten kommt es zu einer unmittelbaren Gefährdung durch Apnoe. Die größte Risikogruppe bilden vermutlich Patienten mit insuffizienter Blutversorgung des Herzens [2] oder des Gehirns.

Monitore zur Überwachung des respiratorischen Gasaustausches

CO_2

CO_2 gilt in der klassischen Atmungsphysiologie als Hauptfaktor der Atemregulation. Das führte zu der Hypothese, daß die Atemreaktion auf CO_2 der klassische Standardtest sein könnte zur Beurteilung, ob die eigene Atemregulation des Patienten gefährdet ist oder nicht. Provokationstests mit CO_2 können am Patienten aber nur intermittierend durchgeführt werden. Für die Provokation ist die Invasion in den Luftweg erforderlich, was zu einer Störung der Überwachungsfunktion führt. Obwohl diese Methode großen Forschungswert beim Vergleich von Behandlungen in unterschiedlichen Patientengruppen hat, wird ihr Nutzen als Überwachungsinstrument durch das in individuelle Messungen gesetzte Vertrauen und durch die beim einzelnen Patienten auftretenden beträchtlichen Schwankungen eingeschränkt [3]. Die Methode ist für die klinische Routine ungeeignet.

Ist die Empfindlichkeit auf CO_2 eingeschränkt, kommt es zu einer meßbaren Eröhung des CO_2-Partialdrucks (pCO_2). Die ständige, routinemäßige Messung des arteriellen pCO_2 ist der gewünschte Standardtest bei Intensivbehandlungen [4, 14]; in allgemeinen chirurgischen Abteilungen ist eine routinemäßige Durchführung dieser Messungen allerdings noch nicht möglich. Die Überwachung des endexspiratorischen pCO_2 ist postoperativ bei nicht intubierten Patienten mit Spontanatmung schlechter durchführbar als bei anästhesierten Patienten. Sie wurde aber in klinischen Studien zur Überwachung der Spontanatmung angewandt [25]. Diese Methode ist zudem teuer. Wie bei der Überwachung der Druckwerte, der Temperatur oder des Gasaustausches im Nasalraum (s. unten), funktioniert die Überwachungsmethode gut, wenn der überwachte Patient ausschließlich durch die Nase atmet. Wechselt der Patient aber zwischen Nasen- und Mundatmung, ist die Überwachung unzuverlässig. Bei gestörtem pulmonalem Gasaustausch ist die Anzeige des pCO_2 ebenfalls nicht verläßlich. Der perkutane pCO_2 [9] oder der O_2-Partialdruck, (pO_2) [6]) ist, insbesondere bei Erwachsenen, ein unzuverlässiges Korrelat zum arteriellen p_aCO_2 oder des p_aO_2, egal ob der pulmonale Gasaustausch gestört ist oder nicht.

Eine leichte Erhöhung des pCO_2 ist sicherlich ein Anzeichen für eine insuffiziente Ventilation und erhöhte CO_2-Produktion. Sie könnte aber auch auf eine plötzliche zentrale oder obstruktive Apnoe hindeuten. Besorgniserregend ist weniger eine Erhöhung des pCO_2 als eine tatsächliche oder mögliche insuffiziente Oxygenation, und dies wird direkter und zuverlässiger durch die Pulsoxymetrie überwacht.

Sauerstoff

Pulsoxymeter sind die vielversprechendsten Überwachungsgeräte für den respiratorischen Gasaustausch [8]. Sie sind besonders intraoperativ von großem Nutzen. Der Anästhesist wird durch Pulsoxymeter bei der Ausübung seiner Überwachungsfunktion unterstützt. Er muß die Informationen verifizieren und die Sonde gegebenenfalls regulieren. Nützliche Verwendung finden Pulsoxymeter auch auf Intensivstationen bei streng überwachten Patienten mit bekanntem Komplikationsrisiko. Für den allgemeinen Einsatz in chirurgischen Abteilungen sind diese Geräte momentan noch zu teuer. Bewegt sich der Patient hin und her, erweisen sich die Zuleitungen zum Pulsoxymeter als großer Störfaktor. Bereits eine leichte Kontaktstörung zwischen Sonde und Patient kann zu falschen Aufzeichnungen und Fehlalarmen führen. Das Pflegepersonal der allgemeinen Abteilungen hat nicht allzu viel Zeit, um sich um Fehlalarme zu kümmern. Daher werden Monitore, die ständig falschen Alarm auslösen, einfach abgeschaltet.

Über diese betriebsbedingten Probleme hinaus erfolgt die Abgabe von Warnsignalen durch das Pulsoxymeter erst Sekunden nach Eintritt der unzureichenden O_2-Sättigung. Die Zeitspanne zwischen auslösendem Faktor und Warnsignal ist noch größer. Hat der Patient O_2-angereicherte Luft eingeatmet, kann sich die Verzögerung zwischen Hypoventilation oder Apnoe und unzureichender O_2-Sättigung um einiges verlängern. Dabei kann es zu relativ langanhaltenden Phasen von Apnoe ohne jedes Alarmzeichen kommen.

Möglicherweise kann eine Apnoe bei nichtvorhandener Desaturierung vernachlässigt werden: Es läßt sich argumentieren, daß es einfacher und billiger ist, das Risiko zu minimieren, und nach größeren chirurgischen Eingriffen für die Dauer von 2–3 Tagen eine universale Behandlung mit O_2-angereicherter Luft anzubieten. Dem steht entgegen, daß sogar dann, wenn eine O_2-Behandlung verordnet und mit den besten Absichten und geeigneten Geräten begonnen wurde, diese oftmals nicht konsequent durchgeführt [18] oder zu früh abgesetzt [21] wurde. Darüber hinaus kann die Annahme, einer Apnoe sei deshalb keine besondere Bedeutung zuzumessen, weil die meisten Fälle harmlos sind, dazu führen, daß mögliche Warnzeichen für eine gefährliche Apnoe nicht beachtet werden.

Atmungsüberwachungsgeräte

Atmungsüberwachungsgeräte müssen sehr hohe Anforderungen erfüllen. Das Eindringen in den Luftweg zur direkten Messung des ventilatorischen Gasaustauschs führt zu Beeinträchtigungen, die nach unkomplizierten chirurgischen Eingriffen unangemessen erscheinen. Um für das Erkennen einer Atmungsstörung in einer großen Patientenpopulation akzeptabel zu sein, dürfen Monitore zur Überwachung der Spontanatmung nur minimal oder überhaupt nicht in die Luftwege eindringen, sie müssen zudem zuverlässig, kostengünstig und bequem sein. Die indirekte Überwachung des geschätzten ventilatorischen Gasaustauschs kann ohne Beeinträchtigung der Luftwege des Patienten erfolgen. Die Atembewegungen werden aufgezeichnet oder die Veränderungen an ausgewählten von außen zugänglichen Stellen des Respirationstraktes gemessen. Das Prinzip ist nicht neu [20], aber die klinische Anwendung war bislang bescheiden.

Apnoemonitore

Apnoemonitore für Neugeborene verfügen über Druckumwandler zur Messung von Bewegungen im Bauchraum [28] oder von Körperbewegungen, die auf die Einlage, auf der das Neugeborene liegt, übertragen werden. Die Impedanzpneumographie wurde kommerziell zur Messung eines einzelnen ventilatorischen Signals aus den Leitungen des Standard-EKGs entwickelt [7]. Allerdings kann mit dieser Methode – wie im Falle der Apnoemonitore für Neugeborene – ein normales Signal nicht von einem Signal für obstruktive und ungewöhnliche Atmung unterschieden werden.

Die respiratorische Induktivitätsplethysmographie (RIP) ist ein vor längerer Zeit entwickeltes Verfahren [16], das aber nicht allzu häufig angewendet wird. Es benutzt 2 Signale, eines für den Brustkorbquerschnitt, das andere für den Abdomenquerschnitt. Eine entsprechend große Summe von Signalen wird gegenüber spirometrischen Messungen [10, 16, 26] kalibriert. Bei zentraler Apnoe erlöschen beide Signale, und eine obstruktive Apnoe läßt sich im Prinzip dadurch erkennen, daß sich die geschätzten Volumenänderungen des Brustkorbs und des Abdomens genau entsprechen und diametral entgegengesetzt sind. In der Praxis ist eine für diesen Zweck ausreichend exakte Kalibrierung aufgrund der im Normalfall häufigen Positionsänderungen von nicht fixierten

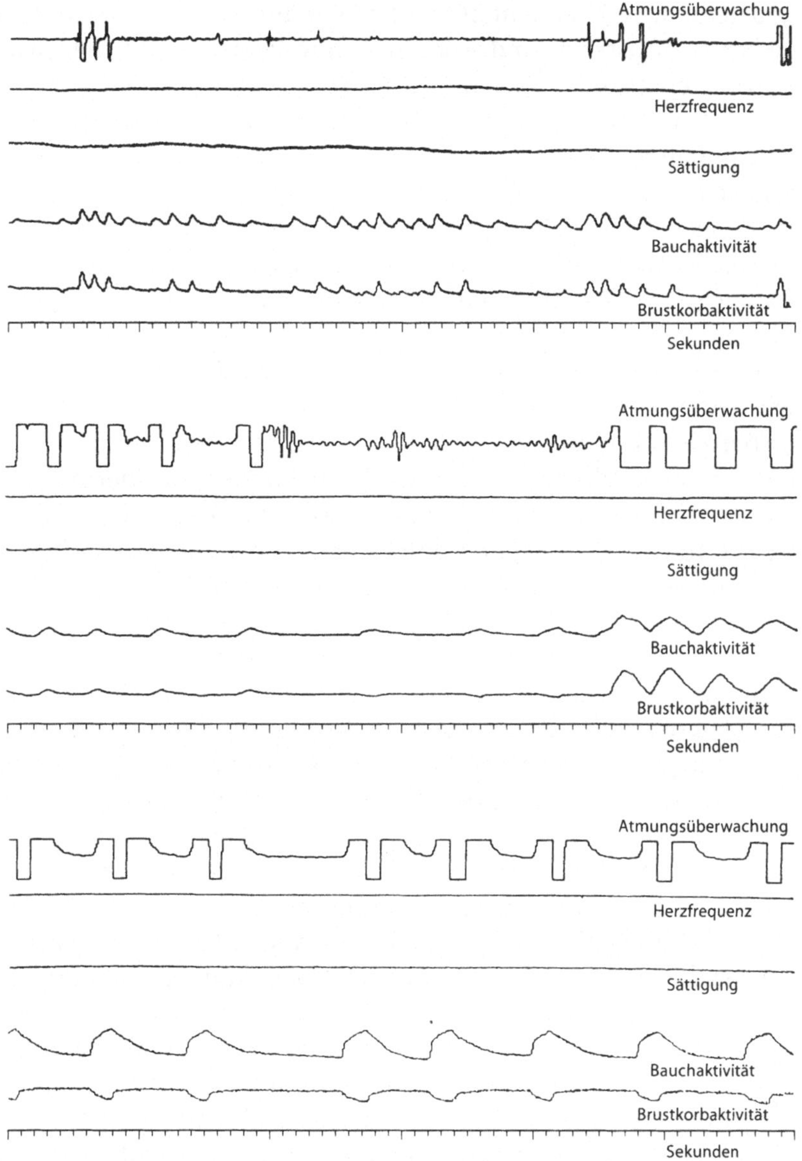

Abb. 2. Drei 6-Kanal-Diagramme von Patienten unter postoperativer Atmungsüberwachung. Der oberste Kanal auf jedem Diagramm zeigt die intranasalen/extraoralen Druckschwankungen, die 2 darunterliegenden Kanäle zeigen die oxymetrisch aufgezeichnete Pulsfrequenz und die Hämoglobinsättigung an, die folgenden
2 Kanäle sind RIP-Aufzeichnungen der Abdominal- bzw. Brustkorbbewegungen,
und die unterste Linie gibt die Zeit in Sekunden an. Das *obere Diagramm* zeigt die
periodische Atmung, wobei durch eine Nichtregistrierung der Druckschwankungen
ein Fehlalarm ausgelöst wird. Das *mittlere Diagramm* zeigt 2 obstruktive Atemzüge
mit paradoxen Bewegungen des Abdomens und des Brustkorbs. Das *untere Diagramm* zeigt anhaltende paradoxe Atmung ohne Obstruktion der Luftwege

„postoperativen" Patienten nicht zu gewährleisten. Phasenunterschiede zwischen Brustkorb und Abdomen sind keine verläßlichen Anzeichen für eine obstruktive Atmung (Abb. 2).

Die RIP fand Anwendung bei der Entwöhnung der Patienten von Atemhilfen und zum Monitoring bei Ateminsuffizienz [26]. Das Verfahren ist aber zu unzuverlässig, zu teuer und zu kompliziert für die routinemäßige Überwachung bei Atemdysregulationen in der klinischen Praxis. Zweifellos ist das Verfahren für spezielle klinische Forschungen nützlich [24] oder für Studien über die Atemregulation unter Narkose [4].

Schwankungen der intranasalen Temperatur, des Drucks oder des pCO_2 wurden in vielen wissenschaftlichen Studien erforscht. Vor kurzem gab es Berichte über ein Instrument zur Messung von Temperaturschwankungen innerhalb der O_2-Maske [1]. Die Maske muß allerdings stets fest am Gesicht des Patienten anliegen [18]. Eine kostspieligere Alternative ist die intranasale Kapnographie [25]. Von mindestens einem Unternehmen wird bereits ein kostengünstiges, einfaches und bequemes Druckmessungsgerät, das als Apnoemonitor konzipiert ist, vertrieben [15]. Es läßt sich zur Aufzeichnung von intranasalen Druckschwankungen oder von Druckschwankungen innerhalb der O_2-Maske verwenden. Im letzteren Fall muß die Maske unbedingt fest am Gesicht des Patienten anliegen. Ein wesentlicher Mangel intranasaler Meßverfahren ist, daß sie die dortigen Schwankungen bei Mundatmung des Patienten nicht zuverlässig aufzeichnen. Versuche, die Schwankungen an der Mundöffnung aufzuzeichnen, sind nicht übermäßig erfolgreich. Die eingesetzten Geräte neigen zur sinnlosen Auslösung von Fehlalarmen. Die Abbildungen 3–5 zeigen die Daten von 80 Patienten, deren Atmung während der ersten postoperativen Nacht mit einem Monitor überwacht wurde, der den Druck am Anfang des Intranasalraumes und an der Mundöffnung aufzeichnet (Bambridge et al., in Vorbereitung). Die Zahlen (Abb. 3) und Prozentangaben (Abb. 4) über Fehlalarme sind gegen die Gesamtzahl der Apnoealarmmeldungen aufgetragen. Abbildung 5 zeigt, daß die Fehlalarme nicht gleichmäßig über den Überwachungszeitraum verteilt sind. Sie traten verstärkt in Clustern auf, die durch alarmfreie Perioden getrennt waren. Die Gesamtrate von 26 % Fehlalarmen war für die Pflegekräfte, die an der Studie beteiligt und dementsprechend motiviert waren, durchaus akzeptabel. Für die Behandlungsroutine in einer allgemeinen chirurgischen Abteilung kam der Einsatz dieses Verfahrens dagegen nicht in Frage.

Die *Trachealsonographie* ist eine logische Lösung des Problems. Damit werden die Atmungsgeräusche entlang des natürlichen Luftwegs von Mund oder Nase in die Lungen – hauptsächlich in der Trachea – gemes-

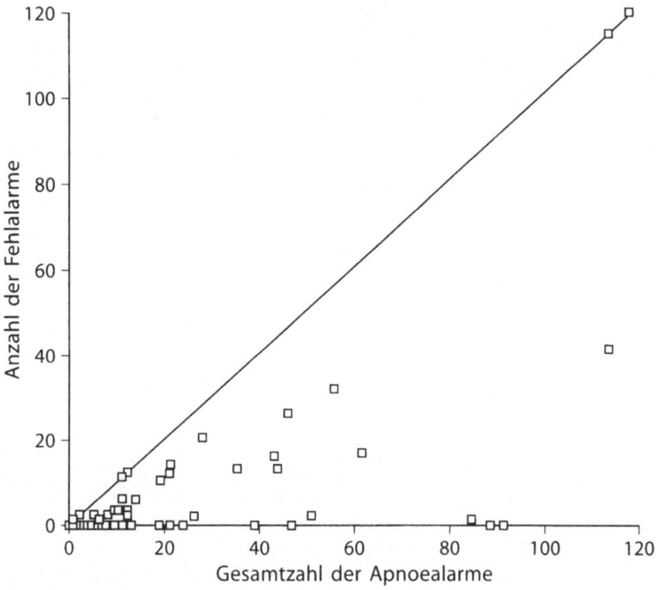

Abb. 3. Darstellung von ausgelösten Alarmen bei 80 Patienten, bei denen mit Hilfe eines Graseby-Atmungsüberwachungsgeräts für Erwachsene die postoperative Atmungsüberwachung durchgeführt wurde. Das Gerät basiert auf der Aufzeichnung der intranasalen/extraoralen Druckschwankungen. Fehlalarme, die von geschulten Pflegekräften auch als solche eingestuft wurden, sind gegen die Gesamtzahl von Alarmen aufgetragen

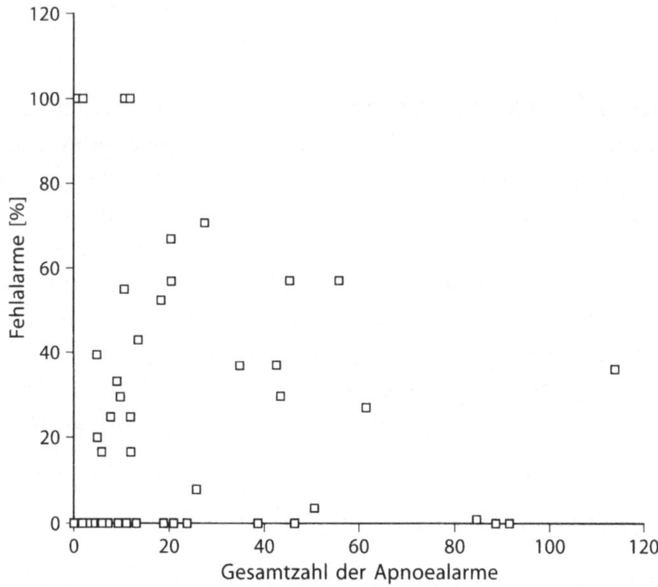

Abb. 4. Ähnliche Darstellung wie Abb. 3. Allerdings sind hier die Prozentangaben der Fehlalarme gegen die Gesamtzahl der Alarme aufgetragen

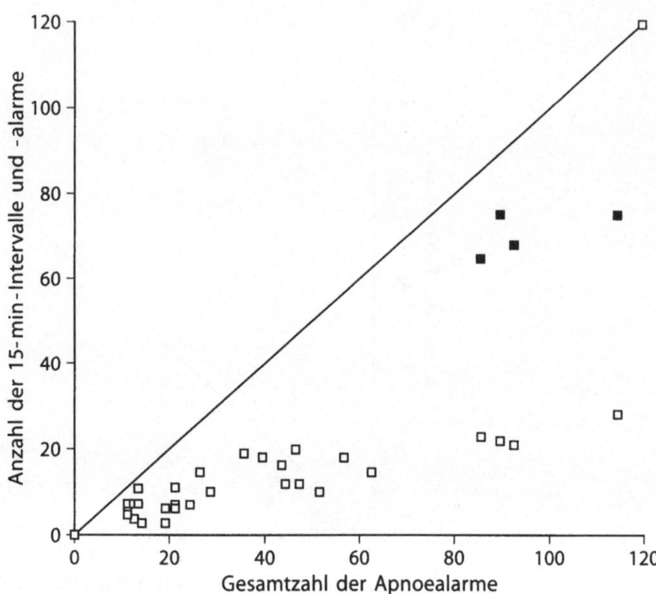

Abb. 5. Darstellung des unregelmäßigen Auftretens von Fehlalarmen bei 33 Patienten (von 80 Patienten in Abb. 3, 4), bei denen insgesamt mehr als 10 Alarme auftraten. Die Anzahl der 15-min-Intervalle mit Alarm ist gegen die Gesamtzahl der Alarme aufgetragen. Bei allen außer den 4 durch *ausgefüllte Kästchen* dargestellten Patienten war die Zahl der 15-min-Intervalle größer als die der Alarme. Bei ganz regelmäßiger Verteilung der Alarme gäbe es gleich viele Intervalle mit Alarm wie ohne Alarme

sen. Die mikrophonische Aufzeichnung der trachealen Atemgeräusche ist keine neue Technik [11, 12], sie hat sich aber überraschenderweise kaum kommerziell durchgesetzt. Es hat Besorgnis darüber gegeben, daß die Alarmfunktion der Mikrophone trotz Filter und Differentialverstärker bei tatsächlicher Apnoe versagen könnte, da die Mikrophone u. U. Hintergrundgeräusche aufnehmen und diese als Atemgeräusche fehlinterpretieren könnten. Durch technische Fortschritte werden diese Probleme mit der Zeit sicher gelöst werden, ebenso die Anforderungen an eine drastische Verkleinerung des Geräts, so daß der Patient ein kabelloses System leicht und bequem bei sich einführen könnte.

Vorhersage einer drohenden Apnoe

Ein wirksamer Apnoemonitor sollte die Alarmsignale einige Zeit vor dem Pulsoxymeter abgeben; der Zeitraum zwischen auslösendem Faktor und tatsächlichem Alarm ist immer noch relativ groß. Die ersten

Alarme könnten sehr wohl Vorwarnungen für eine Tendenz zu weiteren Apnoeanfällen sein. Das könnte sehr nützlich sein, vorausgesetzt, der Patient kommt durch den ersten oder zweiten Apnoeanfall nicht zu Schaden. Die Häufigkeit von Apnoeanfällen bei einem bestimmten Patienten weist auf eine zugrundeliegende Anfälligkeit der Atemregulation hin und könnte eine spezielle Überwachung oder eine weniger provokative Analgesiemethode erforderlich machen.

Eine indirekte Überwachung der Atemfunktion z. B. durch die RIP ist zwar für das Monitoring von Apnoe ungeeignet, könnte aber Informationen über Atmungsmuster liefern, durch die sich das Risiko einer drohenden Apnoe durch eine beeinträchtigte Atemregulation (im Gegensatz zu einer Insuffizienz der Atemmuskulatur [26]) voraussagen läßt. Mit dieser Möglichkeit hat man sich jedoch bislang noch nicht systematisch beschäftigt. In unserer Einrichtung diente die RIP (beispielsweise) zur nächtlichen Überwachung der Spontanatmung bei 2 Gruppen von Patientinnen, die nach einer totalen abdominalen Hysterektomie intravenös Alfentanilinfusionen erhielten (Habib et al., in Vorbereitung). In der einen Gruppe betrug die Infusionsrate 20 µg/kg/h und in der anderen 5 µg/kg/h. Bei Routinebeobachtungen durch das Pflegepersonal konnte kein signifikanter Unterschied zwischen den Gruppen bezüglich der Schmerzbeurteilung und der Notwendigkeit zusätzlicher Applikationen von Pethidin festgestellt werden. Die Beobachtungen erbrachten nur, daß in der Gruppe mit der höheren Alfentanildosisrate die durchschnittliche Atemfrequenz bedeutend langsamer war. Darüber hinaus zeigte die Methode, daß die Verlangsamung der Atmung in der Gruppe mit der höheren Alfentanildosis gänzlich der längeren Ausatmungszeit zuzuschreiben war und daß die durchschnittliche Einatmungsdauer pro Atmungsvorgang davon nicht betroffen war, obwohl die Einatmungszeiten weniger variierten. Bei der Gruppe mit hoher Dosis konnte, trotz der Negativeffekte der unzuverlässigen Kalibrierung, eine signifikante Erhöhung des gemessenen Atemvolumens festgestellt werden. Durch eine schnell durchgeführte Fourier-Analyse des Zeitverlaufs der Veränderungen während der Ausatmungszeit bei 8minütigen Perioden ruhiger Atmung wurde gezeigt, daß in der Gruppe mit der höheren Alfentanildosis die mittlere Herzfrequenz höher lag. Verfahren wie die RIP ermöglichen also durchaus die Gewinnung subtiler Informationen – eine Leistung, die auch durch noch so gewissenhafte Beobachtungen durch Pflegekräfte nie erbracht werden kann. Es bleibt abzuwarten, ob mit derartigen Informationen klinisch relevante Vorhersagen getroffen werden können.

Für eine Weiterentwicklung dieses Ansatzes ist umfangreiche Forschungsarbeit über geeignete Signalverarbeitungstechniken zur Gewinnung der entsprechenden Informationen erforderlich. Zudem bedarf es technologischer Fortschritte, damit die derzeit zur Verfügung stehenden Instrumente künftig billiger und in ihrer Handhabung bequemer werden. Die Lösung läge wohl in einer gewissenhafteren Anwendung der Informationstechnologie. So wäre es dann (im Idealfall) wohl auch möglich, die relevanten Warnfunktionen verschiedener kostengünstiger und einfacher Geräte in ein speziell angefertigtes, batteriebetriebenes Miniüberwachungsgerät zu integrieren. Dieses Gerät sollte dann ohne jegliches Risiko von Verwicklungen der Kabel und Zuleitungen bequem vom Patienten getragen werden können. Ein lohnendes Ziel!

Literatur

1. Cyna AM, Kulkarni V, Tunstall ME, Hutchison JMS, Mallard JR (1991) AURA: a new respiratory monitor and apnoea alarm for spontaneously brathing patients. Br J Anaesth 67: 341–345
2. Gill NP, Wright B, Reilly CS (1991) Relationship between perioperative ischaemic and hypoxic events in patients with cardiovacular disease. Br J Anaesth 67: 649P
3. Goodman NW, Black AMS (1985) Carbon dioxide rebreathing tests: implication for clinical research. Br J Anaesth 57: 319–325
4. Goodman NW, Kestin IG (1992) Sighs and their effect on breathing in patients anaesthetised with infusion of propofol. Br J Anesth 66: 48–53
5. Gould TH, Crosby DL, Harmer M, Lloyd SM, Lunn JN, Rees GAD, Roberts DE, Webster JA (1992) Policy for controlling pain after surgery: effect of sequential changes in management. Br J Med 305: 1187–1193
6. Gray BJ, Hutchison DCS (1992) Transcutaneous and transconjunctival oxygen monitoring. In: Tobin MJ (ed) Respiratory monitoring. Contemporary management in critical care. Churchill Linvingstone, Edinburgh, pp 51–78
7. Hewlett-Packard (application note) (1984) Automatic respiration monitoring algorithm. Hewlett-Packard, Genf
8. Jubran A (1992) Pulse oximetry. In: Tobin MJ (ed) Respiratory monitoring. Contemporary management in critical care. Churchill Livingstone, Edinburgh, pp 79–100
9. Kesten SK, Chapman KR (1992) Capnometry and Transcutaneous carbon dioxide monitoring. In: Tobin MJ (ed) Respiratory monitoring. Contemporary management in critical care. Churchill Linvingstone. Edinburgh, pp 119–135
10. Konno K, Mead J (1966) Measurement of the separate volume changes of rib cage and abdomen during breathing. J Appl Physiol 22: 47–422
11. Krumpe PE, Cumminsky JM (1980) Use of laryngeal sound recordings to monitor apnoea. Am Rev Respir Dis 122: 797–801
12. Lieberman A, Cohen A, Tal A (1986) Digital signal processing of stridor and snoring in children. Int J Pediatr Otorhinolaryngol 12: 173–185
13. Lowson SM, Alexander JI, Black AMS, Bambridge AD (1994) Epidural diamorphine infusions with and without 0.167 % bupivacaine for post-operative analgesia. Eu J Anaesth 11: 345–352

14. Mahutte CK (1992) On-line blood gas monitoring. In: Tobin MJ (ed) Respiratory monitoring. Contemporary management in critical care. Churchill Livingstone, Edinburgh, pp 27–49
15. Mendham JE, Bambridge AD (1990) The Graseby adult apnoea alarm. Anaesthesia 45: 63
16. Milledge JS, Stott FD (1977) Inductance plethysmography – a new respiratory transducer. J Physiol (Lond) 264: 4
17. National Health and Medical Research Council (1988) Management of severe pain. Report of the working party on management of severe pain. Australian Government Publishing Service, Canberra
18. Nolan KM, Baxter MK, Winyard JA, Roulson CJ, Goldhill DR (1991) Video surveillance of oxygen administration by mask in postoperative patients. Br J Anaesth 67: 650–651P
19. Notcutt WG, Morgan RJM (1990) Introducing patient-controlled analgesia for postoperative pain into a district general hospital. Anaesthesia 45: 401–406
20. Rawal N, Arner S, Gustaffsson LL, Allvin R (1987) Present status of extradural and intrathecal opioid analgesia in Sweden. Br J Anaesth 59: 791–799
21. Ready LB, Oden R, Chadwicks HS, Bendetti C, Rooke A, Caplan R, Wild L (1988) Development of an anesthesiology based postoperative based postoperative pain management service. Anesthesiology 68: 100–106
22. Reeder MK, Goldman MD, Loh L, Muir AD, Foex P, Caset KR, McKenzie (1992) Post-operative hypoxaemia after major abdominal vascular surgery. Br J Anaesth 68: 23–26
23. Royal College of Surgeons of England, Royal College of Anaesthetists (1991) Commission on the provision of surgical services. Report ot the working party on pain after major surgery. Royal College of Surgeons, London
24. Sandler AN, Chovaz P, Whiting W (1986) Respiratory depression following epidural morphine: a clinical study. Can Anaesth Soc J 33: 542–549
25. Smith TC, Proops DW, Pearman K, Hutton P (1993) Nasal capnography in children: automated data analysis provides a measure of obstruction during sleep. Clin Otolaryngol (in press)
26. Tobin MJ (1988) Respiratory monitoring in the intensive care unit. Am Rev Respir Dis 138: 1625–1643
27. Wheatley RG, Madej TH, Jackson IJB, Hunter D (1991) The first years experience of an acute pain service. Br J Anaesth 67: 417–421
28. Wright BM, Callan K (1980) A new respiratory recording and monitoring system. Proceeding of the third International Symposium on Ambulatory Monitoring. Academic Press, London, pp 329–334

Computersysteme zur Datenverarbeitung

C.J.L. NEWTH

Die Kombination neuer Technologien und Meßverfahren hat zusammen mit der wachsenden Anzahl von Patienten, die durch intensivmedizinische Betreuung am Leben erhalten werden können, zu einem bedeutenden Anwachsen von Daten geführt. Computer unterstützen Ärzte und Pflegekräfte in immer zunehmenderem Maße bei der unmittelbaren Patientenbetreuung und bei der Datenerfassung und -überprüfung am Krankenbett. Ursprünglich wurden die klinischen Datenverarbeitungssysteme für die Patientenbetreuung am Krankenbett genutzt, dagegen sind heutzutage klinische Daten wie auch Verwaltungs-, Labor- und Abschlußdaten verschiedener Computersysteme im Krankenhaus immer stärker miteinander vernetzt. Ein Computersystem sollte daher nicht nur Ärzte und Pflegekräfte beim aktuellen Dokumentationsvorgang flexibel unterstützen und entscheidende Vorteile bieten, es muß darüber hinaus in der Lage sein, das Verhältnis zwischen Schweregrad der Erkrankung, Behandlungserfolg und Einsatz teurer Intensivpflegeverfahren zu ermitteln, damit letztlich eine bessere Betreuung bei vermindertem Kostenaufwand garantiert werden kann (Abb. 1). Darüber hinaus ermöglicht es eine Optimierung individueller Therapien, z.B. auch der Schmerztherapie.

Hintergrund

Intensivmedizin und Computerelektronik haben sich in den letzten 25 Jahren gleichermaßen dramatisch weiterentwickelt. Zu Beginn der Monitorüberwachung von Patienten wurden z.B. beim Elektrokardiogramm (EKG) die Signale mittels Vakuumröhren verstärkt und auf einem Mehrkanaloszillographen aufgezeichnet oder auf einem Oszilloskop angezeigt. Aus diesen Anfängen hat sich nach und nach unser heutiges Computermonitoring entwickelt.

Heutzutage finden sich Computer in nahezu allen Intensivabteilungen, aber in den meisten Abteilungen machen nur wenige Ärzte und

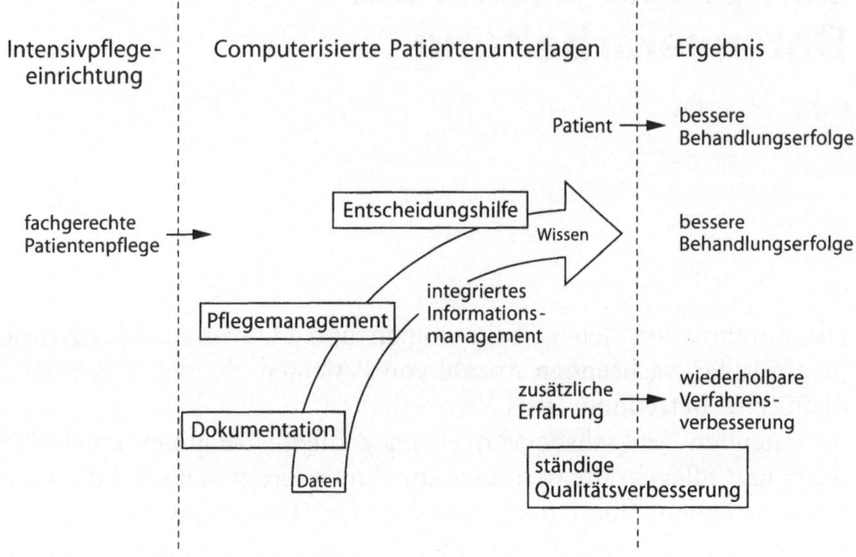

Abb. 1. Zusammenfassende Darstellung der Mechanismen, die zeigen, wie ein klinisches Informationssystem Informationsmanagement miteinbezieht, um so für bessere Patientenpflege und größere Behandlungserfolge bei gleichzeitigen Kosteneinsparungen durch ständige Qualitätsverbesserungen und bessere Ausnutzung von teuren Intensivpflegeressourcen zu sorgen

Pflegekräfte bewußten Gebrauch von ihnen. Praktisch alle Patientenüberwachungsgeräte und die meisten anderen Instrumente am Krankenbett wie z.B. Respiratoren oder Infusionspumpen sind mit Mikrocomputern zur Signalverarbeitung und Instrumentensteuerung ausgestattet.

Die Intensivpflege ist zusehends komplexer geworden. Dieser Trend läßt sich am besten durch das Anwachsen und die Entwicklung spezieller Intensivbereiche veranschaulichen. So gibt es Intensivabteilungen für Neugeborene, in der Pädiatrie, in der Traumatologie, für Beatmungsprobleme, für Verbrennungen, für Herzerkrankungen und für die postoperative Versorgung. Probleme, Behandlungsmethoden und die Monitoringerfordernisse unterscheiden sich beträchtlich innerhalb der einzelnen Intensivbereiche, obwohl das Behandlungsziel – die Erhaltung von Leben und vitaler Organfunktionen – dasselbe ist.

Die Pflege von Intensivpatienten erfordert einen hohen Arbeitseinsatz und die Bearbeitung einer großen Menge von Datenmaterial. Das Zahlenverhältnis zwischen Pflegekräften und Patienten liegt nicht selten sogar bei 1:1, vielfach fällt es aber auch deutlich geringer aus. In den USA sind zirka 8 % aller Krankenbetten Intensivbetten [1]. Die Intensivpflege ist ca. 3mal kostenaufwendiger als die gewöhnliche stationäre

Behandlung [18]. Es ist daher von enormer Bedeutung, auf Intensivstationen die bestmögliche Betreuung so effektiv und kostensparend wie möglich zu gestalten.

Eine Krankenschwester kann pro Patient und pro Tag mehrere Tausend Datenpunkte in maximal 15 min pro Pflegestunde aufnehmen. Trotzdem sträuben sich viele Krankenhäuser gegen die automatisierte Dokumentation und halten an ihren veralteten Methoden fest. Im Gegensatz zu Unternehmen wie Banken oder Luftfahrtgesellschaften erfolgt in Krankenhäusern die Dokumentationsverwaltung heutzutage praktisch manuell. Schätzungen zufolge würde sich die Zeit, die eine Schwester für das Führen von Tabellen und Diagrammen benötigt, durch die Einführung von computerisierten klinischen Informationssystemen („clinical information systems", CIS) um 25–30 % vermindern.

Computerisierung in der Intensivpflege: geschichtlicher Abriß

Vor ungefähr 25 Jahren machten sich verschiedene Forschungsgruppen Gedanken darüber, ob Computer durch Nutzung der Information von EKG und Blutdruck weitere nützliche Informationen produzieren könnten. Wiederholte Aufmerksamkeit galt der rechnerischen Gewinnung von kardiorespiratorischen Variablen wie z.B. des Gefäßwiderstands und der Shuntfraktion. Diese abgeleiteten Variablen geben nämlich genauer Aufschluß über die physiologische Funktion als direkt gemessene Werte. Mit einem Computer verarbeiteten Weil et al. [22] in ihrer Forschungsstation die von einem Transducer ausgelösten Signale, um ein exakteres und schneller zugängliches Datenmaterial zu erhalten. Osborn et al. [9] entwickelten ein System zur kontinuierlichen Monitorüberwachung der Lungenfunktion. Das System nahm die Atemwegsströmung, den Atemdruck und die aktuellen Konzentrationen von O_2 und CO_2 auf, um die minütliche Ventilation, bestimmte mechanische Respirationsparameter und den O_2-Verbrauch der Patienten an Beatmungsgeräten zu bestimmen. Sheppard [21] legte den Grundstein für die Entwicklung von Algorithmen beim Monitoring von Patienten nach Operationen am offenen Herzen. Mit seinen Teamkollegen verwendete er erstmals einen Computer, um die postoperative Verabreichung von Blut bzw. von vasoaktiven Medikamenten zur Kontrolle der arteriellen Blutdruckwerte kontrolliert durchführen zu können.

Gardner et al. [6] entwickelten ein Patienteninformationssystem, das zunächst für die Überwachung der Herzfunktion konzipiert war. Später wurde zusätzlich eine große Menge von Labordaten und weiteren klinischen Daten auf einer Datenbank abgespeichert, die über ein integriertes Gesundheitsmeßsystem verfügte. So wurden Ärzte und Pflegepersonal vor potentiell auftretenden Problemen gewarnt und auf geeignete Therapiemöglichkeiten hingewiesen [14]. Andere Forscher konzentrierten sich darauf, mehr Informationen aus Wellenformen abzuleiten; so entwickelten Cox und sein Forschungsteam [4] mit dem EKG ein Programm zur Feststellung von Arrhythmien.

Diese frühen Forschungsgruppen arbeiteten mit für heutige Verhältnisse ungeheuer großen und teuren Computern. Ihre Forschungsarbeit wurde hauptsächlich in universitären Einrichtungen durchgeführt und zum Teil von der Industrie kommerziell genutzt. Aufgrund der hohen Kosten und der enormen Komplexität derartiger Systeme ist die Planung und Entwicklung heute kaum mehr Aufgabe der Universitäten. Sie ist weitgehend von Industrie und Wirtschaft übernommen worden. Dank der raschen Entwicklung auf dem Elektroniksektor, durch die immer kleinere, zuverlässigere und kostengünstigere Hardware auf den Markt kommt, ist es mittlerweile möglich geworden, Funktionen, für die früher ein großer Computer notwendig war, in Bedsidemonitorgeräte zu integrieren.

Bedsidemonitorgeräte

Die Entwicklung moderner Bedsidemonitorgeräte wäre ohne den technologischen Fortschritt der letzten 10 Jahre kaum denkbar. Die Analoggeräte der 70er Jahre sind durch Mikroprozessor- und Softwaretechnologie verdrängt worden. Mit der Überwachung von EKG/Herzfrequenz, Blutdruck, Beatmungsdruck und Temperatur sind moderne Monitore im wesentlichen auf genau dieselben klinischen Parameter ausgerichtet wie die früheren Geräte, aber sie benutzen Softwarealgorithmen und können so die Signale physiologischer Wellenformen analysieren. Es werden genauere und verläßlichere Daten gewonnen, sogar bei Vorliegen stark verstümmelter Wellenformen. Durch den verstärkten Softwareeinsatz sind moderne Monitorgeräte in Funktion und Verläßlichkeit nachhaltig verbessert worden. Heutige Bedsidemonitorgeräte sind vielseitiger und daher im Klinikbereich effektiver einsetzbar:

1) Viele Monitorgeräte sind als „Chassis" mit Erweiterungsbuchsen zur Messung verschiedener zusätzlicher Parameter konzipiert. Durch Anschluß des passenden Moduls lassen sich problemlos der nichtinvasive Blutdruck, das Herzauswurfvolumen, der perkutane

O_2-Partialdruck, die arterielle O_2-Sättigung oder der endexspiratorische CO_2-Partialdruck bestimmen.

2) Moderne Monitore können Wellenformen oder erfaßte Informationen (z. B. die Herzfrequenz) speichern. Diese Werte können dann auf dem Bildschirm als Trend aufgezeichnet werden. Solche Displays beschränken sich üblicherweise auf die während der vorausgehenden 24h erfaßten Daten.

3) Moderne Monitorgeräte (z. B. Hewlett-Packard Merlin, Siemens Sirecrust) haben integrierte Mikrocomputer mit Rechenleistung. Viele haben Module zur Messung des Herzauswurfvolumens und zur anschließenden Berechnung hämodynamischer Parameter (z. B. des Gefäßwiderstands).

4) Praktisch alle Monitore sind kommunikationsfähig. Ähnlich wie bei anderen Geräten (z. B. Beatmungsgeräte oder Infusionspumpen) können auch hier die gewonnenen Informationen an andere Computersysteme weitergeleitet werden. Dies ist ein wichtiger Schritt auf dem Weg zu einem umfassend funktionierenden klinischen Informationssystem.

5) Monitorgeräte sind viel benutzerfreundlicher geworden. In ihrer Leistungsfähigkeit sind sie aber immer noch durch die an sie angepaßten Sensoren eingeschränkt. Die volle Ausschöpfung des Monitoring hängt daher einerseits von der Entwicklung leistungsfähigerer Sensoren ab, andererseits aber auch von der Einbeziehung von weiteren, für die Patientenbehandlung wichtigen Daten. So hängt die Bewertung des respiratorischen Status nicht allein von den physiologischen Messungen des Monitors und des Beatmungsgeräts ab, sondern auch von der Kenntnis über bronchoaktive Medikamente, die zur Änderung dieses Status appliziert wurden.

Die Speicherung aller Daten erfolgt am besten in einem Intensivstationsinformationsmanagementsystem. Der Ausdruck „klinisches Informationssystem" oder „Informationsmanagementsystem" spiegelt die sich ändernde Zielsetzung und Funktion der Computersysteme im Intensivbereich wider. In den vergangenen 10 Jahren wurden Rechnersysteme für die Verarbeitung, Speicherung und Abfrage einer Vielzahl von in der Intensivpflege dringend benötigten Daten entwickelt. In jüngster Zeit haben Morris et al. [16] ein System auf der Basis computergestützter Interpretationen der arteriellen Blutgase konzipiert, das Ärzten bei der Einstellung von Beatmungsgeräten hilft. Andrews [2] hat sich darüber hinaus mit der Anwendung von Computern in Apothekenmanagementsystemen beschäftigt. Solche Unterstützungssysteme für Ärzte können in das neue klinische Informationssystem integriert werden.

Ziele des klinischen Informationsmanagements

Die ersten kommerziellen klinischen Informationsmanagementsysteme wurden von Herstellern von Bedsidemonitorgeräten als Erweiterungen der Monitoringproduktlinie entwickelt. Es lag daher nahe, daß die Hauptaufgaben in der automatisierten Datengewinnung und in der Nutzung der registrierten Daten bestanden. Die Benutzer fanden jedoch schnell heraus, daß Datengewinnung und -verwaltung nur ein kleiner Teil des gesamten Datenmanagementproblems waren. Die Daten der Bedsidemonitorgeräte waren nur ein kleiner Teil der für therapeutische Entscheidungsprozesse benötigten Information. Die häufigste Verwendung fanden Labordaten [3] (42 %, inklusive Messungen der Blutgaswerte); es folgten Daten über Medikamente und den Flüssigkeitshaushalt (22 %) sowie über klinische Beobachtungen (21 %). Überwachungsdaten machten nur 13 % der verwendeten Daten aus. Zwischen den Daten der unterschiedlichen Quellen (nicht nur aus denen der regulären physiologischen Überwachungsgeräte) wurde eine Kommunikation hergestellt und in einen vereinheitlichten Krankenbericht integriert, um so im Intensivbereich Entscheidungshilfen zu geben und eine effektive Behandlung zu unterstützen. Obwohl es beträchtliche Fortschritte bei der Entwicklung von Bedsidemonitorgeräten gegeben hat, stellt die Bewältigung der Dokumentation für die Intensivpflegekräfte ein Problem dar, für das ein Teil der Behandlungszeit geopfert werden muß, eine Zeit, in der die direkte Patientenpflege nicht gewährleistet ist. Im wesentlichen sind die Ziele des heutigen Intensivpflegeinformationsmanagements:

1) *Automatisierung der Einzelschritte bei der Erstellung des Krankenberichts:* bei der Krankenakte z.B. die automatisierte Erstellung von ärztlichen Anordnungen, des Pflegeberichts, des Diagrammblatts und aller Zwischenschritte.

2) *Einmalige Datenerfassung* durch die dafür verantwortliche Person, damit Transkriptionen vermieden werden. Je häufiger Daten von Hand transkribiert werden, desto größer ist die Fehlerwahrscheinlichkeit. Das System sollte beispielsweise in der Lage sein, die vom Arzt selbst eingegebenen Medikationsanweisungen zu erfassen und diese an allen geeigneten Stellen und Formblättern selbst einzuspeichern.

3) *Automatische Informationserfassung* soweit möglich. Da Computer für mehrere Instrumente und in mehreren ergänzenden Abteilungen benutzt werden, sollten die dort befindlichen Informationen automatisch gewonnen und in den Krankenbericht integriert werden. So sollten beispielsweise Laborergebnisse, die auf der Intensivstation von einem an den Laborcomputer angeschlossenen Drucker ausge-

geben werden, nicht manuell in den intensivstationseigenen Computer eingegeben werden. Die Daten sollten automatisch übertragen werden. Die bewußte Kenntnisnahme der Daten durch die Pflegekräfte bleibt natürlich nach wie vor unerläßlich: automatische Datenerfassungssysteme müssen so ausgestattet sein, daß sie den Benutzer auf neue Daten aufmerksam machen und die Daten auf ihre Korrektheit prüfen können. Zur Zeit werden noch zuviele Informationen, die automatisch in die Krankenakten integriert werden könnten, überflüssigerweise und unsachgemäß manuell beigefügt.

Die Leistungen der frühen Computersysteme in der Intensivpflege konnten die an sie gestellten Erwartungen nicht erfüllen. Die ersten Befürworter haben Gebrauch, Akzeptanz und Bedeutung dieser Systeme ganz klar überbewertet, während sie die psychologischen, medizinischen, technischen und gesetzlichen Beschränkungen gegenüber der Einführung dieser Systeme unterschätzt haben. Aufgrund des Vormarsches des Personalcomputers und der stetig wachsenden Leistungsfähigkeit dieser Geräte, sowie aufgrund der größeren Computererfahrung der Anwender und infolge gesellschaftlicher und gesetzlicher Änderungen sind die Einwände gegen den Gebrauch von klinischen Computersystemen heute viel geringer geworden.

Funktionen des Informationsmanagements

Ein klinisches Informationsmanagementsystem kann unzählige detaillierte Funktionen ausüben – eine genaue Spezifizierung würde eindeutig den Rahmen dieses Überblicks sprengen. Allerdings sollen durch einige wenige wesentliche Einzelfunktionen die Möglichkeiten eines solchen Systems umrissen werden.

Ersatz der Einzeldokumente der Krankenakte

Ein effizientes System muß ein in sich geschlossenes System sein und nicht lediglich ein Pool für Teilinformationen. Hinsichtlich der Dokumentation in der Intensivpflege bedeutet dies, daß das System die für die Pflege wichtigen Daten, z.B. ärztliche Anordnungen, Pflegebericht, Pflegeplan, ärztliche Beurteilungen, Vermerke über den Krankheitsverlauf und Diagramm- und Kurvenblätter automatisieren muß. Das System muß die primäre Version der Krankenakte sein. Ausgedruckte Krankenberichte dienen als Sicherungskopien und zur ständigen Dokumentation.

Einmalige Datenerfassung

Das System sollte so konzipiert sein, daß eine bestimmte Information nach einmaliger Eingabe in die Dokumente, für die diese Information wichtig ist, überschrieben werden. Dieses Prinzip gilt für alle Daten. So könnten die Laborergebnisse z. B. automatisch auf einem täglichen Diagrammblatt, einem 7-Tage-Laborbericht oder auf einer Laborwert-Zeit-Kurve erscheinen.

Informationsaustausch mit ergänzenden Abteilungen

Auf der Intensivstation getroffene Anordnungen werden an entsprechende kooperative Abteilungen weitergeleitet. Die dort erzielten Resultate gehen zurück zur Intensivabteilung und werden dort dokumentiert. Da die Hilfsabteilungen verstärkt über Computer verfügen, sollte das Intensivpflegecomputersystem nach Möglichkeit mit diesen vernetzt sein. Eine Computerverbindung mit dem Labor ist zweifellos von größter Bedeutung. Die Bedeutung anderer ergänzender Abteilungen ist etwas geringer. Da es für die verschiedenen Krankenhausinformationssysteme keine Normen gibt, müssen die Kommunikationsverbindungen individuell entwickelt werden.

Zwischen den Computern des Krankenhausinformationssystems und der Intensivabteilung sollte alsbald ein Austausch von Patientendaten über Aufnahme/Entlassung/Verlegung auf die Intensivstation („admission/discharge/transfer", A/D/T) eingerichtet werden. Sobald die Aufnahme eines Patienten durch den Computer des Informationssystems registriert wird und das Signal für die Verlegung in die Intensivabteilung gegeben ist, sollten seine persönlichen Daten über das A/D/T-Modul dorthin gelangen. Sobald die Gewichts- und Größenangaben eingehen, können auf der Intensivstation die entsprechenden Dosen der Notfallmedikation berechnet werden.

Automatisierte Datenübertragung von Bedsidegeräten

Die ursprüngliche Funktion der Bedsidemonitorgeräte bestand in der automatischen Gewinnung von Vitaldaten. Die Bedeutung dieser Funktion wurde v. a. deshalb überschätzt, weil die Daten immer noch bearbeitet oder im Falle von Verstümmelungen modifiziert werden mußten. Heute könnten die Daten anderer Bedsideinstrumente wie z. B. von Beatmungsgeräten, nichtinvasiven Druckmeßgeräten, Infusionspumpen oder Meßgeräten zur Bestimmung des Herzauswurfvolumens im

Prinzip auch automatisch gesammelt werden. Das Problem besteht darin, trotz jahrelanger Verhandlungen mit den großen Vertreibern von biomedizinischen Geräten, daß es noch immer keine normierten Kommunikationsstandards gibt. Kliniken und Vertreiber der Geräte haben das Problem jedoch inzwischen erkannt und sind auf dem Weg, diesen Mißstand abzuschaffen.

Kalkulation

Schon seit einiger Zeit werden in der Intensivpflege mit Systemen Herz-/Atmungsparameter abgeleitet und berechnet. Berechnungen finden heute aber eine viel breitere Anwendung. So kann ein System bei der Aufzeichnung der Flüssigkeitszufuhr und -abgabe beispielsweise automatisch die täglichen Zufuhr- und Abgabemengen intravenöser Flüssigkeiten berechnen sowie die tägliche Kalorien-, Protein- und Elektrolytzufuhr. Neben einer enormen Zeitersparnis und genauerer Datenerfassung ermöglichen diese automatischen Berechnungen eine bessere Patientenbetreuung und stellen zudem ein wichtiges Forschungsmaterial dar. Bei Integration geeigneter Grenzwerte können diese Berechnungen als Frühwarnsystem fungieren, das bei einer Wertüberschreitung Alarmsignale abgibt.

Forschungs- und Verwaltungskriterien – klinische, rechtliche und finanzielle Aspekte

Sind klinische Daten erst einmal vom klinischen Informationssystem (CIS) erfaßt, können sie für verschiedene (auch nichtklinische) Zwecke verwendet werden. Sie gelten als rechtsgültige Krankenberichte und können für Forschungszwecke mit den Daten anderer Patienten verglichen werden oder zur Ermittlung der Effizienz von Krankenhausmitteln mit den Daten anderer Patienten zusammengefaßt werden. Sie können aber auch als Grundlage zur Kostenabrechnung dienen. Darüber hinaus gibt es spezielle Gebiete, in denen die Daten des klinischen Informationssystems verwendet werden können:

1) *Qualitäts- und Anwendungsanalysen:* Das CIS ist ein kostengünstiges und verläßliches System, mit dem wichtige klinische Daten aus dem elektronischen Krankenbericht herausgeholt werden können, um diese für Qualitäts- und Anwendungsanalysen zu verwenden [19]. Verglichen mit manuellen Methoden der Datenentnahme durch einen Aktenüberprüfer ist die elektronische Methode nicht nur schneller, jede Akte kann zudem nach Effizienz- und Qualitätsricht-

linien der Behandlung überprüft werden. Die Wissenschaft des Qualitätsmanagements in der Industrie findet in vielen anderen Unternehmen großen Anklang – die dort zur Anwendung kommenden Techniken sind auch für den Klinikbereich nutzbar, wurden dort aber bislang nur unzureichend genutzt (Abb. 2).

2. *Bewertung des Schweregrads der Krankheit:* Die Qualitätsprüfung in der Intensivpflege setzt ein Programm zur kontinuierlichen Verbesserung der Qualität voraus, das die Behandlungsergebnisse fortlaufend bewertet. Um die Behandlungserfolge und die Notwendigkeit der Intensivpflege objektiv beurteilen zu können, ist es notwendig,

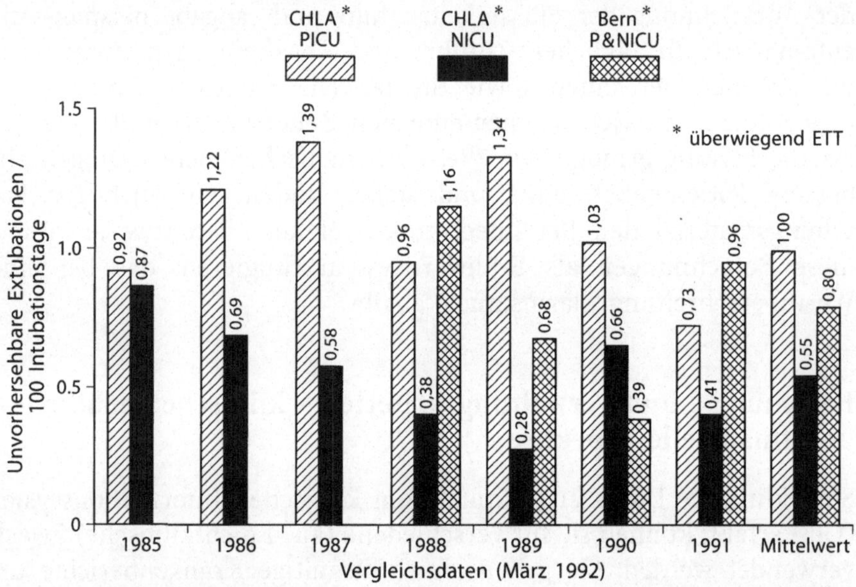

Abb. 2. Raten unvorhergesehener Extubationen in der Intensivpflegeabteilung für Neugeborene (NICU) und der für Kinder (PICU) am Children's Hospital of Los Angeles (CHLA) und in einer gemischten Kinder- und Neugeborenenintensivabteilung am Inselspital in Bern (P & NICU). Dies ist ein Beispiel für die Auswahl wichtiger klinischer Daten für die Qualitätsanalyse der Behandlung. Die Vergleichsraten zwischen den Kliniken beziehen sich auf die Anzahl unvorhergesehener Extubationen pro 100 Beatmungstage. Nach 1989 wurde in der pädiatrischen Intensivpflegeabteilung des CHLA ein Qualitätsverbesserungsprogramm eingerichtet. Dadurch kam es in den folgenden 3 Jahren zu einem starken Rückgang der Anzahl unvorhergesehener Extubationen (1992 p = 0,54). Mit dem klinischen Informationssystem (CIS) können auch andere relevante Daten berechnet werden, so z.B. der prozentuale Anteil von Patienten, bei denen binnen weniger als 24 h nach einer geplanten oder einer unvorhergesehenen Extubation eine Reintubation erforderlich ist, oder etwa die Zeiten oder die Abteilungen, in denen die meisten Fälle von nicht geplanten Extubationen auftreten. (ETT Endotrachealtubus)

den Schweregrad der Erkrankung bei der Aufnahme des Patienten in die Intensivabteilung bzw. während seines Aufenthalts dort zu bestimmen. Zu diesem Zweck sind verschiedene Scoresysteme entwickelt worden (s. Übersicht).

Am bekanntesten ist das Scoresystem „Apache III", es sind aber auch andere Systeme wie z. B. der von Le Gall [15] beschriebene Simplified Acute Physiology Score (SAPS) geläufig. Für die Pädiatrie wurde der sog. physiologische Stabilitätsindex (PSI) entwickelt. Der PSI kombiniert 34 Variable aus sieben physiologischen Systemen in einem Punktesystem und bewertet so die klinische Bedeutung der Störungen [23]. Der Test des PSI an 8 pädiatrischen Intensivpflegeeinrichtungen in den USA zeigte, daß sich mit ihm die Sterblichkeit sehr genau voraussagen läßt [12]. Aus dem PSI wurde auch eine vereinfachte Version („pediatric risk of mortality", PRISM) abgeleitet [13]. Dazu gehören 14 in der Intensivpflege übliche Meßdaten wie Alter, Herzfrequenz, Blutdruck, Pupillenreaktion, Glasgow-Score und verschiedene Labortestwerte. Sogar ein einfaches Scoresystem wie das PRISM erfordert in der Intensivpflege, in der rund um die Uhr gearbeitet wird, einen hohen Zeitaufwand. Die Parameter können jedoch von der Schwester als Teil der routinemäßigen Patientenbehandlung aufgenommen oder auf elektronischen Diagrammen aufgezeichnet werden oder auch automatisch von Bedsidemonitorgeräten (physiologische Parameter) oder anderen Klinikcomputern (Laborcomputer) aufgenommen werden. So kann das klinische Informationssystem auf die automatische Berechnung des PRISM-Score programmiert werden. Es sind weder zusätzliche Dateneingaben (mit der damit verbunden Gefahr von Fehlern bei der Transkription) noch

Beispiele von Scoresystemen zur Bewertung des Schweregrads von Erkrankungen

Auf physiologischer Grundlage:
- akute physiologische Scores und Scores zur Bewertung chronischer Erkrankungen,
- vereinfachte akute physiologische Scores,
- physiologischer Stabilitätsindex,
- Glasgow-Komaskala,
- Traumascore.

Auf Grundlage anatomischer Verletzungen:
- abgekürzter Verletzungsscore,
- Verletzungsschweregradscore.

Auf Grundlage physiologischer Vorgänge und anatomischer Verletzungen.

Auf Therapiegrundlage:
- TISS (Therapeutic Intervention Scoring System).

spezielles Fachpersonal notwendig. Das Therapeutic Intervention Scoring System (TISS) könnte eine ähnliche Anwendung finden. Beim TISS wird jede von 57 Behandlungsmaßnahmen je nach gemessener Wirkung in eine Punkteskala von 1 bis 4 eingeteilt [5, 8]. Das TISS soll dazu dienen, die Intensivpflegemittel richtig einzusetzen, Informationen über die zahlenmäßig effektive Nutzung von Pflegekräften zu liefern, subjektive Klassifikationen des Schweregrads von Erkrankungen zu validieren sowie die Relation zwischen Intensivpflegekosten und tatsächlich geleisteter Behandlung zu analysieren. Shabot [20] und seine Mitarbeiter haben diese Ansätze für die Erwachsenenchirurgie modifiziert und den sog. Computerized Intensity Intervention Score (CIIS) entwickelt. Einen ähnlichen Ansatz hatten auch Pollack und seine Forschungskollegen [11]. Sie nahmen den PSI/TISS-Quotienten bei der Intensivpflegepopulation in der Pädiatrie, um die Relation zwischen dem Grad physiologischer Instabilität und dem erforderlichen Therapieaufwand zu bestimmen. Sie konnten zeigen, daß der Quotient bei Patienten, bei denen eine Intensivtherapie erforderlich war, am höchsten lag und bei Patienten in der Herz-/Kreislaufchirurgie am niedrigsten, obwohl dem PSI/TISS-Verhältnis die Annahme zugrunde liegt, daß eine adäquate Reaktion auf Veränderungen der physiologischen Stabilität mit einer Veränderung des Therapieaufwands einhergeht. In jedem Fall werden diese (bei manueller Funktion) arbeitsintensiven Scoresysteme sehr kostengünstig und möglicherweise auch genauer, wenn sie in den ausgelasteten Intensivabteilungen routinemäßig über Computer laufen. Durch Hilfsmittel wie diese werden neue Einblicke in den Gebrauch teurer Technologien vermittelt, sie geben Aufschluß darüber, wo und von wem sie im Klinikbereich verwendet werden und zu welcher Tages- oder Wochenzeit die Nutzungsintensität von Intensivpflegeeinrichtungen am höchsten bzw. am niedrigsten ist. Dadurch ermöglichen sie eine angemessene Pflegeplanung.

Individuelle Anpassung an Einrichtungen, Patienten und Benutzer

Krankenberichte auf Papier sind von Natur aus unflexibel. So wird etwa ein Kurvenblatt zur Überwachung der Vitalfunktionen in stündlichen Intervallen eingelegt. Ist bei einem Patienten aber eine viertelstündliche Überwachung notwendig, ist es schwer, auf dem für stündliche Eintragungen begrenzten Platz neue Daten einzugeben. Ein Computersystem kann die auf dem Kurvenblatt ausgedruckten Zeiten anpassen und die erhöhte Aufzeichnungsfrequenz anzeigen und berücksichtigt so die veränderte klinische Situation (Abb. 3).

Darüber hinaus berücksichtigen durchdachte Computersysteme die Unterschiede zwischen verschiedenen Krankenhäusern oder sind auf die verschiedenen speziellen Intensivabteilungen innerhalb einer Klinik (Abb. 4) wie auch auf verschiedene Patiententypen oder gar Benutzer zugeschnitten.

So gibt es zwischen Krankenschwestern, Ärzten und Atemtherapeuten – als Beispiel für das Gesamtpflegepersonal einer Intensivstation – gewisse Bedürfnisunterschiede bei der Dateneingabe oder -überprüfung. Diese Anpassungsfähigkeit an unterschiedliche Erfordernisse ist ein wesentlicher funktioneller Vorteil von Computersystemen.

Darüber hinaus können Computersysteme Daten über die Dauer der Patientenbelegung Sterblichkeit, Anzahl der Intubationen und unvorhergesehenen Extubationen oder Beatmungsstunden etc. berechnen (Tabelle 1.a–c).

Diese Daten können dann mit denen ähnlicher Patientengruppen über beliebige Zeiträume verglichen werden, so daß Regelabweichungen rasch festgestellt werden können. So wird es auch einfach, die von den Patienten in der pädiatrischen Intensivpflege gesammelten Erfahrungen für jede Neuaufnahme in einer entsprechenden Diagnosekategorie zu verwerten.

Zu den ausbauungsbedürftigen Möglichkeiten gehört die Kontrolle von Instrumenten. Sheppard [21] hat bereits einen Computer zur Kontrolle der Infusionsrate von Nitroprussidnatrium benutzt. Er stützte sich dabei auf die automatische Messung des mittleren arteriellen Drucks. Morris et al. [16] haben mittels Informationen über die arteriellen Blutgaswerte die Beatmungsfunktion von Respiratoren verändert. Ein weiterer Fortschritt könnte die automatische Funktionsumschaltung von Beatmungsgeräten sein.

Weitere Vorteile bietet die Möglichkeit, mit Hilfe der Gewichtsdaten (die besonders bei der pädiatrischen Intensivpflege nützlich sind, da dort bei den Patienten das Gewicht zwischen 2,5 kg und 100 kg variiert) die Notfallmedikation bei Intubationen, bei der Therapie mit Antikonvulsiva und bei der kardiopulmonalen Reanimation zu berechnen. Klinische Informationssysteme können auch schnell die zu erwartende Gewichtszunahme, Ernährungsbedürfnisse, die benötigte Flüssigkeitszufuhr und die voraussichtliche Flüssigkeitsabgabe, den Durchmesser und die Länge des Endotrachealtubus usw. berechnen.

Medikamenteninfusionsprogramme ermöglichen zudem die automatische Vorbereitung von Plänen, die entsprechend der Patientendaten (Alter, Gewicht, Größe) die zu infundierenden Medikamenten-

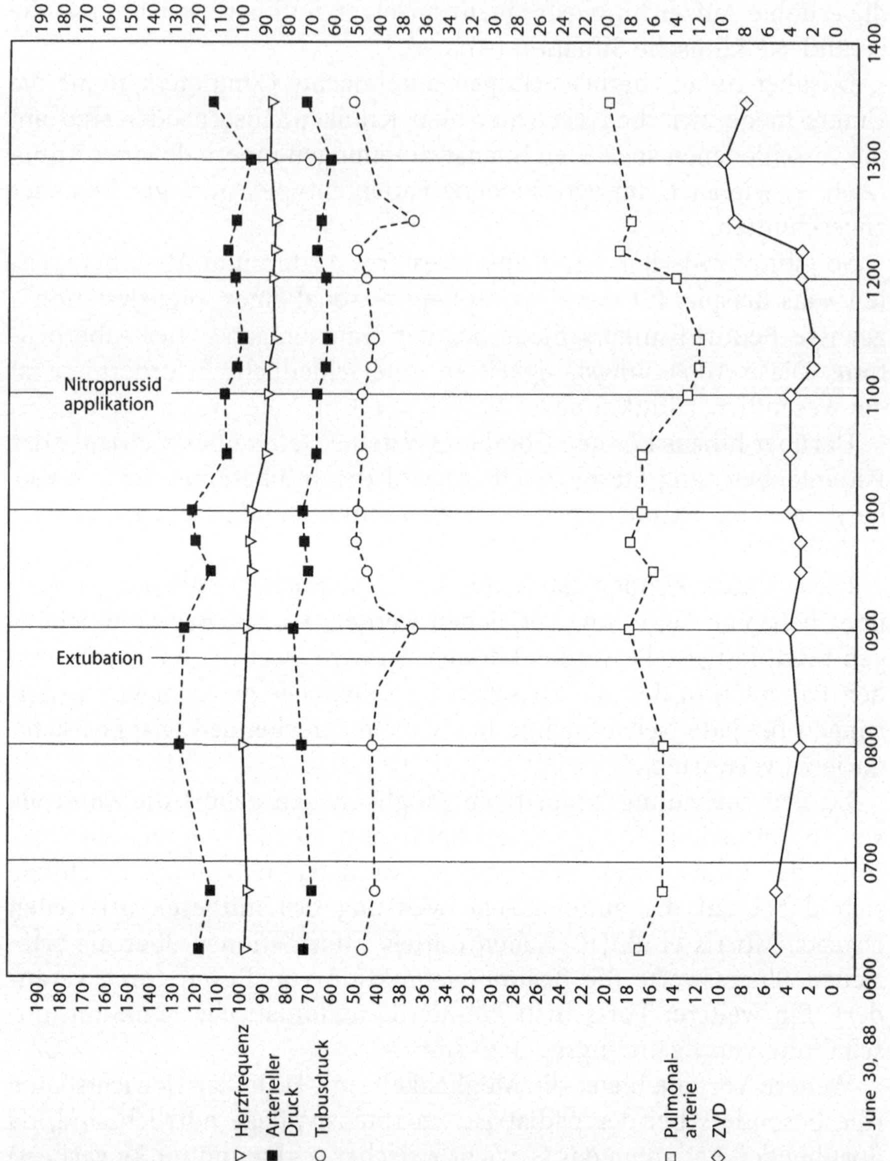

Abb. 3. Beispiel eines elektronischen Tabellenblatts, dessen Erscheinungsbild sich an der vorherigen Hardcopytabelle orientiert. Die Daten sind übersichtlich dargestellt und wichtige Vorkommnisse eindeutig gekennzeichnet

Abb. 4. Beispiel eines Bildschirmprotokolls der Kinderzentralstation, angepaßt an die Anforderungen der speziellen Pflegeabteilung ▶

Hämodynamik / Vitalparameter

Parameter	1	2	3	4	5	6	7	8	9	10	11	12	13	14	15	16	17	Beschreibung
MAP	88	84		91	93	84	88	89	80	81	76	75	77	80	78	73	86	(Mittlerer arterieller Druck)
Temperatur	30,0	37,7		37,2	37,4	37,4	37,5	37,6	37,7	37,7	37,7	37,6	37,7	37,8	38,1	37,9	37,9	(Temperatur)
Atemzüge	20	20		27	28	28	28	28	31	30	33	32	37	36	31	28	38	(Atemzüge/min)
PCW	11	12		16		15	16						17	17			16	(Pulmonalkapillarer Druck)
niSaO$_2$	98	98		97	96		97	96	95	94	95	96	97	94	94	94	94	(Arterielle O$_2$-Sättigung)
ICP																		(Intrakranieller Druck)
CO	5,5			3,10			3,10						2,29	2,24			2,66	(Herzauswurfvolumen)
CI	3,22			1,81			1,81						1,34	1,31			1,56	(Herzindex)
SVR	1205			2271			2194						2585	2750			2346	(Systemischer Gefäßwiderstand)
PVR	227			215			327						256	440			431	(Pulmonaler Gefäßwiderstand)
LVSWI	34,8			18,7			18,5						12,7	13,2			17,0	(Linksventrikulärer Stroke Work Index)
SvO$_2$																		(Venöse O$_2$-Sättigung)

I.V. Droge

Droge	1	2	3	4	5	6	7	8	9	10	11	12	13	14	15	16	17	Einheit
Nitroprussid										0,22	0,33	0,44	0,44	0,56		0,89	0,89	µg/kg/min
Nitroglycerin	20	20		20	33	33	33	33	53	53	53	53	33	33		33	33	µg/min
Lidocaine	2	2		2	2	2	2	2	2	2		2	2			2		mg/min
Dobutamin																2		µg/kg/min

Einnahme — Einzelgaben im Zeitraster

Substanz	1	2	3	4	5	6	7	8	9	10	11	12	13	14	15	16	17
Oral								40						30			
5 % Glukose in H$_2$O				50						^500		30					

Ausfuhr — Einzelwerte im Zeitraster

Substanz	1	2	3	4	5	6	7	8	9	10	11	12	13	14	15	16	17
Urin		50		90	90			90	100				75			75	

Bilanz (Einnahme / Ausfuhr)

Substanz	laufende Rate	Tag	Abend	Nacht	24 h
Einnahme					
Oral	30	100	210	140	450
5 % Glukose in H$_2$O	30	110	180	190	480
Ranitidin + NaCl 0,9 %	52	52	46	45	143
NaCl 0,996 + 20 mval KCl	269	269	126	185	580
Heparin Spülung	40	40	84	75	199
5 % Glukose in H$_2$O		0	0	0	0
NaCl 0,9 %		0	0	390	390
5% Gluk. + Nitroglycerin	42	42	38	38	118
5% Gluk. + Lidocain	122	122	112	116	350
5% Gluk. + Nitroprussid	17	17	98	9	124
5% Gluk. + Dobutamin		0	20	29	49
Erythrozytenkonzentration		0	500	0	500
Totale Flüssigkeitszufuhr		752	1414	1217	3383
Ausfuhr					
Urin	100	670	1195	1242	3107
Nasale Magensonde		0	0	0	0
Thoraxdrainage		0	0	0	0
Lungenödem		0	0	0	0
Stuhl		0	0	50	50
Totale Ausfuhr		670	1195	1292	3157
Netto		+82	+219	-75	+226

Tabelle 1. a – c Der dreiseitige Standardbericht (aus dem Jahr 1991) der pädiatrischen Intensivabteilung des Children's Hospital in Los Angeles. Die aufgeführten Daten sind über jeden Zeitraum (von einem Tag bis zu mehreren Jahren) erstellbar. Diese Daten ermöglichen eine bessere Ressourcenplanung. Da jeder der im 3. Teil aufgeführten Behandlungen eine Liste mit Komplikationen angefügt ist, können Abweichungen vom Normalzustand erkannt werden; **a** Gesamtübersicht, **b** Diagnosen und Bettennutzung, **c** Behandlung

a		Anzahl	[%]
1. Aufnahmen	Chirurgie	625	48,4
	Andere	665	51,6
	Gesamt	1290	
	Männlich	756	58,6
	Weiblich	534	41,4
2. Entlassungen		1289	
3. Patienten behandelt		1318	
4. Tod		82	
– Autopsie, Gerichtsmedizin		30	36,6
– keine Autopsie		52	63,4
5. Mortalität in % der Entlassungen			6,3
6. Altersrate der behandelten Patienten			
– <1 Monat		51	4,0
– 1–6 Monate		173	13,4
– 7–12 Monate		127	9,8
– 13 Monate bis 2 Jahre		230	17,8
– 2–6 Jahre		268	20,8
– 7–12 Jahre		242	18,8
– 13–18 Jahre		187	14,5
– >18 Jahre		35	2,7
7. Transport Einlieferung			
– Flug (CHLA)		168	
– Straße (CHLA)		51	
– Flug (andere)		11	
– Straße (andere)		5	
Aus dem Krankenhaus		26	
Transporte (gesamt)		261	
Prozentzahl der Transportaufnahmen			18,2

b Diagnosen	Anzahl der Patienten	Kranken- haus (Tage)	Durch- schnitt- liche Liege- zeit	Ver- storben	[%]
Kardiochirurgie	141	600	4,3	4	2,8
Kardiologie	65	712	11,0	4	6,2
Neurochirurgie	158	731	4,6	8	5,1
Neurologie	111	466	4,2	10	9,0
Lungenchirurgie	125	1266	10,1	3	2,4
Pulmologie	341	3932	11,5	32	9,4
Nierenchirurgie	21	50	2,4	0	0,0
Nephrologie	29	259	1,9	1	3,4
Wirbelsäulenchirurgie	73	359	4,9	0	0,0
Chirurgische Klinik	118	506	4,3	2	1,7
Medizinische Klinik	136	700	5,1	18	13,2
Gesamt	1318	9581	7,3	82	6,2

Bettennutzung in Tagen	9581	Verfügbar: 12376 Tage
Bettennutzung in %	77,4	Anzahl: 34%

Patienten behandelt

– postoperativ	508	38,5
– nach Unfall	137	10,4
– nach Vergiftung	33	2,5
– Ertrinkende	20	1,5
– Intubationen	683	51,8

c Behandlung	Anzahl der Behandlungen
Thoraxdrainage	33
Fieberbronchoskopie	33
Bronchoskopie (andere)	226
Arterielle Katheter (und andere)	9
Reanimation	12
Jugularis interna	23
Jugularis externa	21
Subklavia	26
Femoralis	112
Andere	1
Defibrillation/Kardioversion	5
Schrittmacher	12
Perikardpunktion	5
Swan-Ganz-Katheter	13
Intrakranielle Druckmessung manuell	3
Intrakranielle Druckmessung kontinuierlich	40
Lumbalpunktion	70
Austauschtransfusion	19
Plasmapherese	3
Knochenmarkpunktion	1
Aszitespunktion	1

Tabelle 1c. (Fortsetzung)

Behandlung	Anzahl der Behandlungen
TPN: totale parenterale Ernährung	69
Hämodialyse	5
Peritonealdialyse	13
Pericarddrainage	2
Chirurgischer arterieller Zugang	1
Extrakorporale Membranoxygenierung	1
Hämofiltration	6
Mechanische Ventilation	634
Lungenbiopsie	2
Arterieller Zugang	
– axillar	2
– dorsalis pedis	14
– femoral	89
– posterior tibial	10
– radial	157
Eingriffe gesamt	1703

mengen und die Applikationsrate vorschlagen. Dadurch läßt sich auch die Schmerztherapie optimieren. Ein derartiges System kann auch als Warnsystem dienen, wenn 2 nichtkompatible Medikamente über denselben Kanal appliziert werden. Ob all diese Möglichkeiten auch tatsächlich akzeptiert werden, bleibt noch abzuwarten. Ihr Nutzen wird aber kaum von denen, die effektiv und zuverlässig arbeiten, angezweifelt. Mehrere dieser Programme (z. B. ehemalige Patientendatenbanken, Berechnungen von unvorhergesehenen Extubationen und Notfallmedikationen sowie Medikationsberechner für Infusionen) wurden in unserer pädiatrischen Intensivabteilung bereits installiert und haben seitens der Ärzte und Pflegekräfte großen Anklang gefunden.

Computergesteuerte Zufuhr von Schmerzmitteln

Vor allem bei der Zufuhr von Analgetika haben computergesteuerte Pumpensysteme eine breite Anwendung gefunden. So auch auf der pädiatrischen Intensivstation, wo die Behandlung von Schmerzen ein essentieller Bestandteil der intensivmedizinischen Therapie ist (Abb. 5–7). Dabei bedarf es einer großen Sorgfalt bei der Auswahl der Dosierungen (Bolus, Infusion), um das Auftreten einer Atemdepression zu vermeiden. Bei Säuglingen und Kindern läßt sich die Dosierung der Analgetika entweder über das Körpergewicht oder die Körperoberfläche ermitteln. Werden die biometrischen Daten der kleinen Patienten korrekt einprogrammiert, ist es unwahrscheinlich, daß der Computer eine Unter- oder Überdosierung errechnet. Im Children's Hospital von Los Angeles wurde sogar ein rapider Rückgang in der Anzahl der Dosis-Fehlkalkulationen nach Einführen der computergesteuerten Analgetikazufuhr registriert.

Anforderungen an das Informationssystem

Das klinische Informationsmanagementsystem muß am „Papier-und-Bleistift-System", das gegenwärtig zur Informationsdokumentation angewendet wird, gemessen werden. Trotz seiner Schwachstellen ist das System der manuellen Dokumentation hinsichtlich primärer Eingaben

Children's Hospital Los Angeles – Infusions-Kalkulator für Medikamente									
Patient: N. N. Test 1 Gewicht (kg): 5,0 Alter: 0 Jahre 2 Monate									
Medikamente	Einheiten (i. E.)	Konz. (/ml)	Dosis (/kg)	Patient Dosis (i. E.)	Patient Dosis (i. E.)	Applika-tionsweg	Max. Dosis (i. E.)	% des Max.	
Epinephrin (1:10000)	mg	0,10	0,01	0,05	0,50	i.v.	0,25	20 %	Konzentration überprüfen
Fentanyl	mcg	50,00	2,00	10,00	0,20	i.v.	20,00	50 %	
Flumazenil	mg	0,10	0,01	0,05	0,50	i.v.	0,25	20 %	Sedierung überprüfen
Furosemid	mg	10,00	1,00	5,00	0,50	i.v.	20,00	25 %	
Hydralazin	mg	20,00	0,20	1,00	0,05	i.v.	25,00	4 %	
Insulin	U	100,00	0,10	0,50	0,01	i.v.	1,50	33 %	nur bei Hyperkaliämie
Resonium A	G	0,25	1,00	5,00	20,00	PR	12,50	40 %	
Ketamin	mg	50,00	1,00	5,00	0,10	i.v.	22,50	22 %	
Lidocain 1 %	mg	10,00	1,00	5,00	0,50	i.v.	25,00	20 %	Konzentration überprüfen
Mannitol 20 %	G	0,20	0,50	2,50	12,50	i.v.	25,00	10 %	
Pethidin	mg	50,00	1,50	7,50	0,15	i.v.	10,00	75 %	
Midazolam	mg	5,00	0,10	0,50	0,10	i.v.	5,00	10 %	
Morphin	mg	1,00	0,10	0,50	0,50	i.v.	1,00	50 %	
Naloxon	mg	1,00	0,01	0,05	0,05	i.v.	0,40	13 %	Konzentration überprüfen
Vecuronium	mg	2,00	0,10	0,50	0,25	i.v.	2,50	20 %	

Abb. 5. Auszug aus dem auf der pädiatrischen Intensivstation des Children Hospital von Los Angeles genutzten programmierbaren Medikamenten-Kalkulator zur Berechnung der Dosen bei einem 5 kg schweren Säugling

Children's Hospital Los Angeles – Infusions-Kalkulator für Medikamente									
Patient: N. N. Gewicht: 3,5 kg Medikament: Fentanyl Datum 05. 06. 1996 Wirkstärke 1 Zeit 17:58 0,35 mg Fentanyl in 100 ml 5 % Dextrose in Wasser									
ml/hr	mcg/kg/hr	ml/hr	mcg/kg/hr	ml/hr	mcg/kg/hr	ml/hr	mcg/kg/hr	ml/hr	mcg/kg/hr
0,1	0,10	2,1	2,10	4,1	4,10	6,1	6,10	8,1	8,10
0,2	0,20	2,2	2,20	4,2	4,20	6,2	6,20	8,2	8,20
0,3	0,30	2,3	2,30	4,3	4,30	6,3	6,30	8,3	8,30
0,4	0,40	2,4	2,40	4,4	4,40	6,4	6,40	8,4	8,40
0,5	0,50	2,5	2,50	4,5	4,50	6,5	6,50	8,5	8,50
0,6	0,60	2,6	2,60	4,6	4,60	6,6	6,60	8,6	8,60
0,7	0,70	2,7	2,70	4,7	4,70	6,7	6,70	8,7	8,70
etc.	etc.	etc.	etc.	etc.	etc.	etc.	etc.	etc.	etc.

Abb. 6. Auszug aus dem Infusionskalkulator zur Berechnung der Fentanylinfusionsanzeige bei einem 3,5 kg schweren Kind

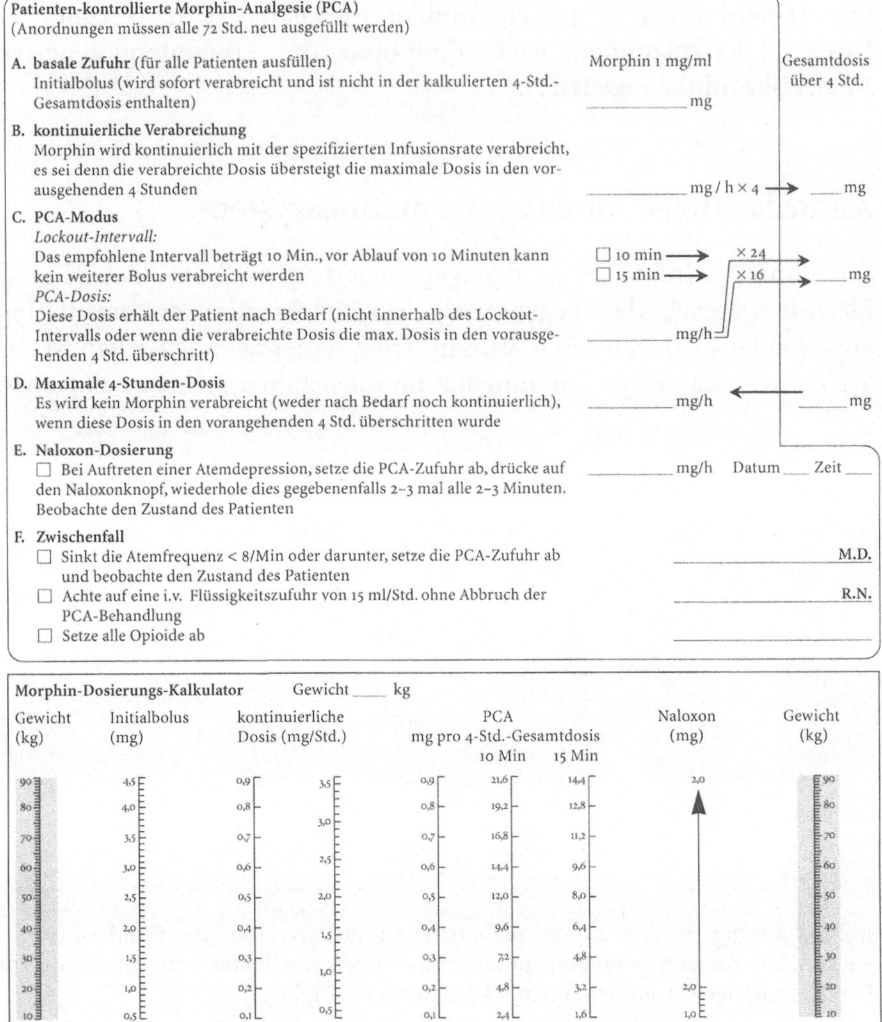

Gewicht (kg)	Initialbolus (mg)	kontinuierliche Dosis (mg/Std.)	PCA mg pro 4-Std.-Gesamtdosis 10 Min	15 Min	Naloxon (mg)	Gewicht (kg)
90	4,5	0,9	3,5	0,9	21,6	14,4	2,0	90

Abb. 7. Formblatt zur patienten-kontrollierten Morphin-Analgesie (PCA)

schnell und zuverlässig (obwohl nicht unbedingt exakt und rechtzeitig) und in puncto Materialkosten auch billig. Wird die relativ geringe Produktivität berücksichtigt, liegen die Kosten allerdings um ein Vielfaches höher. Allen Fachkräften in der medizinischen Betreuung ist dagegen klar, daß die Krankenakte als einzelnes Dokument nicht immer allen Betreuern am Krankenbett gleichzeitig zur Verfügung stehen kann. Um genauso effektiv wie das „Papier-und-Bleistift-System" zu sein, muß ein Computersystem ebenfalls schnell, zuverlässig und selbstständig anpassungsfähig sein. Die Kosten müssen durch ausgleichende Ersparnisse, verbesserte Produktivität und andere Vorzüge wettgemacht werden. In den letzten 15 Jahren haben die Anforderungen an ein klinisches Computersystem stetig zugenommen.

Schnelle Reaktionszeit

Die Zufriedenheit des Benutzers mit Computersystemen hängt stark von der Geschwindigkeit des Systems ab [17]. Der Anwender duldet keine Wartezeiten. Je langsamer ein System, desto unattraktiver ist es. Da für Papier und Bleistift keine Wartezeiten nötig sind, sollte die Wartezeit für neue Systeme weniger als eine Sekunde betragen („blinkspeed" = 0,864 s).

Hohe Zuverlässigkeit

Klinische Computersysteme müssen rund um die Uhr einsatzfähig sein. Sie müssen gegen Datenverluste und auch gegen Stromstörungen geschützt sein. Sie müssen daher über integrierte Sicherungssysteme zur Datenspeicherung und über eine Notstromversorgung verfügen.

Benutzerfreundlichkeit

Je anpassungsfähiger ein System an den Anwender ist, desto benutzerfreundlicher ist es. Das System muß leicht erlernbar und einfach anwendbar sein. Der an Papierkrankenberichte gewöhnte Benutzer kann um so leichter mit dem System vertraut werden, je größer die Ähnlichkeit zwischen beiden Berichtsformen ist. Durch Bildschirmanzeigen mit hoher Auflösung und mit Hilfe multipler Zeichensätze und -größen ist es gelungen, praktisch eine „elektronische" Version des Papierkrankenberichts zu erstellen.

Rechtsgültigkeit des Krankenberichts

Ein System, das sowohl schriftlich fixierte als auch in den Computer eingegebene Dokumentationen bereithält („double charting"), ist nicht akzeptabel. Das System selbst muß Träger des rechtsgültigen Krankenberichts sein. Daher muß es äußerst „sicher" sein. Das kann mit Hilfe eines Kennworts oder mit Chipkarten erreicht werden, mit deren Hilfe man in das System gelangt und daraus wieder aussteigen kann. Der Systemeinstieg sollte so konzipiert sein, daß sich auf dem elektronischen Bericht eine „Papierspur" durchzieht, durch die jeder, der eine Veränderung von Daten vornimmt, identifiziert werden kann.

Orientierung am Krankenbett

Der Zugang zum Computer sollte direkt am Krankenbett möglich sein. Er sollte integrativer Teil des normalen Arbeitsablaufs der Krankenschwester oder des Arztes sein. Der Computer muß unempfindlich gegen Desinfektionslösungen sein. Denn befindet er sich am Bett eines Patienten mit einer infektiösen Erkrankung, ist eine anschließende Desinfektion notwendig. Ein großer Vorteil des elektronischen Diagramms ist, daß die Daten nicht nur im Patientenzimmer verfügbar sind, sondern aufgrund der Vernetzung der Geräte überall auf der Intensivstation abgefragt werden können. So sind Informationen für Ärzte und Pflegekräfte auch ohne Zimmerbesuch erhältlich. Im Falle von Patienten mit geschwächter Immunreaktion wird so ein zusätzliches Infektionsrisiko für den Patienten vermieden.

Anpassungsfähigkeit

Das System muß einfach modifizierbar sein. Bei Verordnung neuer Medikamente oder intravenöser Flüssigkeiten, müssen diese leicht in die Systemdatenbank aufgenommen werden können (Tabelle 2). Da das Format von Displays und elektronischen Berichten ständig neuen klinischen Anforderungen gerecht werden muß, sollte die entsprechende Modifizierung vom Benutzer – auch ohne Programmierkenntnisse – schnell durchgeführt werden können. Situationsänderungen sind in der Intensivpflege der Regelfall und nicht die Ausnahme.

Auswahl eines Informationssystems für die Akutpflege

Es ist wichtig, jedes erhältliche System sorgfältig zu prüfen. Es existieren Richtlinien und Auswahlkriterien für Bedside-Systeme [10]. Informationssysteme sind bedeutende Langzeitinvestitionen und eine vorsichtige und gut geplante Auswahl ist die beste Garantie für eine erfolgreiche Anschaffung und Anwendung.

Hardware

Ein Informationssystem besteht aus 3 wichtigen Komponenten: der *Zentraleinheit* („central processing unit", CPU) als dem Gehirn des

Tabelle 2. Beispiel einer Medikationstabelle. Sie ist leserlich, flexibel und fordert den Behandelnden auf, Medikamente zu vorherbestimmten Zeiten zu verabreichen. Potentielle Wechselwirkungen der Arzneimittel können angezeigt werden

			Angeordnete Medikation																							
Medikament	Dosis/Freq.		06	07	08	09	10	11	12	13	14	15	16	17	18	19	20	21	22	23	24	01	02	03	04	05
Mycostatin Oral Susp.	5 ccm, Q6	PO			800						1400							2100					200			
Künstliche Tränenflüssigkeit	1 GTT, Q4				800				1200				1600				2000				000				400	
Intralipid 20%	250 mg, Q0, um19^{00}	IV														1900										
Heparin Spülung, Portsystem unbenutzt	2 ccm, Q8	IV					1000								1800								200			
Thyroxin	0,5 mg, Q0	IV									1400															
Al-hydroxid+ Mg-carbonat	30 ccm, Q2	NG	600		800		1000		1200		1400		1600		1800		2000		2200		000		200		400	
Aminoglykosid	200 mg, Q0	IV													1800											
Sucralfat	1 g, Q 6	NG	600						1200						1800						000					
Mannitol	12,5 g, Q8	IV				900								1700									100			
Furosemid	160 mg, Q 8	IV				900								100												
Medikamente bei Bedarf (PRN)																										
KCl (K$^+$ < 5 mmol)	10 mg, Q1, PRN	IV																					200			
Morphin (wenn Schmerz)	2–5 mg, Q1-2H, PRN	IV															2000	2130	2215					300		
Paracetamol	600 mg, Q4, PRN	PR																								
Blistex	PRN	Lippen																					200			
Augensalbe	PRN	Augen																					200			
Abführmittel	1, PRN, Q4	PR																								
Haloperidol (zum Schlafen)	0,125 mg, PRN	NG																								
Lidocain (bei Arrhythmien)	50 mg, PRN	IV																								
Acyclovirsalbe	Q4, PRN	Lippen																								
Heparin	100-300 U/kg KG	IV																								
Dopamin	2-20 mcg/kg KG/min	IV				900																				

Q   Std.
PRN Medikament bei Bedarf
U   Einheiten
PO per os
IV intravenös
NG nasogastrisch
PR rektal

Q1   kontinuierlich
Q oder Q2 alle 2 Std.
Q4   alle 4 Std.
Q6 4× tägl.
Q8 3× tägl.

Computers, das die Informationen verarbeitet und in einer Datenbank speichert; den *Terminals* für die Dateneingabe; den *Druckern*, mit denen gedruckte Versionen der automatisierten Dokumente erzeugt werden. Von den Systemvertreibern werden für die Automatisierung klinischer Anwendungen unterschiedliche Hardwarelösungen (häufig auch als Systemarchitektur bezeichnet) angeboten. Der Anwender sollte sich über die Existenz unterschiedlicher Computerarten und Systemarchitekturen im Klaren sein, da diese Komponenten die tatsächliche Leistung des Informationssystems direkt beeinflussen. Gegenwärtig gibt es 3 verschiedene Arten von Computern: Großrechner, Minicomputer und Mikrocomputer. Maßgeblich unterscheiden sie sich in Größe, Aufbau, Speicherkapazität, Rechnerzeit und Kosten. In den meisten Klinikinformationssystemen („hospital information systems", HIS) werden Großrechner verwendet. Häufige Anwendung finden diese Computer im klinischen Labor und in Pflegestationen. Die kleinsten Computer sind die Mikrocomputer, die ihre eigenen Datenbanken unterstützen.

Zu den Mikrocomputern zählen auch der Personalcomputer (PC) und sog. Workstations. Die Mikrocomputer sind mittlerweile immer schneller geworden und verfügen über große Speicherkapazitäten. Computer mit größerer Rechenleistung und größeren Speicherkapazitäten sind bezüglich der Speicherung großer Datenmengen nicht zwangsläufig schneller und besser. Die Leistungsfähigkeit ist davon abhängig, wo die Rechenleistung liegt. Sie ist beim Großrechner zentral, beim PC oder einer Workstation dagegen am Krankenbett.

Durch die Hardware werden viele Faktoren und Eigenschaften eines CIS bestimmt. So sind erwartete Funktionsweise, Geschwindigkeit, Zuverlässigkeit, Benutzerfreundlichkeit, Funktionserweiterungsfähigkeit, Langlebigkeit und Gesamtkosten hardwareabhängig. Diese Einzelpunkte müssen mit den Vertreibern des Systems besprochen werden.

Ausbildung und Schulung

Die Schulung für Systeme wie das CIS war in der Vergangenheit sehr zeit- und kostenintensiv. Heutige, umfassende CIS (z.B. von Clinicomp, Emtek und Hewlett-Packard) sind selbstständig anpassungsfähig und verfügen über gute bis ausgezeichnete Benutzeroberflächen. Dadurch verringern sich die Schulungskosten beträchtlich. Für ein selbstständig anpassungsfähiges System sind weitaus weniger Übungsstunden erforderlich. In unserer 34-Betten-Intensivabteilung wird das Hewlett-Packard CareVue-9000-System angewendet. Man ging von 8 Schulungsstunden pro Pflegekraft ($8 \cdot 120 = 960\,h$) aus, die meisten konnten aber bereits nach 3 Ausbildungsstunden sehr gut mit dem System umgehen; dies ist eine beträchtliche Kosteneinsparung. Fach- und Assistenzärzte erhielten keine besondere Schulung, da sie die Daten nur „lesen" und nicht „eingeben" mußten. Die Ärzte lernten den Umgang mit dem System während der Arbeit. Das Pflegepersonal in Teilzeitbeschäftigung hat offensichtlich keine Schwierigkeiten, sich nach längerer Abwesenheit mit dem System wieder vertraut zu machen, und Systemneueinsteiger sind offensichtlich bereits nach einigen Minuten Vorbereitung und 1–2 h dauernder Anleitung durch eine Pflegekraft imstande, funktionell mit dem System umzugehen.

Systeminstallation

Die der Anschaffung eines CIS folgende Installation des Systems ist die weitaus schwierigste Aufgabe. Dazu sollte eigens ein Installationsteam aufgestellt werden. Installation und Demonstrationen sollten als Serviceleistungen des Vertreibers im Kauf inbegriffen sein.

Bei der Installation sollten die unterschiedlichen Krankenhausabteilungen anwesend sein. Dazu sollten Pflegekräfte, Ärzte, Verwaltungsmitglieder, Fachkräfte der biomedizinischen Technik sowie Archivangestellte und Mitglieder der Rechtsabteilung gehören.

Es gibt mindestens 4 Installationsphasen (Abb. 8):

1) *Planung:* detaillierte Festlegung spezifischer Aufgaben, Bestimmung der für diese Aufgaben verantwortlichen Kräfte, Erstellung eines Zeitplans für die Durchführung der Aufgaben.

2) *Vorbereitung:* Dazu gehört die Systemkonfiguration entsprechend der unterschiedlichen klinischen Anforderungen der einzelnen Pflegeabteilungen. Zur Erfüllung dieser äußerst wichtigen Aufgabe ist ein separates Konfigurationsteam notwendig. Es sollte aus dem Personal bestehen, das Informationen in das CIS eingibt oder die für klinische Entscheidungen gespeicherten Daten direkt benutzt. Dazu gehören zumindest Ärzte, Pflegekräfte und Atemtherapeuten. Zur Vorbereitung gehören auch Systemtests, die Entwicklung von klinikspezifischen Protokollen oder von für den Systemgebrauch relevanten Abläufen, die Installation von Hardware und Software und die Schulung des klinischen und technischen Personals im Krankenhaus. Die Vorbereitung erfordert auch eine detaillierte Planung über die Umrüstung vom alten „Papier-und-Bleistift-System" auf das neue „elektronische" System.

3) *Umrüstung:* d.h. der tatsächliche Übergang vom alten System auf das klinische Informationssystem der Pflegedokumentation, die Ablösung des Installationsteams des Vertreibers durch einen von ihm bereitgestellten CIS-Wartungsservice.

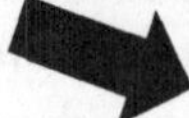

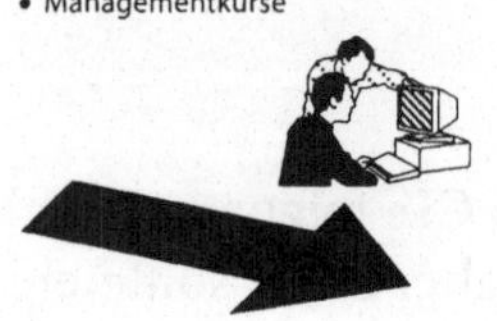
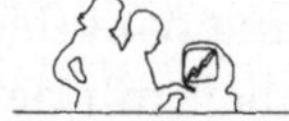
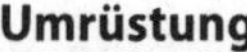
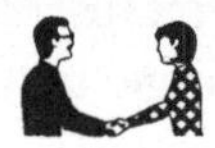

Abb. 8. Integration der 3 Hauptphasen der Installation eines klinischen Informationssystems. Die 4. Phase ist das effektive und effiziente Projektmanagement

4) *Projektmanagement:* effektives Management aller Implementierungsphasen. Dazu gehören die enge Zusammenarbeit zwischen Krankenhaus, Systemvertreiber und anderen Vertreibern computergestützter Systeme für z.B. Apotheken oder klinische Labors wie auch die Kommunikation mit Mitarbeitern der Rechts- und Archivabteilungen des Krankenhauses.

Der gesamte Prozeß dauert in der Regel 4–6 Monate. Erfolgt die Umrüstung auf ein computerisiertes CIS sehr behutsam und durchdacht, können Schwierigkeiten, die zu kostspieligen Verzögerungen und Fehlern führen könnten, vermieden werden.

Serviceleistungen

Nach dem Erwerb des CIS sind jahrelange Serviceleistungen erforderlich. Der Anwender lernt sehr bald die Vorzüge des CIS zu schätzen und erwartet auch die Durchführung kontinuierlicher Verbesserungen und Modifikation sowie die Einrichtung von zusätzlichen Schnittstellen mit anderen für die Intensivpflege entwickelten Bedsidegeräten wie z.B. mit Monitoren zur ständigen Überwachung der pH-Werte und der gemischtvenösen O_2-Sättigung oder mit Geräten zur Messung des Harnvolumens. Es müssen 3 Hauptaspekte berücksichtigt werden:

1) Wartungskosten für das System: Stehen diese Kosten für die Klinik in einem angemessenen Verhältnis zu den erwarteten Einsparungen und der gesteigerten Produktivität?

2) Dienstleistungen: Welche technischen Dienstleistungen sind sowohl für Krankenhaus und Vertreiber notwendig, und wie sieht es im Bedarfsfall mit der Verfügbarkeit der für die Wartung des CIS notwendigen Mittel aus?
3) Zuverlässigkeit des Vertreibers: Der Vertreiber muß in puncto Firmenstabilität, Qualität früherer Installationen und bezüglich seiner Erfahrungen bei der Durchführung von Systemverbesserungen bei anderen Installationen überprüft werden.

Datenbankzugang für Forschungszwecke

Ein Hauptgrund für viele Ärzte und Klinikeinrichtungen, sich ein klinisches Informationssystem anzuschaffen, ist die leichte Zugänglichkeit der gespeicherten Daten. Das kann bei der Durchführung von Forschungsstudien oder von statistischen Analysen besonders wichtig sein. Verschiedene Punkte müssen beachtet werden. Zunächst muß sich der Anwender – bevor er das System einschaltet – im Klaren darüber sein, welche Informationen überhaupt gespeichert werden sollen. Die Speicherung großer Datenmengen ist zwar möglich, trotzdem ist es sinnvoller, möglichst früh auszuwählen, welche Daten wirklich nützlich sind und tatsächlich eingegeben werden sollten. Der leichte Zugang zu der gespeicherten Datenbank und die anschließende einfache Datensuche sind Punkte, die vom Vertreiber und vom wissenschaftlichen Anwender vor der Systemausstattung durchdacht werden müssen [7].

Schlußfolgerung

Die Vorzüge der Computerisierung der Intensivpflegedokumente sind überzeugend. Durch ein Informationssystem am Krankenbett verändert sich der herkömmliche tägliche Dokumentationsablauf in der Klinik. Die Berichte sind genauer, vollständiger, leserlicher und zugänglicher. Ihre Erstellung erfolgt rechtzeitiger, und sie können zum Wohle des Patienten und der Betreuer leichter überprüft werden.

Literatur

1. American Hospital Association (1985) Hospital statistics. AHA, Chicago
2. Andrews RD, Gardner RM, Metcalf SM, Simmons D (1985) Computer-charting: an evaluation of a respiratory care computer system. Respir Care 8: 695

3. Bradshaw KE, Gardner RM, Clemmer TP et al. (1984) Physician decision making-evalutation of data used in a computerized ICU. Int J Clin Monit Comput 1: 81–91

4. Cox JR, Fozzard HA, Nolle FM et al, (1969) Some data transformation useful in electrocardiography. In: Stacy RW, Waxman B (eds) Computers in biomedical research, vol 3. Academic Press, New York

5. Cullen DJ, Civetta JM, Briggs BA, Ferrara LC (1974) Therapeutic intervention scoring system: a method for quantitive comparison of patient care. Crit Care Med 2: 57–60

6. Gardner RM (1986) Computerized management of intensive care patients. MD Computing 3: 36–51

7. Gardner RM, Shabot MM (1990) Computerized ICU data management: pitfalls and promises. Int J Clin Monit Comput 7: 99–105

8. Keene AR, Cullen DJ (1993) Therapeutic intervention scoring system. Update 1983. Crit Care Med 11: 1–3

9. Osborn JJ, Beaumont JO, Raison JCA et al. (1968) Measurement and monitoring of acutely ill patients by digital computer. Surgery 64: 1057–1070

10. Paganelli BE (1989) Criteria for the selection of a bedside information system for acute care units. Comput Nursing 7: 214–221

11. Pollack MM, Yeh TS, Ruttiman UE, Holbrook PR, Fields AI (1984) Evaluation of pediatric intensive care. Crit Care Med 12: 376–383

12. Pollack MM, Ruttiman UE, Getson PR et al. (1987) Accurate prediction of the outcome of pediatric intensive care: a new quantitative method. N Engl J Med 316: 134–139

13. Pollack MM, Ruttimann UE, Getson PR (1988) Pediatric risk of mortality (PRISM) score. Crit Care Med 16: 1110–1116

14. Pryor TA, Gardner RM, Clayton PD et al. (1983) The HELP system. J Med Syst 7: 87–101

15. Le Gall J, Loriat P, Alperovitch A, et al (1984) The simplified acute physiology score. Crit Care Med 12: 975–977

16. Morris AH, Wallace CJ, Clemmer TP et al. (1990) Extracorporal CO_2 removal therapy for adult respiratory distress syndrome patients: a computerized proto-col controlled trial. Réan Soins Intens Méd Burg 6: 485

17. Rushinek A, Rushinek SF (1986) What makes users happy? Commun Acm 29: 594–598

18. Russell LB (1979) Technologies in hospitals; medical advances and their diffu-sion. The Brookings Institution, Washington/DC

19. Shabot MM, Leyerle BJ, LoBue M (1987) Automatic extraction of intensity-inter-vention scores from a computerized surgical intensive care unit flow sheet. Am J Surg 154: 72–78

20. Shabot MM, Bjerke HS, LoBue M, Leyerle BJ (1991) Quality assurance and utili-zation assessment: the major byproducts of an ICU clinical information system. Proc Annu Symp Comput Appl Med Care, pp 554–558

21. Sheppard LC (1979) The computer in the care of critically ill patients. Proc IEEE 67: 1300–1306

22. Weil MH, Shubin H, Rand WM (1966) Experience with a digital computer for study and improved management of the critically ill. JAMA 198: 1011–1016

23. Yeh TS, Pollack MM, Ruttimann UE, Holbrook PR, Fields AJ (1984) Validation of a physiologic stability index for use in critically ill infants and children. Pediatr Res 18: 445–451

Teil II

Zur Behandlung chronischer Schmerzen

Stellenwert der Schmerzkliniken bei der Behandlung von Krebsschmerzen

M.J. COUSINS

Bei der Behandlung von Krebsschmerzen sind weltweit große Fortschritte erzielt worden. 1984 hat die Weltgesundheitsorganisation (WHO) Krebsschmerzen als eines der schwerwiegendsten Gesundheitsprobleme auf der ganzen Welt bezeichnet. 1989 trat die International Association for the Study of Pain (IASP) offiziell mit der WHO in Verbindung, um weltweit gültige Richtlinien zur Verbesserung der Behandlung von Krebsschmerzen zu erarbeiten [3]. Die palliative Medizin hat in den letzten Jahren zunehmend an Bedeutung gewonnen; der erste umfassende Bericht zu diesem Thema wurde 1992 veröffentlicht [5].

Eine der positivsten Entwicklungen ist die Tatsache, daß jetzt weit mehr Patienten eine wirksame Behandlung ihrer Krebsschmerzen erhalten. Auch hinsichtlich anderer Aspekte der palliativen Medizin, bei der die Schmerzkontrolle nur einen kleinen Teil einnimmt, sind jetzt rege Forschungstätigkeiten im Gange. Onkologen und Schmerztherapeuten sind sich bewußt, daß eine wirksame Schmerzkontrolle nur unter Berücksichtigung der globalen Krebstherapie möglich ist. Mancherorts weigerten sich deshalb Onkologen, Krebspatienten an Schmerzkliniken zu überweisen. Dies hatte eine Verlagerung des Arbeitsschwerpunktes mancher Schmerzkliniken zur Folge, welche sich bislang ausschließlich mit der Behandlung von Krebsschmerzen befaßt hatten. Aufgabe der Schmerzkliniken ist es, zu erkennen, welche Patienten mit der ihnen zur Verfügung stehenden personellen Besetzung und Sachkenntnis wirksam behandelt werden können. Dieses Ziel kann nur durch enge Zusammenarbeit von Anästhesisten, Onkologen und Spezialisten aus anderen Disziplinen erreicht werden. Prinzipiell bedarf es also einer formalen Verbindung zwischen Schmerz- und Onkologiestationen.

Nach Ansicht des Autors ist es für Krebspatienten von großem Vorteil, zu einer multidisziplinären Schmerzbehandlungseinheit Zugang zu haben. Die Schmerzsyndrome von Krebspatienten sind entweder direkt, indirekt oder auch überhaupt nicht, wenn psychisch bedingt, auf den Krebs oder auf die Krebstherapie zurückzuführen [1] (Tabellen 1–4).

Tabelle 1. Schmerzsyndrome bei Krebspatienten: Schmerz, der direkt oder indirekt auf den Krebs zurückzuführen ist (primär oder durch Metastasen). (Nach [1])

Schmerzursache[a]	Schmerzlokalisation und -charakteristik
Knocheninfiltration durch Tumor	Dumpfer, anhaltender Schmerz ± Muskelspasmen
Schädelbasis (Foramen jugulare, Clivus, Sinus sphenoidalis)	Früh einsetzender Schmerz im Hinterhaupt, Scheitel bzw. Vorderhaupt
Wirbelkörper (Atlassubluxation, Metastasen C 7–Th 1, L 1 sakral)	Früh einsetzender Schmerz in Nacken und Schädel, Nacken und Schultern, im mittleren Rückenabschnitt, im Kreuz- bzw. im Steißbein ± neurologischem Defizit
Metastatische Fraktur in Nervennähe, Nerveninfiltration oder -kompression durch Tumor	Akutschmerz + Muskelspasmen
Periphere Nerven (± peripherer und perivaskulärer Lymphangitis)	Brennender anhaltender Schmerz in der Umgebung von peripherem sensorischem Verlust ± Dysästhesie und Hyperalgesie ± Anzeichen von sympathischer Hyperaktivität, s. Neuropathiedefinition
Plexus, z. B. lumbal	Radikulärer Schmerz zum vorderen Oberschenkel und zur Leiste (L 1–L 3) oder in Bein und Fuß (L 4–S 2)
z. B. sakral	Dumpfer perianaler Schmerz + sakraler sensorischer Verlust, Stuhl- und Blaseninkontinenz
z. B. brachial	Radikulärer Schmerz in Schulter und Arm ± Horner-Syndrom (Pancoast-Syndrom)
Meningealkarzinomatose	Ständiger Kopfschmerz ± Nackensteifheit oder Kreuz- und Gesäßschmerz
Peridurale Rückenmarkskompression (± Wirbelkörperinfiltration)	Starker Nacken- und Rückenschmerz lokal über den involvierten Wirbeln oder radikuläre Schmerzen
Obstruktion von Hohlorganen (z. B. Darmtrakt, Harnwege)	Schlecht lokalisierbarer, dumpfer, Übelkeit erregender Schmerz, typischer viszeraler Schmerz
Tumorbedingte Okklusion von Arterien und Venen	Ischämischer Schmerz wie „eingeschlafener Fuß" (Haut) oder (laudicatio Muskel) oder Schmerz ± venöse Stauung

Tabelle 1. (Fortsetzung)

Schmerzursache[a]	Schmerzlokalisation und -charakteristik
Dehnung von Periost oder Faszie in Geweben mit fester Umhüllung, durch Anschwellung	Starker lokalisierter Schmerz (z. B. Periost) oder typischer viszeraler Schmerz (z. B. Ovarium)
Durch Nekrose und Tumorinfektionen hervorgerufene Entzündung (± oberflächliche Ulzeration)	Starker lokalisierter Schmerz (z. B. Perineum), Eingeweideschmerz (z. B. Cervix)
Weichteilinfiltration	Lokalisierter Schmerz, unansehnlich und bei Ulzeration übelriechend
Erhöhter intrakranieller Druck	Schwerer anhaltender Kopfschmerz, Verhaltensveränderungen, Verwirrung etc.

[a] Eine Subkategorie kann als „in Verbindung mit Krebs auftretende Schmerzen" bezeichnet werden, z. B. Muskelspasmen, Obstipation, Dekubitus, Lymphödem, Candidiasis, herpetische und postherpetische Neuralgie, Phlebothrombose, Lungenembolie.

Solche Schmerzsyndrome sind deshalb nicht immer eindeutig zu diagnostizieren, da sie dem Spektrum chronischer, nicht krebsbedingter Schmerzen ähneln. Die Fachkenntnisse der Ärzte und des Pflegepersonals einer multidisziplinären Schmerzbehandlungseinheit sind hier von unschätzbarem Wert.

Krebsschmerzen (wie auch chronische nicht krebsbedingte Schmerzen) können durch nozizeptive, neuropathische, psychologische und durch die Umwelt bedingte Faktoren beeinflußt werden [8]. Manche Krebsspezialisten messen diesen 4 wichtigen Gebieten entweder keine oder zu wenig Bedeutung bei. Nur eine multidisziplinäre Schmerzklinik ist in der Lage, eine globale Schmerzbehandlung durchzuführen und ist auf Weiterbildung und Forschung im Bereich der Schmerztherapie ausgerichtet.

Tabelle 2. Schmerzsyndrome bei Krebspatienten: durch Krebstherapie bedingter Schmerz. (Nach [1])

Schmerzursache[a]	Schmerzlokalisation und -charakteristik
Nach Operation:	
– akute postoperative Schmerzen	Wunde oder projizierter Schmerz, Rücken oder andere Körperbereiche (durch die Lagerung während der Operation bedingt)
– Nerventrauma	Neuralgische Schmerzen im Bereich peripherer Nerven oder spinaler Nerven

Tabelle 2. (Fortsetzung)

Schmerzursache	Schmerzlokalisation und -charakteristik
– Nervenläsionen in Narbengewebe	Oberflächliche Wundnarbe, Überempfindlichkeit des Versorgungsgebietes der vernarbten Nerven (z.B. Perineum)
– Amputation von Extremitäten oder anderem Gewebe (z.B. Brust)	Lokalisierter Stumpfschmerz (Neurom) oder Phantomschmerz im amputierten Körperteil
Nach Strahlentherapie:	
– akute Läsionen oder Entzündungen von Nerven oder Plexus	Schmerz assoziiert mit motorischem und sensorischem Verlust
– Fibrose von Nerven oder Plexus	Zum Beispiel Plexus brachialis, Plexus-lumbalis-Ausbreitung, diffuser Gliederschmerz, 6 Monate bis mehrere Jahre nach der Bestrahlung ± Lymphödem und örtliche Hautveränderungen ± sensorischer Verlust, motorischer Verlust (Unterscheidung zum Tumorrezidiv schwierig)
– Myelopathie des Rückenmarks	Brown-Séquard-Lähmung (ipsilateraler sensorischer Verlust und kontralateraler motorischer Verlust) mit Schmerz an der Stelle der Rückenmarkverletzung oder projiziertem Schmerz
– periphere bestrahlungsbedingte Nerventumoren	Schmerzhafte Wucherung in der Umgebung der Bestrahlung entlang peripherer Nervenstränge oder des Plexus
Nach Chemotherapie:	
– durch Vincaalkaloide (Vincristin > Vinblastin) bedingte periphere Neuropathie	Brennender Schmerz in Händen und Füßen, assoziiert mit Polyneuropathie
– Steroidpseudorheumatismus sowohl durch langsames als auch durch rasches Absetzen einer Steroidbehandlung	Diffuser Gelenk- und Muskelschmerz in Assoziation mit Nachgeben bei Palpation aber ohne Anzeichen von Entzündung. Schmerz klingt ab, wenn das Steroid wieder eingesetzt wird
– aseptische Knochennekrose (Femur- oder Humeruskopf) bei chronischer Steroidtherapie	Schmerz im Knie, Bein oder in der Schulter mit Bewegungseinschränkung; Knochenszintigramm ändert sich verspätet nach Schmerzbeginn
– postherpetische Neuralgie nach Herpes zoster	Ständiger brennender Schmerz im Gebiet des sensorischen Verlusts
– Infektionen im Tumorbereich oder im bestrahlten Körperbereich, die während der Chemotherapie entstehen	*oder* schmerzhafte Dysästhesie *oder* intermittierender, schockähnlicher Schmerz

Erforderliche Einrichtungen für die Therapie von Krebsschmerzen

Schmerzkliniken sind inzwischen nicht mehr, so wie früher, nur Teil eines „Multi-User-Bereichs" eines Krankenhausbetriebes ohne eigenen speziellen Arbeitsbereich. Um wirksam Krebsschmerzen bekämpfen zu können, müssen Schmerzkliniken allen Krebspatienten frei zugänglich sein, vorzugsweise ohne daß diese zuvor die übliche Krankenhausbürokratie durchlaufen müssen. Im Idealfall sollten Schmerzkliniken daher über eine eigene Zufahrt im Erdgeschoß verfügen, so daß Krankenwagen und andere Fahrzeuge Patienten problemlos einliefern und abholen können. Die Behandlung sollte so weit wie möglich auf dem Prinzip der Tagesklinik aufgebaut sein; dennoch sollten aber auch spezielle Betten für stationäre Patienten zur Verfügung stehen. Eine Schmerzklinik sollte zumindest Nervenblockaden, Physiotherapie, Entspannungstraining und andere psychologische Verfahren etc. anbieten können; des weiteren sollten vorhanden sein: Büros für die Klinikangestellten, Räumlichkeiten für die Durchführung einer Schmerzkonferenz und von Fortbildungsveranstaltungen für Patienten und Angestellte, ein gut ausgestatteter Operationssaal, der über einen Röntgenbildverstärker verfügt und so die Durchführung invasiver Schmerztherapien gestattet, andere Räumlichkeiten, die den reibungslosen Ablauf von Beratung, Diagnose und Therapie ermöglichen. Im Idealfall sollte sich die Schmerzbehandlungseinheit in unmittelbarer Nähe der Abteilungen, in denen Krebs- oder chronische Schmerzpatienten stationär behandelt werden, befinden.

Tabelle 3. Schmerzsyndrome bei Krebspatienten: nicht durch den Krebs oder die Krebstherapie bedingte Schmerzen. (Nach [1])

Schmerzursache	Schmerzlokalisation und -charakteristik
Neuropathie (z. B. diabetisch)	Brennender Schmerz in Händen, Füßen
Bandscheibendegeneration	Rückenschmerz ± radikulärer Schmerz
Rheumatoide Arthritis	Gelenkschmerz bei Bewegung
Diffuse Osteoporose	Rückenschmerz, Extremitätenschmerz (kann die Ursache sein)
Haltungsabnormalitäten nach Operation	Rückenschmerz und Muskelspasmen ± radikulärer Schmerz
Myofasziale Syndrome bedingt durch Angst	Lokaler Schmerz im Muskel mit Muskelspasmen ± projizierter Schmerz, muskuläre Triggerpunkte
Kopfschmerz	Typische Migräne oder Spannungskopfschmerz

Organisation, personelle Besetzung und Aspekte der Fortbildung

Die IASP-Publikation „Desirable Characteristics for Pain Treatment Facilities" gibt wertvolle Hinweise zur personellen Besetzung, Organisation und Arbeitsweise einer effektiv arbeitenden Schmerzklinik [7]. Die IASP-Richtlinien erkennen an, daß die finanziellen Mittel, auf die eine Schmerzklinik zurückgreifen kann, ebenso wie auch manche Praktiken in den verschiedenen Teilen der Welt unterschiedlich sind. In jedem Fall sollten jedoch die grundlegenden Prinzipien berücksichtigt werden.

Tabelle 4. Schmerzsyndrome bei Krebspatienten: durch psychologische Faktoren intensivierte oder gänzlich durch sie bedingte Schmerzen. (Nach [1])

Psychologischer Faktor	Mögliche Ursachen
Angst	Schlaflosigkeit
	Todesangst, Würdeverlust (Verlust des Selbstwertgefühls)
	Angst vor Verstümmelung durch operativen Eingriff, unkontrollierbare Angst
	Zukunftsangst, Verlust der sozialen Stellung und des Arbeitsplatzes
	Verzerrtes Bild von der Krankheit aufgrund schlechter Verständigung
	Familiäre und finanzielle Probleme
Depression	Schlaflosigkeit
	Verlust der physischen Fähigkeiten
	Gefühl der Hilflosigkeit
	Verstümmelung
	Verlust der geschätzten sozialen Stellung, finanzielle Probleme
Zorn	Frustration aufgrund therapeutischer Mißerfolge
	Groll gegen die Krankheit
	Durch Schmerz und generelles Unbehagen bedingte Gereiztheit

Es entsteht ein Teufelskreis:

$$
\begin{array}{ccccc}
 & & \text{Angst} & & \\
 & \nearrow & \uparrow & \nwarrow & \\
\text{Schlaflosigkeit} & \leftarrow & \text{Schmerz} & \rightarrow & \text{Zorn} \\
 & & \downarrow & & \\
 & & \text{Depression} & & \\
\end{array}
$$

Wie im Falle mancher chronischer Schmerzsyndrome benötigt nicht jeder Krebspatient, der in eine Schmerzklinik überwiesen wird, die Betreuung durch eine große Anzahl von Ärzten und Pflegepersonal; tatsächlich läßt sich eine beachtliche Anzahl von Krebsschmerzssyndromen mit Hilfe der Fachkenntnis einzelner Personen behandeln. Dennoch benötigen manche an Krebsschmerzen leidende Patienten die Betreuung durch Spezialisten mehrerer Fachbereiche und dementsprechend die verschiedenen, den Schmerzkliniken zur Verfügung stehenden Mittel und Verfahren [2, 4].

Funktion und Stellenwert von „Schmerzkliniken" sind in der von der IASP herausgegebenen Publikation „desirable characteristics for pain treatment facilities" wie folgt definiert:

1) *Schmerzbehandlungseinheit*: Dieser Terminus umfaßt alle Formen von Schmerzbehandlungseinheiten.

2) *Multidisziplinäres Schmerzzentrum*: Diese Schmerzbehandlungseinheit ist die umfassendste Einrichtung ihrer Art. Sie verfügt über eine große Anzahl von Ärzten, Pflegepersonal und Grundlagenforschern, die sich mit Forschung, Lehre und Patientenbetreuung und mit jeder Art von Schmerz, einschließlich Akutschmerz, Krebsschmerz und chronisch benignem Schmerz beschäftigt. Solche Einrichtungen sind von tragender Bedeutung für die zukünftige Entwicklung der Schmerztherapie, auch hinsichtlich Fortbildung und Forschung im Bereich der Schmerztherapie. Ein wichtiger Aspekt einer solchen Einrichtung ist es, daß dort die physischen, psychologischen und durch das soziale Umfeld bedingten Faktoren, die das individuelle Schmerzproblem eines Patienten beeinflussen, umfassend mitbeurteilt werden können. Außerdem ermöglicht die Organisation den Mitarbeitern des Behandlungsteams den regelmäßigen direkten Informationsaustausch sowohl über bestimmte Patienten als auch über allgemeine Entwicklungen.

3) *Multidisziplinäre Schmerzklinik*: Diese unterscheidet sich von einem multidisziplinären Schmerzzentrum nur insofern, daß weder Forschung noch Weiterbildung im regulären Tätigkeitsfeld beinhaltet sind.

4) *Schmerzklinik*: Diese Schmerzbehandlungseinheit unterscheidet sich von einem multidisziplinären Schmerzzentrum bzw. einer multidisziplinären Schmerzklinik dadurch, daß sie nicht interdisziplinär geführt wird. Dennoch muß auch hier mit anderen Fachabteilungen zusammengearbeitet werden, um beratende und therapeutische Leistungen für eine angemessene Anzahl unterschiedlicher Schmerzsyndrome anbieten zu können. „Schmerzklinik" sollte keinesfalls eine Bezeichnung für einen isoliert arbeitenden Praktiker sein. Den-

noch können manche Schmerzkliniken auf bestimmte Schmerzsyndrome spezialisiert sein.

5) *Therapieverfahrenorientierte Schmerzklinik:* Diese Einrichtung behandelt Patienten nur mit Hilfe eines bestimmten Therapieverfah-
rens und wird nicht interdisziplinär geführt. Schmerzkliniken dieser
Art spezialisieren sich z. B. auf Nervenblockaden, auf transkutane
elektrische Nervenstimulation, auf Akupunktur etc.

Literatur

1. Cousins MJ (1988) Introduction to acute and chronic pain: implication for neural blockade. In: Cousins MJ, Bridenbaugh PO (eds) Neural blockade in clinical
   anesthesia and management of pain, 2nd ed. Lippincott, Philadelphia, pp
   739–790
2. Cousins MJ (1988) Chronic pain and neurolytic neural blockade. In: Cousins
   MJ, Bridenbaugh PO (eds) Neural blockade in clinical anesthesia and management of pain, 2nd ed. Lippincott, Philadelphia, pp 1053–1084
3. Cousins MJ (1991) IASP Presidential address. Current status of the field of pain
   and of IASP. In: Bond M, Charlton JE, Wollf, CJ (eds) Proceedings of the 6th
   world congress on pain. Elsevier, Amsterdam
4. Cousins MJ, Cherry DA, Gourlay GK (1988) Acute and chronic pain: use of spinal opioids. In: Cousins MJ, Bridenbaugh PO (eds) Neural blockade in clinical
   anesthesia and management of pain, 2nd ed. Lippincott, Philadelphia, pp
   955–1030
5. Doyle E. Hanks GW, MacDonald N (eds) (1992) Oxford Textbook of palliative
   medicine, Oxford University Press, Oxford
6. Fields HL (ed) (1991) Core curriculum for professional education in pain. IASP,
   Seattle
7. IASP (1991) Desirable characteristics for pain treatment facilities and standards
   for physician fellowship in pain management. IASP, Seattle
8. Loeser J, Cousins MD (1990) Contemporary pain management. Med J Aust 153:
   208–216

Das Konzept der WHO zur Behandlung von Krebsschmerzen: Der Prototyp einer Richtlinie und sein Kontext

D.B. CARR

Die Erforschung der Krebsgenese und die Entwicklung von Krebstherapien besitzen einen großen Stellenwert im öffentlichen Gesundheitswesen. Einer Prognose der American Cancer Society zufolge werden in diesem Jahr allein in den USA 520 000 Menschen an Krebs sterben und 1 130 000 neue Fälle von Krebs diagnostiziert [1]. Aufgrund mangelhafter palliativer Initiative werden bei den meisten Patienten im fortgeschrittenen Stadium starke Schmerzen auftreten [6, 9, 21]. Das Programm der WHO mit den 3 Zielen der Prävention von Krebserkrankungen bekannter Genese, der Verbesserung der Erkennung und der Heilung von Krebserkrankungen und der Linderung von Krebsschmerzen lief im Jahre 1980 an [19]. Die dritte Komponente dieses Programms wurde 1981 mit einer Datenerhebung in 5 Ländern (Brasilien, Indien, Israel, Japan und Sri Lanka) fortgeführt, durch die sich bestätigte, daß Krebsschmerzen oft nur unzureichend gelindert werden. 1982 wurde in Mailand eine spezielle Konferenz einberufen, bei der die Durchführenden der Untersuchung von 1981 gemeinsam mit 6 Experten auf dem Gebiet der Schmerztherapie die „Richtlinien zur Linderung von Krebsschmerzen" – Anhang Nr. 1 des ursprünglichen WHO-Dokumentes – aufstellten. Um die Erarbeitung der ersten Ausgabe der *Linderung von Krebsschmerzen* sicherzustellen, wurden von 1981 bis zur Veröffentlichung im Jahre 1986 Feldversuche durchgeführt und Konferenzen abgehalten.

Nach der Veröffentlichung der Richtlinien durchgeführte Untersuchungen haben die Gültigkeit des von der WHO aufgestellten Konzepts zur Linderung von Krebsschmerzen bestätigt. Bei Befolgen der Empfehlungen werden nur bei der Minderheit der Patienten im terminalen Krebsstadium starke oder unerträgliche Schmerzen auftreten; der Großteil der Patienten wird nur an minimalen oder mäßigen Schmerzen leiden [12, 16, 20, 22, 23]. Das Feedback von seiten der Praktiker und die Notwendigkeit, aktuelle therapeutische Fortschritte zu berücksichtigen, führten zu einer Neuauflage der Richtlinien. Da diese weit mehr Ähnlichkeiten als Unterschiede im Vergleich zur ersten Ausgabe aufweist, basieren die folgenden Kommentare auf der ersten Ausgabe der WHO-Veröffentlichung.

Im folgenden soll der Entstehungsprozeß der WHO-Richtlinien in den weiteren Kontext der Erstellung von Richtlinien und besonders von Richtlinien für die Behandlung von Krebsschmerzen eingeordnet werden. Danach werden die Grundprinzipien des WHO-Konzepts zur Linderung von Krebsschmerzen kurz beschrieben; Ziel ist es, eine Diskussionsgrundlage für die Erstellung von Richtlinien zur Linderung von Krebsschmerzen zu schaffen.

Das Richtlinienphänomen

Vor kurzem bezeichnete ein Expertenkomitee des Medizinischen Instituts (Institute of Medicine IOM) der Akademie der Wissenschaften der USA Richtlinien für die medizinische Praxis als „systematisch entwickelte Entscheidungshilfen für Praktiker und Patienten für angemessene medizinische Maßnahmen unter bestimmten klinischen Umständen" [10]. Die Publikation „Ergebnisse und Schlußfolgerungen" („Findings and Conclusions") desselben Expertenteams enthält die folgende Aussage über die Erstellung von Richtlinien:

„Die systematische Erstellung, Durchführung und Bewertung von Richtlinien für die medizinische Praxis, die auf konsequenter klinischer Forschung und einen Konsens unter Wissenschaftlern basiert, weist, trotz der Fortschritte in diesem Bereich, methodische Mängel auf. Es besteht keine einheitliche Meinung über Terminologie und Technik; dies stiftet einige Verwirrung und äußert sich in unterschiedlichen Wertmaßstäben, Erfahrungen und Interessen der einzelnen Parteien. Sowohl auf öffentlicher als auch auf privater Ebene schreitet die Entwicklung voran; die finanziellen Mittel, mit deren Hilfe die Bemühungen unterstützt werden, Widersprüche zu beseitigen, Lücken zu füllen, Richtlinien anzuwenden sowie deren Ergebnisse zu beobachten und nachzuvollziehen und die Durchführbarkeit bestimmter Richtlinien zu bewerten, sind jedoch begrenzt. Der Erstellung von Richtlinien wird unverhältnismäßig größere Aufmerksamkeit geschenkt als der Durchführung und der Beurteilung. Zudem bestehen bei der Erstellung neuer Richtlinien Widersprüche hinsichtlich Qualität und Quantität wissenschaftlicher Gutachten zur Effektivität der Umsetzung von Richtlinien."

Wie das IOM herausstellt, ist die Erstellung von Richtlinien für die klinische Praxis keineswegs etwas Neues. Letztendlich können bereits die ägyptischen Papyrusrollen, die Schriften von Hippokrates, Avicenna und Galen und unzählige andere Manuskripte als Richtlinien bezeichnet werden, wenn sie auch den heutigen Standards hinsichtlich Beweispflicht und Dokumentation nicht genügen, analog von Empfehlungen für die ärztliche Praxis vs. klinischem Gutachten [17]. Im Grunde ist jeder medizinische Text eine Richtlinie.

Durch die Beharrlichkeit von Krankenversicherungen, Gesetzgebern und Patienten ist die Erstellung von Richtlinien heute zu einer etablierten und ernstzunehmenden Disziplin geworden, die dem Gebiet der medizinischen Sozialwissenschaft zugeordnet wird. Vor allem medizinische Fachgesellschaften engagieren sich bei der Erstellung von Richtlinien. In den USA sind ärztliche Vereinigungen, Gesundheitsvorsorgeorganisationen und Forschungsgesellschaften schon seit Jahren aktiv an der Erstellung von Richtlinien für die ärztliche Praxis und Behandlungsalgorithmen und -parametern beteiligt. Neuerdings beschäftigen sich auch universitäre und private bzw. staatliche medizinische Forschungsinstitute mit diesem Thema.

Für welche klinischen Bereiche sollen Richtlinien erstellt werden? Diese Frage stellen sich viele Berufsgruppen, Versicherungen und Regierungsvertreter. Der die Prioritäten des IOM festsetzende Council on Health Care Technology [13] hat einen allgemeinen Überblick über Richtlinien und ihren Geltungsbereich erarbeitet (Tabelle 1).

Die von dieser Gruppe bestimmten wichtigsten Kriterien sind in Tabelle 1 aufgeführt. Die ersten 7 Schwerpunkte (von 16, die momentan in Vorbereitung sind) zur Erstellung von Richtlinien, die von der US Agency for Health Care Policy and Research (AHCPR) ausgewählt wurden, sind:
- durch Altersstar bedingte Sehschädigungen,
- Diagnose und Behandlung der benignen Prostatahyperplasie,
- Schmerzbehandlung,
- Primärversorgung (Diagnose und Behandlung) bei ambulanten depressiven Patienten,
- Bereitstellen von umfassender Pflege bei Sichelzellanämie,
- Prädiktion, Prävention und Behandlung des Dekubitus beim Erwachsenen,
- Blaseninkontinenz beim Erwachsenen.

Eine Richtlinie ist dann effektiv, wenn die ärztliche Praxis durch ihre Anwendung verbessert wird; der Lerninhalt der Richtlinie ist dabei nur ein Teil dieses größeren Prozesses [14], zu dem auch die Verbreitung der Richtlinie sowie die Qualitätssicherung und andere Überprüfungen zählen. Basierend auf den Empfehlungen der IOM hat die AHCPR 8 Eigenschaften zusammengestellt, die eine gute Richtlinie besitzen sollte [7]:

Tabelle 1. Richtlinien des Council on Health Care Technology und ihre Geltungsbereiche. (Nach [13])

Quelle	Aufgelistete Kriterien	Bezug zu den Kriterien des amerikanischen Council on Health Care Technology	
		Primär	Sekundär
ACP	1. „Potentieller Nutzen für die Gesundheit" 2. „Potentielles Risiko" 3. „Potentielle Anwendung in größerem Rahmen" 4. „Grad des Interesses für Praktiker"	Resultat für den einzelnen Patienten: offen Für die Patientengruppe: offen Kosten: nicht inbegriffen	Soziale/ethische Aspekte: nicht inbegriffen Medizinische Kenntnisse: vorausgesetzt Auswirkungen auf Gesundheitspolitik: nicht inbegriffen Beurteilbarkeit: nicht inbegriffen Durchführbarkeit: nicht inbegriffen
AHA	1. „Bedeutung für Klinikleitung, insbesondere finanzielle Belastung" 2. „Beobachtete materielle und personelle Mängel in Krankenhäusern"	Resultat für den einzelnen Patienten: enthalten Für die Patientengruppe: enthalten Kosten: offen	Soziale/ethische Aspekte: nicht inbegriffen Medizinische Kenntnisse: impliziert Auswirkungen auf Gesundheitspolitik: nicht inbegriffen Beurteilbarkeit: nicht inbegriffen Durchführbarkeit: nicht inbegriffen
AMA	1. „Potentielle Auswirkung auf relevante Patientengruppe" 2. „Kontroversen innerhalb der Ärzteschaft" 3. „Für Bewertung verfügbare wissenschaftliche Daten"	Folgen für den einzelnen Patienten: enthalten Für die Patientengruppe: offen Kosten: nicht inbegriffen	Soziale/ethische Aspekte: nicht inbegriffen Medizinische Kenntnisse: vorausgesetzt Auswirkungen auf Gesundheitspolitik: nicht inbegriffen Beurteilbarkeit: nicht inbegriffen Durchführbarkeit: offen

Tabelle 1. (Fortsetzung)

BCBS	1. „Notwendigkeit von Entscheidungen über die finanzielle Deckung"	Folgen für den einzelnen Patienten: enthalten Für die Patientengruppe: enthalten Kosten: enthalten	Soziale/ethische Aspekte: nicht inbegriffen Medizinische Kenntnisse: nicht inbegriffen Auswirkungen auf Gesundheitspolitik: nicht inbegriffen Beurteilbarkeit: nicht inbegriffen Durchführbarkeit: nicht inbegriffen
IHPA	1. „Potentielle Auswirkungen auf den Patienten: Sicherheit und Effektivität" 2. „Prävalenz der Krankheit" 3. „Häufig angewandte Modifikationen" 4. „Vorhandensein alternativer Technologien" 5. „Wirtschaftliche Aspekte" 6. „Ethische und rechtliche Aspekte" 7. „Grad der öffentlichen/fachlichen Nachfrage"	Resultat für den einzelnen Patienten: offen Für die Patientengruppe: offen Kosten: offen	Soziale/ethische Aspekte: offen Medizinische Kenntnisse: vorausgesetzt Auswirkungen auf die Gesundheitspolitik: enthalten Beurteilbarkeit: nicht inbegriffen Durchführbarkeit: nicht inbegriffen
IOM/ HCFA	1. „Belastung durch die Krankheit" 2. „Hohes Krankheitsvorkommen in der Bevölkerungsgruppe, die unter das „Medicare-Programm fällt"[a] 3. „Hoher Kostenfaktor für das Medicare-Programm" 4. „Wesentliche regionale Unterschiede"	Folgen für den einzelnen Patienten: offen Für die Patientengruppe: offen Kosten: offen	Soziale/ethische Aspekte: nicht inbegriffen Medizinische Kenntnisse: vorausgesetzt Auswirkungen auf Gesundheitspolitik: enthalten Beurteilbarkeit: nicht inbegriffen Durchführbarkeit: offen

Tabelle 1. (Fortsetzung)

Quelle	Aufgelistete Kriterien	Bezug zu den Kriterien des amerikanischen Council on Health Care Technology	
		Primär	Sekundär
	5. „Erhebliche Kontroversen über alternative Behandlungsstrategien" 6. „Vorhandensein von Daten hinsichtlich der Wirksamkeit"		
NCHSR/ POARP	1. „Nutzen und Risiken für den Patienten" 2. „Umfang der unerklärten Abweichungen in der medizinischen Praxis" 3. „Anzahl der Fälle und Behandlungen" 4. „Kosten/Gebühren pro Behandlung" 5. „Genügend Daten für Analyse" 6. „Bedeutung des Problems für die Bevölkerung"	Folgen für den einzelnen Patienten: offen Für die Patientengruppe: offen Kosten: offen Abweichungen: offen	Soziale/ethische Aspekte: nicht inbegriffen Medizinische Kenntnisse: nicht inbegriffen Auswirkungen auf Gesundheitspolitik: enthalten Beurteilbarkeit: nicht inbegriffen Durchführbarkeit: offen
NIH/ OMAR	1. „Thema muß Bedeutung für das öffentliche Gesundheitswesen haben" 2. „Thema muß eine erhebliche Anzahl von Personen betreffen"		

Tabelle 1. (Fortsetzung)

3. „Es muß eine wissenschaftliche Kontroverse bestehen, die eine Klärung erfordert"	Folgen für den einzelnen Patienten: enthalten	Soziale/ethische Aspekte: nicht inbegriffen
4. „Thema muß über wissenschaftliche Grundlage verfügen"	Für die Patientengruppe: offen	Medizinische Kenntnisse: nicht Voraussetzung
5. „Thema muß einer Klärung auf technischer Grundlage zugänglich sein"	Abweichungen: nicht inbegriffen	Kosten: offen
6. „Auswirkungen auf Kosten für die Gesundheitsvorsorge"		Auswirkungen auf Gesundheitspolitik: offen
7. „Auswirkungen auf Präventivmaßnahmen"		Beurteilbarkeit: nicht inbegriffen
8. „Öffentliches Interesse"		Durchführbarkeit: offen
9. „Der Zeitpunkt der Konferenz muß so gewählt sein, daß möglichst große Wirkungen erzielt werden"		

ACP American College of Physicians; *AHA* American Hospital Association; *AMA* American Medical Association; *BCBS* Blue Cross and Blue Shield; *IHPA* Institute for Health Care Policy Analysis; Georgetown University; *IOM/HCFA* Institute of Medicine Committee on Health Care Financing Administration; *NCHSR/POARP* Patient Outcome Assessment Research Program (National Center for Health Services Research); *NIH/OMAR* National Institutes of Health, Office of Medical Applications Research

[a] Medicare ist ein staatliches Krankenversicherungsprogramm für Personen über 65 Jahre in den USA (Anmerkung des Übersetzers).

- *Gültigkeit:* Richtlinien für die ärztliche Praxis sind gültig, wenn bei ihrer Anwendung die erwartete Besserung des Gesundheitszustandes eintritt und die Behandlung die geschätzten Kosten nicht übersteigt. Die prospektive Beurteilung der Gültigkeit einer Richtlinie muß die erwartete Besserung des Gesundheitszustandes und die Kosten, die durch alternative Behandlungsverfahren erzielt würden, die Beziehung zwischen Befund und empfohlenen Maßnahmen, Art des wissenschaftlichen und des klinischen Befundes und die Mittel, mit deren Hilfe der Befund ausgewertet wird, berücksichtigen.
- *Zuverlässigkeit/Reproduzierbarkeit:* Richtlinien für die ärztliche Praxis sind zuverlässig und reproduzierbar
    1) wenn – derselbe Befund und dieselben Methoden der Erstellung von Richtlinien vorausgesetzt – ein anderes Expertenteam im wesentlichen dieselben Aussagen treffen würde und
    2) wenn die Richtlinien – unter denselben Umständen – von Praktikern und anderen entsprechenden Parteien übereinstimmend interpretiert und angewendet werden.

Eine prospektive Beurteilung der Zuverlässigkeit einer Richtlinie kann auch die Ergebnisse unabhängiger externer Überprüfungen und Vorversuche einschließen.
- *Klinische Anwendbarkeit:* Richtlinien für die medizinische Praxis müssen, in dem Maße, in dem wissenschaftliche und klinische Befunde sowie Expertenurteile dies erlauben, die Patientengruppen, auf die diese Richtlinie angewendet werden soll, explizit erwähnen.
- *Klinische Flexibilität:* Richtlinien für die medizinische Praxis müssen Angaben über die hinsichtlich ihrer Empfehlungen definitiv bekannten oder i. allg. erwarteten Ausnahmen enthalten.
- *Verständlichkeit:* Richtlinien für die medizinische Praxis müssen eindeutig formuliert sein, Termini müssen präzise definiert und logisch nachvollziehbar sein.
- *Multidisziplinärer Prozeß:* Am Prozeß der Erstellung von Richtlinien für die medizinische Praxis müssen Repräsentanten der im wesentlichen betroffenen Gruppen mitwirken. Dieses Mitwirken kann darin bestehen, in Ausschüssen mitzuarbeiten, diesen Ausschüssen Befunde zukommen zu lassen, Meinungen mitzuteilen und Richtlinienkonzepte zu überpüfen.
- *Regelmäßige Überprüfung:* In Richtlinien zur medizinischen Praxis müssen Angaben darüber enthalten sein, wann und in welchen Fällen sie überprüft werden sollen, z.B. im Falle neuer klinischer Befunde oder eines veränderten fachlichen Konsens.

- *Dokumentation:* Die Verfahren, die zur Erstellung von Richtlinien geführt haben, die daran beteiligten Mitarbeiter, die zugrundegelegten Befunde, die Annahmen und die Prinzipien, auf die sich die Richtlinien gründen, und die verwendeten analytischen Methoden müssen umfassend und detailliert dokumentiert und beschrieben werden.

Richtlinien für die Behandlung von Krebsschmerzen

Bedenkt man, daß bei der Erstellung von Richtlinien erst seit kurzer Zeit explizite und konsequente Methoden angewandt werden, wird verständlich, daß klinisch ausgerichtete Gruppen je nach Zielgruppe unterschiedliche Richtlinien erstellt haben (von denen jedoch nicht alle offiziell als Richtlinie bezeichnet werden).

In Tabelle 2 ist eine Auswahl dieser Quasirichtlinien aufgeführt, wobei Lehrbücher über Krebsschmerzen nicht eingeschlossen sind. In diesem allgemeinen Kontext lassen sich die Merkmale, durch die sich die Richtlinien der WHO von Lehrbüchern unterscheiden, wie folgt darstellen:

- Weit gefaßte Zielgruppe: weltweit, für Praktiker unterschiedlicher Spezialgebiete, sowohl für Ärzte als auch für Pflegepersonal für Industrie- und Entwicklungsländer und für verschiedene Einrichtungen (Hospize, Krankenhäuser, Universitätskliniken).
- Geringe Aufmerksamkeit bezüglich optimaler Zusammenarbeit zwischen Klinikern der verschiedenen Fachgebiete in der täglichen multidisziplinären Versorgung (z. B. Sozialdienst in Industrieländern).
- Mangelnde Anleitung zur optimalen Eingliederung der entsprechenden Methode zur Schmerzbekämpfung in einen bestimmten sozioökonomischen Rahmen (z. B. Qualitässicherung oder Qualitätsmanagement in den Industrieländern); nur allgemeine Aussagen, die zwar korrekt sein mögen, die aber wesentliche inhaltliche Mängel aufweisen (z. B. „Regierungen sollten die im Gesundheitswesen beschäftigten Personen dazu ermuntern, den entsprechenden Behörden jeden Krebspatienten zu melden, für den die benötigten oralen Opioide nicht zur Verfügung stehen").
- Fehlende Information über die genaue Beziehung zwischen dem behandelten Befund und der Gestaltung der Empfehlungen: d. h. kam das Expertenteam zuerst zu einem Konsens, hat es im Nachhinein zur Unterstützung seiner Ansicht Referenzliteratur zitiert oder wurde die Literatur hinsichtlich bestimmter Kriterien ausführlich

Tabelle 2. Eine Auswahl der Richtlinien zur Linderung von Krebsschmerzen

Jahr	Herausgeber	Titel
1984	American Cancer Society [2]	Übelkeit und Erbrechen bei Anwendung moderner Chemotherapeutika in der Krebstherapie
1986	Weltgesundheitsorganisation [26]	Die Linderung von Krebsschmerzen
1986	American Cancer Society [3]	Die Behandlung von Schmerzen bei Krebspatienten
1986	Cleeland et al. [8]	Ein Modell zur Behandlung von Krebsschmerzen
1988	Australian National Health and Medical Research Council [25]	Die Behandlung starker Schmerzen
1989	American Pain Society [5]	Prinzipien der Verwendung von Analgetika bei der Behandlung akuter und chronischer Krebsschmerzen. Ein kurzer Führer für die medizinische Praxis, 2. Aufl.
1989	American Cancer Society [4]	Schmerzkontrolle bei Krebspatienten
1990	Spross und Mitarbeiter [18]	Stellungnahme der Oncology Nursing Society zu Krebsschmerzen
1990	Wisconsin Cancer Pain Initiative [24]	Handbuch zur Behandlung von Krebsschmerzen
1991	Weltgesundheitsorganisation [27]	Die Linderung von Krebsschmerzen, 2. Auflage
1991	International Association for the Study of Pain, Task Force on Professional Education [11]	Basislehrplan zur beruflichen Weiterbildung im Bereich Schmerztherapie
1991	Max et al. [15]	Die Standards der American Pain Society zur Qualitätssicherung bei der Linderung akuter Schmerzen und Krebsschmerzen

untersucht und ergänzt und wurden auf dieser Grundlage die Empfehlungen erstellt?

- Der Schwerpunkt wird absichtlich und berechtigterweise auf orale Standardmedikamente gelegt; von invasiven (z.B. neurochirurgischen) Methoden oder speziellen Techniken zur Schmerzlinderung (z.B. rückenmarksnahen Kathetern) wird Abstand genommen, selbst wenn in Einzelfällen der verstärkte Einsatz dieser Methoden durch den wirtschaftlichen Fortschritt in Europa und in anderen Kontinenten (z.B. in Asien) befürwortet werden könnte.

Trotz dieser Kritikpunkte überzeugt die von der WHO ausgearbeitete Richtlinie durch ihren konsequenten und einfachen Ansatz, durch die

Empfehlung oraler oder rektaler Analgetika, die auf der ganzen Welt zur Verfügung stehen und durch den mittlerweile erwiesenen Erfolg bei ungefähr 90 % der Patienten, deren Krebsschmerzen nach den Empfehlungen dieser Richtlinie behandelt wurden.

Würde man die Erfolge der WHO-Richtlinien verschweigen und nur die oben angeführten Kritikpunkte aufzählen, wie sollten Richtlinien dann verbessert werden? In Ermangelung jeglicher ergebnisorientierter Untersuchungen, die die Patientenversorgung oder die Zufriedenheit des Patienten als Endergebnis zur Erstellung der Richtlinien haben, kann die Richtlinie entweder abgelehnt oder propagiert werden; so eine heuristische Betrachtung basiert nicht auf präzisen Daten.

Erstens ist das Ziel der weltweiten Einführung eines Behandlungsplans wahrscheinlich zu weit gefaßt, da die wirtschaftlichen, sozialen und politischen Gegebenheiten in den einzelnen Ländern der Welt zu unterschiedlich sind. Diese Unterschiede können sogar innerhalb eines einzigen geographischen Raumes (wie z. B. Skandinavien, West- oder Osteuropa) sehr groß sein; z. B. können Fachausdrücke, Diagnoseklassifikationen, medizinische Praktiken und Organisationen und der wirtschaftliche Hintergrund stark voneinander abweichen. Eine international gültige Richtlinie sollte daher möglichst in mehrere, jeweils für bestimmte Regionen zutreffende Einzelrichtlinien unterteilt sein; die für alle Regionen relevanten Punkte sollten nachfolgend behandelt werden:

Zweitens könnten in einem engeren geographischen oder sozialen Kontext die kurzfristigen oder längerfristigen Behandlungsziele explizit definiert werden (z. B. Minderung der Schmerzintensität um einen bestimmten Prozentsatz oder bestimmte Grenzen der Schmerzintensität, die nicht überschritten werden dürfen). Eine solche Definition ermöglicht die Einordnung dieser Leistungsstandards in die institutionelle Qualitätssicherung oder andere Überprüfungen, so daß gewährleistet wird, daß ihre Wirksamkeit und Beständigkeit von der Meinung einzelner und ihrer unterschiedlichen Motivation unabhängig bleibt.

Drittens müssen in einer Richtlinie auch Bestimmungen über die Verantwortung einzelner oder offizieller Personen bei der Begutachtung der Ergebnisse expliziter Schmerztherapien enthalten sein.

Viertens sollten vor Veröffentlichung der Richtlinie viele Studien von verschiedenen Prüfern an verschiedenen Orten durchgeführt werden; die Überprüfung der Gültigkeit der Richtlinie sollte also nicht erst nach deren Veröffentlichung durch interessierte Personen geschehen.

Fünftens sollte vorab eine Entscheidung über die Art der Literatur (Sprachen, Teilgebiete, Aufbau der Studien etc.) getroffen werden, die auf Relevanz für die Richtlinie geprüft wird; ebenso sollte die Art, nach der solche Informationen für die Richtlinie gesammelt werden, genau festgelegt werden.

Schließlich müssen auch die landes- und kontextspezifischen Gegebenheiten, die bei der Verbreitung der Richtlinie durch Fortbildungsseminare, Fachzeitschriften und andere Medien berücksichtigt werden müssen, beachtet werden; auch sollte genau beobachtet werden, ob die Richtlinie mit Hilfe dieser Mittel Anwendung in der klinischen Praxis finden kann.

Diese kurze Darstellung der von der WHO erstellten Richtlinien zur Linderung von Krebsschmerzen hat das Ziel, eine Diskussion zur Verbesserung des Dokuments anzuregen. Es ist zwar möglich, daß aus einer Standardisierung dieses Dokumentes keine zusätzlichen Gewinne für den klinischen Bereich erwachsen; dennnoch läßt sich eine Standardisierung nicht verhindern, wenn die in der Richtlinie implizierten Empfehlungen zukünftig in den Bereichen der klinischen Versorgung, der Kostenüberprüfung, der Qualitätskontrolle und der offiziellen Akzeptanz genauer überprüft werden sollen.

Literatur

1. American Cancer Society (1992) Cancer facts and figures – 1992. American Cancer Society, Atlanta
2. Amercian Cancer Society, Durant JR (1984) The problem of nausea and vomiting in modern cancer chemotherapy. American Cancer Society, New York (Professional education publication)
3. American Cancer Society, Foley KM (1986) The treatment of pain in the patient with cancer. American Cancer Society, New York (Professional education publication)
4. American Cancer Society, Hill CS, Portenoy RK (1989) Pain control in the patient with cancer. American Cancer Society, Atlanta (Professional education publication)
5. American Pain Society (1989) Principles of analgesic use in the treatment of acute pain and chronic cancer pain. A concise guide to medical practice, 2nd edn. American Pain Society, Skokie/IL
6. Bonica JJ (1984) Tratment of cancer pain: current status and future needs. Pain 2: 196
7. Carr DB, Jacox A (1991) Pain management guidelines: a status report. ASA Newsletter 55: 12–16
8. Cleeland CS, Rotondi A, Brechner T et al. (1986) A model for the treatment of cancer pain. J Pain Symptom Manag 1: 209–215
9. Daut RL, Cleeland CS (1982) The prevalence and severity of pain in cancer. Cancer 50: 1913–1918
10. Field MJ, Lohr KN (eds) (1990) Clinical practice guidelines. Directions for a new program, National Academy Press, Washington/DC

11. Fields HL (ed) (1991) CORE curriculum for professional education in pain. International Association for the Study of Pain, Seattle
12. Grond S, Zech D, Schug SA, Lynch J, Lehmann KA (1991) Validation of World Health Organization guidelines for cancer pain relief during the last days and hours of life. J. Pain Symptom Manag 6: 411–442
13. Lara ME, Goodman C (eds) (1990) National priorities for the assessment of clinical conditions and medical technologies. Report of a pilot study. National Academy Press, Washington
14. Max MB (1990) Improving outcomes of analgesic treatments: is education enough? Ann Intern Med 113: 885–889
15. Max MB, Donovan M, Portenoy RK et al. (1991) American Pain Society quality assurance standards for relief of acute pain and cancer pain. In: Bond MR, Charlton JE, Woolf CJ (eds) Proceedings for the 6th world congress on pain. Elsevier, Amsterdam, pp 185–189
16. Schug SA, Zech D, Dörr U (1990) Cancer pain management according to WHO analgesic guidelines. J Pain Symptom Manag 5: 27–32
17. Siraisi NG (1990) Medieval and early renaissance medicine. University of Chicago Press, Chicago
18. Spross JA, McGuire DB, Schmitt RM (1990) Oncology Nursing Society position paper on cancer pain. Oncol Nurs Forum 17: 595–614, 751–760, 943–955
19. Swerdlow M (1989) The WHO concept of cancer pain relief. Schmerz Pain Douleur 10: 130–133
20. Takeda F (1986) Results of field-testing in Japan of the WHO draft interim guidelines on relief of cancer pain. Pain Clin 1: 83
21. Twycross RG, Fairfield S (1982) Pain in far-advanced cancer. Pain 14: 303–310
22. Ventafridda V, Tamburini M, Caraceni A, DeConno F, Naldi F (1987) A validation study of the WHO method for cancer pain relief. Cancer 59: 850–856
23. Walker VA, Hoskin PJ, Hanks GW, White ID (1988) Evaluation of WHO analgesic guidelines for cancer pain in a hospital-based palliative care unit. J Pain Symptom Manag 3: 145
24. Weissman DE, Burchman SL, Dinndorf PA, Dahl JL (1990) Handbook of cancer pain management, 2nd edn. Wisconsin Cancer Pain Initiative
25. Working Party on Management of Severe Pain (1988) Mangement of severe pain. National Health and Medical Research Council, Australian Government Publishing Service, Canberra
26. World Health Organization (1986) Cancer pain relief. WHO, Geneva
27. World Health Organization (1991) Cancer pain relief, 2nd edn, Annex 1. World Health Organization, Geneva

Medikamentöse Schmerzbehandlung

S. Chrubasik, U. Dethlefsen

Über Häufigkeit und Intensität von Schmerzen in Abhängigkeit von Art und Stadium der Krebserkrankung liegen keine statistisch gesicherten Angaben vor. Es besteht jedoch kein Zweifel daran, daß mit dem Fortschreiten vieler Krebserkrankungen dem Schmerz eine dominierende Rolle zukommt [16, 28]. Obwohl von der Weltgesundheitsorganisation seit 1986 Richtlinien zur Behandlung von Krebsschmerzen herausgegeben wurden [40, 41], ist die Behandlung der Schmerzen weltweit noch immer unzureichend [13, 28, 30]. Dies beruht in erster Linie auf der Unkenntnis vieler Ärzte im Umgang mit oder auf Vorurteilen gegen gewisse Analgetika [26]. Dabei hat sich gezeigt, daß bei konsequenter Einhaltung der WHO-Richtlinien eine suffiziente Analgesie bei mindestens 70–90 % der Patienten erzielt werden kann [19, 32, 35, 36].

Kurative vor palliativer Therapie

Vor der Schmerztherapie müssen Lokalisation der Schmerzen, der Schmerzcharakter (Abb. 1) und die Ursache der Schmerzen definiert werden, denn somatische, viszerale und neurogene Schmerzen sprechen unterschiedlich auf die Behandlungsmaßnahmen an. Meist klagen Patienten über Schmerzen an mehreren Körperstellen, die u. U. einer unterschiedlichen Behandlung bedürfen. Die Grundkrankheit muß nicht immer die Ursache der Schmerzen sein (s. Übersicht). Schmerzen können Folge der Chemotherapie oder der Bestrahlungstherapie sein. Schmerzen können aber auch ohne Bezug zur Grundkrankheit bestehen.
Grundsätzlich steht vor der palliativen Schmerztherapie die kurative Schmerztherapie: Operation, Strahlenbehandlung, Chemotherpie. Ist eine kurative Schmerzbehandlung nicht mehr möglich, muß eine palliative Schmerzbehandlung durchgeführt werden. An erster Stelle stehen hierbei spezifische Maßnahmen wie Entlastungsoperationen oder

Häufige Ursachen von Schmerzen bei Tumorpatienten:

- infiltrierendes Tumorwachstum,
- Nervenkompression,
- Knochenmetastasen,
- Obstruktionen (z.B. Darmtrakt, Harnwege),
- Kompression (Hirndruck),
- Infektionen,
- Entzündungen (z.B. Bestrahlungsfolge, Nebenwirkungen nach Chemotherapie),
- Stoffwechselentgleisungen (z.B. Hyperkalzämie bei Knochenmetastasen, Hyperurikämie nach Chemotherapie usw.),
- Lymphödem,
- Muskelspasmen.

-punktionen, Bestrahlung von Metastasen, Hormontherapie, immunogene Therapie, antiödematöse Therapie etc. Erst danach sollte symptomatisch behandelt werden.

Der Leitsatz der symptomatischen Therapie mit Analgetika lautet: ein kontinuierlicher Schmerz bedarf einer kontinuierlichen Therapie. Ist der Schmerz unter Kontrolle, muß die darauf folgende Medikation vor dem Wiederauftreten von Schmerzen verabreicht werden, d.h. Analgetika müssen regelmäßig appliziert werden. Denn Schmerzen beeinträchtigen die Lebensqualität des Patienten ganz entscheidend.

Abb. 1.
Schema der
Schmerzanalyse.
(Mod. nach [2])

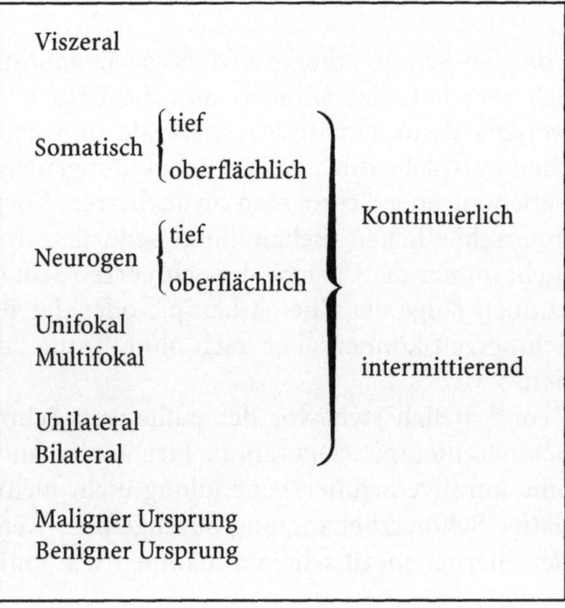

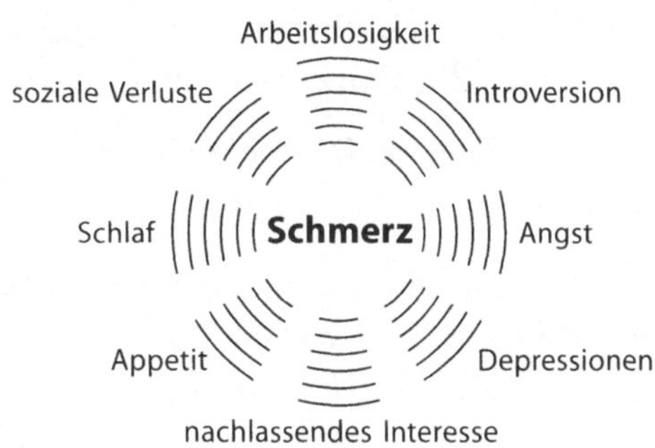

Abb. 2.
Beeinflussung der Lebensqualität durch Schmerzen beim Tumorleiden. (Mod. nach [14])

Durch den Schmerz wird der Krebspatient permanent an das Bestehen bzw. Fortschreiten seiner Erkrankung erinnert, so daß i. allg. ein Circulus vitiosus in Gang gesetzt wird. Schmerzen sind die Ursache für Schlaflosigkeit, Gereiztheit und Verlust der Lebensfreude. Appetitlosigkeit und Hoffnungslosigkeit verstärken die Angst vor dem Tod, Depressionen führen zu Introversion bzw. Isolation, Arbeitslosigkeit zu sozialen Verlusten, Frustration zu Aggression gegen die Erkrankung. Das Interesse am äußeren Geschehen schwindet und konzentriert sich auf den Schmerz. Dies bedingt Schlaflosigkeit etc. [14, 34] (Abb. 2). Eine adäquate Schmerzbehandlung ist deshalb unerläßlich.

Strategie der symptomatischen Schmerzbehandlung

Der 3-Stufen-Plan der WHO zur Linderung von Krebsschmerzen ist eine praktische Anleitung. Das Hauptkriterium bei der Auswahl der Analgetika ist dabei die Stärke der Schmerzen:

1. Stufe der Schmerzbehandlung

Bei geringen bis mittelstarken Schmerzen sollte ein Nichtopioid (Tabelle 1) eingesetzt werden. Zu den Nichtopioiden zählen:

die nichtsauren antipyretischen Analgetika:
- z.B. Paracetamol und Metamizol;

Langzeitnebenwirkungen: Harnwegstumoren, Agranulozytose etc., in hohen Dosen lebertoxisch;

die sauren antiphlogistischen, antipyretischen Analgetika:
- Salizylate (z.B. Salizylsäure, Diflunisal),
- Arylessigsäuren (z.B. Indomethacin, Diclofenac),
- Arylpropionsäuren (Ibuprofen, Ketoprofen, Naproxen),

- Oxicame (z. B. Piroxicam, Tenoxicam),
- Pyrazolidindione (z. B. Azapropazon, Phenylbutazon);

Langzeit-Nebenwirkungen: Magen-Darm-Geschwüre, Blutungen, Allergien, etc.)

die Nichtopioidanalgetika ohne antipyretische und antiphlogistische Wirkung (zentral wirksame Nichtopioide):
- z. B. Flupirtin, Nefopam;

Langzeitnebenwirkungen: Sedierung, Transpiration, Kreislaufstörungen etc.

Prinzipiell gilt es, die geeignete Dosierung der Nichtopioide durch individuelle Titration zu ermitteln, wobei ab einem Grenzwert trotz Dosissteigerung die analgetische Wirkung nicht weiter verbessert werden kann (sog. Ceilingeffekt). Der Langzeiteinsatz dieser Substanzgruppe ist durch das Auftreten von Nebenwirkungen limitiert.

Auf jeden Fall sollte durch adjuvante Therapien, die weniger Nebenwirkungen besitzen als die analgetische Behandlung der WHO-Stufe 1, die Schmerzlinderung optimiert werden, z. B. durch physikalische Therapiemaßnahmen, Psychotherapie, Nervenstimulationsverfahren und

Tabelle 1. Nichtopioidanalgetika mit Einzeldosis, Dosierungsintervall und maximaler Dosis pro Tag

Analgetikum	Handelsname (Beispiel)	Dosis (mg)	Dosierungs- intervall	Maximale Dosis (mg pro Tag)
Metamizol	Novalgin	1000	6–8 h	4000
Paracetamol	Paracetamol[a]	1000	6–8 h	4000 (> 60 kg)
				3000 (< 60 kg)
Ibuprofen	Ibuprofen[a]	200–400	4–6 h	3200
Acetylsalicylsäure	Aspirin	300–600	6–8 h	3000
Azapropazon	Tolyprin	25–50	12 h	1800
Diflunisal	Fluniget	500	8–12 h	1500
Naproxen	Proxen	500–1000	12 h	1250
Mefenaminsäure	Parkemed	500	6 h	1000
Phenylbutazon	Butazolidin	200	8–12 h	800
Ketoprofen	Orudis	50	6–8 h	300
Indomethacin	Amuno	25–50	8–12 h	200
Diclofenac	Voltaren	25–50	6–12 h	150
Piroxicam	Felden	10	12 h	30
Tenoxicam	Tilcotil	20	24 h	20
Flupirtin	Katadolon	100	6–8 h	600
Nefopam	Ajan	30	8 h	60

[a] Berlin Chemie.

adjuvante Medikamente, z.B. Phytotherapeutika, Antidepressiva etc. Erst bei Ausschöpfen dieser Maßnahmen sollte auf ein Analgetikum der WHO-Stufe 2 entweder in Kombination oder allein übergegangen werden.

2. Stufe der Schmerzbehandlung

Bei ungenügender Schmerzlinderung unter der WHO-Stufen-1-Behandlung in Kombination mit adjuvanter Therapie, bei mittelstarken bis starken Schmerzen sollten schwach wirksame Opioide zur Anwendung kommen. Zu den schwach wirksamen Opioiden zählen Codein, Dihydrocodein, Dextropropoxyphen, Tramadol und Tilidin (Tabelle 2). Die Entwicklung von Retardtabletten (z.B. Dihydrocodein-Retardtabletten) erleichtert dabei die Therapie. Anstelle der 4stündlichen Codeinapplikation kann durch Gabe der Retardtabletten im 12-h- oder 24-h-Intervall eine Tag und Nacht anhaltende Schmerzfreiheit bei ungestörtem Schlaf aufrechterhalten werden [17]. Obstipation ist die am häufigsten vorkommende Nebenwirkung unter dieser Therapie. Das Risiko des Auftretens einer Atemdepression scheint gering. Die codeinbedingte Hustendämpfung ist bei Patienten mit Bronchialkarzinom sogar von Vorteil, da der Husten die Schmerzintensität verstärkt.

Es sollte nie vergessen werden, daß durch Kombination der WHO-Stufen 1 und 2 und zusätzliche Gabe von Adjuvanzien die analgetische Wirkung verstärkt werden kann [6], damit der Übergang auf die WHO-Stufe 3 möglichst lange hinausgeschoben wird.

Tabelle 2. Opioide und ihre Anfangsdosierung, die maximnale Dosierung richtet sich nach der Verträglichkeit

Schwache Opioide	Handelsname (Beispiel)	Dosierung (mg)
Dextropropoxyphen	Develin	3- bis 4mal 150
Codein	Codi OPT	3- bis 4mal 60
Dihydrocodein	DHC retard	2- bis 3mal 60
Tramadol	Tramal	3- bis 4mal 50
Tilidin	Valoron	4- bis 6mal 50
Starke Opioide		
Pethidin	Dolantin liqu.	3- bis 4mal 50
Pentazocin	Fortral	3- bis 4mal 50
Morphin	MST, Capros	2- bis 3mal 30
	MST Continus long	1mal 100
Levomethadon	L-Polamidon	1- bis 2mal 5
Buprenorphin	Temgesic subl.	3- bis 4mal 0,2

3. Stufe der Schmerzbehandlung

Bei starken Schmerzen wird die Verabreichung starker Opioide (Tabelle 2) notwendig. Opioide entfalten ihre Wirkung durch Besetzung spezifischer Rezeptoren, der Opioidrezeptoren, in Gehirn und Rückenmark. Diese Rezeptoren wurden 1973 im Zusammenhang mit der Entdeckung von körpereigenen, opioidähnlich wirkenden Substanzen, den Endorphinen bzw. den Enkephalinen nachgewiesen [29]. In der Zwischenzeit konnten 3 verschiedene Opioidrezeptoren differenziert werden, die μ-, $\varkappa$- und δ-Opioidrezeptoren, die unterschiedliche zentrale Wirkungen vermitteln (Tabelle 3). Da die über den σ-Rezeptor ausgelösten Wirkungen nicht sämtlich durch Opioidrezeptorantagonisten reversibel sind, wird dieser Rezeptor heute nicht mehr den Opioidrezeptoren zugeordnet [8].

Durch Verwendung hochspezifischer Liganden konnte gezeigt werden, daß die Opioidrezeptoren aus verschiedenen Typen bestehen, deren Zuordnung zu den klinischen Wirkungen jedoch noch unvollkommen ist. Fest steht, daß Besetzung des μ_1-Rezeptortyps im Gehirn (supraspinal) Analgesie, Euphorie, Miosis, Bradykardie, Hypothermie und Harnretention bewirkt. Das körperliche Abhängigkeitspotential ist bei alleiniger μ_1-Opioidrezeptorbesetzung gering. Die Besetzung des μ_2-Rezeptortyps vermittelt Atemdepression, körperliche Abhängigkeit und Verstopfung. Die Besetzung der $\varkappa$-Opioidrezeptoren im Gehirn bewirkt Analgesie, Sedierung, Dysphorie, ein geringes körperliches Abhängigkeitspotential, Miosis und Diurese. Die supraspinale δ-Opioidrezeptorbesetzung resultiert in Analgesie, Atemdepression, einer geringen körperlichen Abhängigkeit und in Harnretention (Tabelle 3). Bei der Vermittlung der supraspinalen Analgesie sind die δ-Opioid-

Tabelle 3. Pharmakologische Wirkungen der Opioidrezeptoren. [10]

μ		$\varkappa$	δ
μ_1	μ_2		
Analgesie	Analgesie	Analgesie	Analgesie
– supraspinal		– supraspinal	– supraspinal
– spinal	– spinal	– spinal	– spinal
Euphorie	Atemdepression	Sedierung Dysphorie	Atemdepression
Niedriges Suchtpotential	Abhängigkeit	Niedriges Suchtpotential	Abhängigkeit
Miosis Bradykardie Hypothermie	Obstipation	Miosis	Obstipation (schwach)
Harnretention		Diurese	Harnretention

rezeptoren jedoch nur von untergeordneter Bedeutung [8]. Die klinische Wirkung der Opioide resultiert aus der relativen Besetzung der Rezeptortypen. So kann z.B. bei gleichzeitiger Gabe eines μ- und δ-Liganden in einen Hirnventrikel eine wesentlich stärkere Analgesie erzielt werden als bei alleiniger Gabe der einzelnen Liganden in den Hirnventrikel [25].

Die Eigenschaften von Opioiden am Opioidrezeptor wurden ursprünglich in sog. Bioassays am Meerschweinchenileum und am Vas deferens von Ratten und Mäusen geprüft. Hierbei läßt sich die analgetische Wirkung eines Opioids von der Affinität zum Opioidrezeptor getrennt untersuchen. Die analgetische Wirkung kann theoretisch für jeden Rezeptortyp einzeln angegeben werden. Sie entspricht der Wirkungsintensität, die durch die Rezeptorbindung hervorgerufen wird. Das Untersuchungsergebnis führte zur Einteilung der Opioide in reine Agonisten, partielle Agonisten und Antagonisten am spezifischen Rezeptor. Morphin, Pethidin, Methadon, Alfentanil, Fentanyl und Sufentanil sind z.B. reine Agonisten am μ-Opioidrezeptor. Hingegen wirkt das Opioid Buprenorphin nur partiell agonistisch am μ-Opioidrezeptor. Naloxon und Naltrexon gehören zu den μ-Opioidrezeptorantagonisten. Pentazocin, Nalbuphin und Butorphanol werden den Agonisten-Antagonisten zugeordnet, die an manchen Opioidrezeptoren eine agonistische und an anderen Rezeptoren eine antagonistische Wirkung besitzen.

Die unterschiedliche Affinität der Opioide zu den einzelnen Opioidrezeptoren kann in vitro durch Inkubation der Opioide mit homogenisiertem Rattenhirn und radioaktiv markiertem Opioid ermittelt werden. Durch Vergleich der Opioidkonzentrationen, die 50 % der radioaktiv markierten Opioidmenge vom Hirnrezeptor verdrängen, läßt sich die relative Affinität zum spezifischen Opioidrezeptor ermitteln (s. Übersicht). Sufentanil und Buprenorphin besitzen eine sehr hohe Affinität zu allen Opioidrezeptoren. Die Affinität von Fentanyl, Methadon und Morphin zum μ- und δ-Opiatrezeptor ist höher als die von Alfentanil und Pethidin. Morphin besitzt eine höhere Affinität zum $\varkappa$-Opioidrezeptor als Fentanyl.

Die Geschwindigkeit der Dissoziation der Opioide vom Rezeptor ist einer der Faktoren, die auf die Dauer der Opioidwirkung weisen (Tabelle 4). Alfentanil dissoziiert so schnell, daß sich die Geschwindigkeit der Dissoziation kaum messen läßt. Buprenorphin andererseits haftet ungewöhnlich lange am μ-Opioidrezeptor. Das erklärt, warum eine durch Buprenorphin bedingte Atemdepression nicht zuverlässig durch Naloxon antagonisiert werden kann.

Die Wirkungsspektren der einzelnen Opioide sind nicht detailliert untersucht. Bekannt ist nur, daß unter einer Behandlung mit Methadon,

Relative Rangordnung der Opioidrezeptoraffinität verschiedener Opioide zu μ-, δ-
und ϰ-Opioidrezeptoren. (Mod. nach [10]

μ-Opioidrezeptor:
Sufentanil, Buprenorphin > Fentanyl, Methadon, Morphin;
Fentanyl, Methadon, Morphin > Alfentanil > Pethidin.

ϰ-Opioidrezeptor:
Buprenorphin, Sufentanil > Morphin, Methadon, Fentanyl;
Morphin, Methadon, Fentanyl > Pethidin > Fentanyl.

δ-Opioidtrezeptor:
Buprenorphin, Pethidin, Morphin > Fentanyl.

Alfentanil und Buprenorphin keine Harnretention auftritt und daß die
Wirkung von Fentanyl auf das Harnverhalten geringer ist als die von
Morpin [8]. Eine Buprenorphinbehandlung ist nicht mit dem Auftreten
von Pruritus behaftet [8]. Das ideale Opioid sollte nur die Opioidrezeptoren besetzen, die eine Analgesie bewirken und alle Rezeptortypen
aussparen, die Nebenwirkungen hervorrufen. Ein solches Opioid gibt
es derzeit noch nicht.

Stellenwert der oralen Morphinbehandlung

Das am häufigsten eingesetzte Opioid der WHO-Stufe 3 ist Morphin.
Der einfachste Applikationsweg bei der Krebsschmerzbehandlung ist
die orale Verabreichung. Die zur Schmerztherapie erforderliche Morphindosis muß individuell ermittelt werden. Die Morphindosierung ist
nach oben hin nicht limitiert. Die Höchstdosis richtet sich nach der
Verträglichkeit. Treten unerträgliche Morphinnebenwirkungen auf,
kann über invasive Applikationswege, z.B. die rückenmarknahe Morphinbehandlung, die Morphinzufuhr etwa auf $^1/_5$ bis $^1/_{10}$ (bei peridualer

Tabelle 4. Mittlere Dissoziationshalbwertszeit verschiedener Opioide vom Opioidrezeptor. (Nach [10])

Opioid	Mittlere Dissoziationshalbwertszeit (min)
Morphin	3,3
Alfentanil	> 1
Fentanyl	1,9
Sufentanil	11
Buprenorphin	166

Applikation) oder $^1/_{100}$ (bei intrathekaler Applikation) reduziert werden [9].

Konventionelle orale Morphinlösungen müssen im 4-h-Rhythmus appliziert werden, damit die Morphinkonzentrationen im Plasma im therapeutischen Bereich bleiben [24]. Aufgrund der First-pass-Metabolisierung gelangt nur etwa 30–40 % einer oral verabreichten Dosis als bioverfügbare Morphinmenge in den Körper [31]. Durch moderne galenische Technologie gelang es, Morphin-Retardtabletten zu entwickeln, die über 8–12 h (MST^R) und sogar bis zu 24 h (MST Continus long^R) einen Plasmaspiegel garantieren, der innerhalb einer therapeutisch effektiven Bandbreite liegt. Durch die Gabe der Morphinretardpräparate wird im Steady State das Ausmaß an Nebenwirkungen aufgrund hoher Plasmaspiegel oder ein durchbrechender Schmerz aufgrund eines niedrigen Plasmaspiegels verhindert [24]. Die Notwendigkeit der für MST nur 2- bis 3maligen Applikation [15, 20, 38] stellt eine große Erleichterung für die Therapie dar, insbesondere da die nächtliche Morphineinnahmen entfallen [1, 37]. Allerdings eignen sich die Morphinretardtabletten nicht zur schnellen Adaptation bei akut auftretenden Schmerzen, so daß bei der Einstellung auf orales Morphin kurzwirksame Morphinpräparate verfügbar sein sollten [21]. Die bioverfügbaren Morphinmengen aus den Retardtabletten unterschiedlicher Morphingehalts sind in Relation annähernd gleich, so daß die individuelle Dosis aus den bereitstehenden Morphinretardtabletten zusammengesetzt werden kann [27]. Obwohl die Herstellungskosten der Retardpräparate weit über denen von Morphinlösungen liegen (2,32 $ vs. 0,48 $), verteuert sich die Behandlung im terminalen Krebsstadium durch die Retardpräparate nicht, da sich die Pflegekosten durch die zweimalige Applikation reduzieren (2,86 $ vs. 10,20 $) [18].

Nebenwirkungen der oralen Morphintherapie umfassen Obstipation, Sedierung, Nausea und Erbrechen, evtl. Verwirrtheit und Delir. Läßt nach einigen Tagen der zentrale depressive Morphineffekt nicht nach, muß die Therapiestrategie geändert werden (s. Übersicht). Im allge-

Therapiestrategie bei starker morphinebedingter zentraler Dämpfung (Mod. nach [6]:

- Absetzen aller zentral wirksamen, nicht unbedingt notwendigen Medikamente.
- Bei suffizienter Analgesie: Reduktion der Morphindosis um etwa 25 %, evtl. additive Gabe eines Nichtopioids oder Adjuvans.
- Bei insuffizienter Analgesie: additive Gabe eines antriebssteigernden Psychopharmakons.
- Umstellen auf eine peridurale oder intrathekale oder intraventrikuläre Behandlung, Anwendung anderer invasiver Verfahren.

meinen bessert sich das mentale und psychische Befinden der Patienten im Verlauf der Behandlung mit Opioiden. Dies wurde durch Reaktionstests bei Patienten vor und nach Beginn der Morphintherapie belegt [23]. Bei anhaltender Übelkeit wird die gleichzeitige Verabreichung eines Antiemetikums, bei Obstipation die Gabe von Laxanzien erforderlich. Die Gefahr des Auftretens einer Atemdepression, einer Abhängigkeit oder Toleranzentwicklung ist offenbar nur minimal [6, 21]. Vorsicht ist geboten, wenn der zentrale Schmerzinput plötzlich nach Durchführung einer neurolytischen oder anderen Verfahrens ausbleibt. Dann kann bei Beibehaltung der Morphindosis eine Atemdepression auftreten [5, 22, 39]. Im allgemeinen läßt sich eine Atemdepression durch Naloxongabe rasch antagonisieren. Selten ist aufgrund einer morphinbedingten Harnretention eine Blasenkatheterisierung notwendig. Bei 76 Krebspatienten, traten unter der oralen Morphinretardbehandlung [im Mittel 81 mg Morphin zu Beginn bis z.T. 180 mg (60–240 mg/Tag) Morphin über einen Zeitraum von etwa 55 Tagen] folgende Nebenwirkungen auf: Schwindel 21 %, Übelkeit 11 %, Erbrechen 8 %, Obstipation 8 %, Verwirrtheit 7 %, Halluzinationen 3 % [33]. Bei einer anderen Untersuchung, bei der im Mittel 230 mg retardiertes Morphin über 19 Monate appliziert wurde, war das Auftreten der Obstipation der gravierendste unerwünschte Effekt. Eine Abhängigkeitsentwicklung wurde bei keinem Patienten beobachtet [42].

Tabelle 5. Orale Adjuvanzien der Schmerztherapie ([a] bei gleichzeitiger Verabreichung mit sauren antiphlogistischen, antipyretischen Analgetika erhöhtes Risiko für Magen-Darm-Nebenwirkungen, [b] nicht bei Knochenmarksdepression, [c] nicht bei Patienten mit Herzrhythmusstörungen, [d] via Zerstäuber). (Nach [7])

Adjuvanzien	Beispiel	Handelsname	Dosierung
Kortikosteroide[a]	Dexametason	Fortecortin	1 – 2 mg/Tag (bis 100 mg/Tag)
Psychostimulanzien	Methylphenidat	Ritalin	10 – 30 mg/Tag
Antikonvulsiva	Carbamazepam[b]	Tegretal	200 – 1000 mg langsamer Dosisaufbau
Muskelrelaxanzien	Methocarbamol	Ortoton	1- bis 3mal 750 mg
Trizyklische Antidepressiva	Amitryptilin	Saroten	3mal 10 mg evtl. mehr
Lokalanästhetika[c]	Mexiletin	Mexitil	100 – 900 mg/Tag
Clonidin		Catapresan	Dosis empirisch festlegen
Baclofen		Lioresal	15 mg/Tag, evtl. steigern auf 30 – 90 mg
Clodronsäure		Bonefos	1600 – 3200 mg/Tag
Kalzitonin		Karil	100 – 200 IU/Tag intranasal[d]
Somatostatin	Octreotid	Sandostatin	0,3 mg/Tag s.c.

Therapie bei opioidresistenten Schmerzen

Bei etwa 10 % der Patienten mit Krebsschmerzen bestehen Schmerzen, die nicht auf Morphin ansprechen [33]. Bei opioidresistenten Schmerzen [21] treten adjuvante medikamentöse Therapien (Tabelle 5) und invasive Therapieverfahren in den Vordergrund [11]. Kortikosteroide sind indiziert bei Tumorinfiltrationen und -kompressionen, intrakranieller Druckerhöhung, Knochenmetastasen und Lymphödemen.

Bei starker Sedierung können Psychostimulanzien anregend wirken. Bei Muskelverspannungen tragen Muskelrelaxantien zur Schmerzlinderung bei. Trizyklische Antidepressiva und orale Lokalanästhetika sind bei neuropathischen Schmerzen indiziert, evtl. auch Antikonvulsiva, Clonidin oder Baclofen. Bei Knochenschmerzen empfiehlt sich die additive Gabe von Biphosphonaten, z. B. Clodronsäure oder von Calzitonin. Gelegentlich kann durch subkutane Verabreichung des Somatostatinanalogs Octreotid eine wirksame Schmerzlinderung erzielt werden [12].

Wird mit diesen Maßnahmen keine suffiziente Schmerzlinderung erzielt, sollte das Spektrum der invasiven Therapien in Betracht gezogen werden: die neurolytischen Blockaden des Ganglion stellatum, des Plexus coeliacus und anderer sympathischer Ganglien, die Rhizotomie, die Chordotomie, die rückenmarknahe und die intraventrikuläre Therapie etc. [3, 4].

Literatur

1. Arkinstall WW, Goughnour BR, White JA, Stewart JH (1989) Control of severe pain with sustained-release morphine tablets v. oral morphine solution. Can Med Assoc J 140: 653–661
2. Arner S, Arner B (1985) Differential effects of epidural morphine in the treatment of cancer related pain. Acta Anaesthesiol Scand 29: 32–36
3. Arter OE, Racz GB (1990) Pain Management of the oncologic patient. Semin Surg Oncol 6: 162–172
4. Ashburn MA, Lipman AG (1993) Management of pain in the cancer patient. Anesth Analg:76: 402–16
5. Bigler D, Eriksen J, Christensen CB (1984) Prolonged respiratory depression caused by slow release morphine. Lancet I: 1477
6. Cherny NI, Portenoy RK (1993) Cancer Pain Management. Cancer 72: 3393–3415
7. Cherny NI, Portenoy RK, Raber M, Zenz M (1995) Medikamentöse Therapie von Tumorschmerzen. Schmerz 9: 55–69
8. Chrubasik J, Chrubasik S, Mather L (1993) Postoperative epidural opioids. Springer, Berlin Heidelberg New York Tokyo
9. Chrubasik S (1995) Control of intractable pain by spinal opioids. Pain Digest 5: 14–19

10. Chrubasik S, Chrubasik J (1995) Dtsch Med Wochenschr 120: 67–69
11. Chrubasik S, Chrubasik J (1995) Dtsch Med Wochenschr 120: 70–72
12. Chrubasik S, Ziegler R (1995) May the somatostatin analogue octrotide play a role in the treatment of pain. Pain Clinic, in press
13. Cleeland CS,. Gonin R, Hatfield AK, Edmonson JH, Blum RH, Stewart JA, Panya KJ (1994) Pain and its treatment in outpatients with metastatic cancer. N Engl J Med 330: 592–596
14. Cousins MJ (1993) The Pain Clinic and cancer pain treatment. In: Chrubasik J, Chrubasik M, Cousins M, Martin E (eds) Advances in pain therapy I. Springer, Berlin Heidelberg New York Tokyo, pp 1–7
15. Finn JW, Walsh D, MacDonald N, Bruera E, Krebs LU, Shepard KV (1991) Placebo-blinded study of morphine sulfate sustained release tablets and immediate-release morphine sulfate solution in outpatients with chronic pain due to advanced cancer. J Clin Oncol 11: 967–972
16. Foley KM (1985) The treatment od cancer pain. N Engl J Med 313: 84–95
17. Gatzemeier U, Groth G, Munski T (1989) Verbesserung der Lebensqualität bei Patienten mit fortgeschrittenem Bronchialkarzinom durch optimierte Schmerztherapie mit Dihydrokodein-Retardtabletten (DHC). In: Dethlefsen U (Hrsg) Chronischer Schmerz – Therapiekonzepte. Springer, Berlin Heidelberg New York Tokyo, S 90–96
18. Goughnour BR (1991) Cost considerations of analgesic therapy: an analysis of the effects of dosing frequency and route of administration. Postgrad Med J 67 [Suppl 2]: S 87–89a
19. Grond S, Zech D, Schug SA, Lynch J, Lehmann K (1991) Validation of world health organization guidelines for cancer pain relief during the last days and hours of life. J Pain Symptom Management 6: 411–422
20. Hanks GW (1989) Controlled-release morphine (MS-Contin) in advanced cancer. Cancer 63: 2378–2382
21. Hanks GW, Justins DM (1992) Cancer pain: management. Lancet 339: 1031–1036
22. Hanks GW, Twycross RG, Lloyd JW (1981) Unexpected complication of successful nerveblock. Anaesthesia 36: 37
23. Hartmann N, Zenz M (1986) Opiate und Fahrtüchtigkeit. In: Doenicke A (Hrsg) Schmerz – eine interdisziplinäre Herausforderung. Springer, Berlin Heidelberg New York Tokyo, S 160–166
24. Hasselström J, Alexander N, Bringel C, Svensson JO, Säwe J (1991) Single-dose and steady-state kinetics of morphine and its metabolites in cancer patients – a comparison of two oral formulations. Eur J Clin Pharmacol 40: 585–591
25. Heyman JS, Vaught JL, Mosberg HL, Haaseth RC, Porreca F (1989) Modulation of μ-mediated antinociception by δ agonists in the mouse. Selective potentiation of morphine and nor-morphine by (D-Pen-2, D-Pen-5)enkephalin. Eur J Pharmacol 165: 1
26. Jorgensen L, Mortensen MB, Jensen NH, Eriksen J (1990) Treatment of cancer pain patients in a multidisciplinary pain clinic. The Pain Clinic 3: 83–89
27. Kaiko RF, Grandy RP, Oshlack B et al. (1989) The United States experience with oral controlled-release morphine (MS Contin Tablets). Cancer 63: 2348–2354
28. Levy MH (1985) Pain management in advanced cancer. Semin Oncol 12: 394–410
29. Pert CB, Snyder SH (1973) Opiate receptor: demonstration in nervous tissue. Science 179: 1011–1014
30. Rawal N, Hylander J, Arner S (1993) Management of terminal cancer pain in Sweden: a nationwide survey. Pain 54: 169–179

31. Säwe J, Dahlström B, Paalzow L, Rane A (1981) Morphine kinetics in cancer patients. Clin Pharmacol Ther 30: 629–635
32. Takeda F (1986) Results of field testing in Japan of WHO draft interim guidelines on relief of cancer pain. Pain Clin 1: 83–189
33. Tsuneto S, Hayashi A, Miyazaki M, Kashiwagi T (1991) A clinical survey of controlled-release morphine sulphate for cancer pain relief in a Japanese hospice. Postgrad Med J 67 [Suppl. 2]: S 79–S 81
34. Twycross RG (1982) Ethical and clinical aspects of pain treatment in cancer patients. Acta Anaesth Scand [Suppl 74]: 231–232
35. Ventafridda V, Tamburini M, Caraceni A, De Conno F, Naldo F (1987) A validation study of the WHO method for cancer pain. Cancer 59: 850–856
36. Walker VA, Hoskin PJ, Hanks GW, White ID (1988) Evaluation of WHO analgesic guidelines for cancer pain in a hospital based palliative care unit. J Pain Symptom Management 3: 145
37. Walsh TD, MacDonald N, Bruera E, Shepard KV, Michaud M, Zanes R (1989) A controlled study of sustained release morphine sulphate tablets from advanced cancer. Am J Clin Oncol 15: 268–272
38. Warfield CA (1989) Evaluation of dosing guidelines for the use of oral controlled-release morphine (MS Contin Tablets). Cancer 63: 2360–2364
39. Wells CJ, Lipton S, Labverta J (1984) Respiratory depression after percutaneous cervical antero-lateral cordotomy in patients on slow-release oral morphine. Lancet I: 739
40. World Health Organization (1986) Cancer pain relief. World Health Organization, Geneva
41. World Health Organization (1990) Cancer pain relief and palliative care. World Health Organization, Geneva
42. Zenz M, Strumpf M, Tryba M, Röhrs E, Steffmann B (1989) Retardiertes Morphin zur Langzeitbehandlung schwerer Tumorschmerzen. Dtsch Med Wochenschr 114: 43–47

Die Behandlung chronischer Krebsschmerzen mit rückenmarknah applizierten Opioiden

S. Chrubasik, J. Chrubasik

Die rückenmarknahe (spinale: peridurale, intrathekale) Gabe von Opioiden stellt eine alternative Methode zur Behandlung unerträglicher Krebsschmerzen dar [20]. Eine in Schweden durchgeführte Untersuchung an 768 Patienten, die über 124 Tage beobachtet wurden, weist darauf hin, daß diese Methode bei der Behandlung chronischer unerträglicher Schmerzen, insbesondere maligner Genese, inzwischen allgemeine Anerkennung gefunden hat [4]. Leider wurde die Qualität der Schmerzlinderung unter der periduralen oder intrathekalen Applikation von Opioiden bei den untersuchten Patienten, mit Ausnahme der Patienten, die an Schmerzen benigner Genese litten, nicht aufgezeichnet. Nur 7 der 13 Patienten berichteten über eine ausgezeichnete oder gute Schmerzlinderung unter periduraler Langzeitmorphingabe; ein einziger Patient war über einen Zeitraum von 6 Monaten schmerzfrei [4].

Eine Durchsicht der Literatur bestätigt, daß die spinale Opioidapplikation nicht immer zu einer hervorragenden Schmerzlinderung führt. Obwohl bei den meisten Patienten zumindest eine gewisse Schmerzlinderung erzielt werden konnte, war die Qualität der Analgesie bei 363 von 1577 Patienten unter periduraler Opioidgabe (Tabelle 1) und bei 103 von 362 Patienten unter intrathekaler Opioidgabe (Tabelle 2) unzureichend. Angesichts des kurzen mittleren Beobachtungszeitraumes von ca. 3 Monaten unter der periduralen und 6 Monaten unter der intrathekalen Opioidinstillation ist anzunehmen, daß die Versagerquote der spinalen Opioidbehandlung aufgrund technischer Probleme und unerwünschter Wirkungen mit der Behandlungsdauer zunehmen wird (Tabelle 3). Eine Durchsicht der Literatur offenbart, daß die Auswahl der Patienten zur spinalen Opioidgabe nicht immer nach genau definierten Kriterien erfolgte. Wir nehmen daher an, daß eine strenge Auswahl der Patienten die Erfolgsrate der spinalen Langzeitopioidbehandlung steigern könnte.

Tabelle 1. Erfolgsrate bei periduraler Opioidapplikation (*CCP* chronische Krebsschmerzen, *CNMP* chronische Schmerzen nichtmaligner Genese)

Anzahl der Patienten mit CCP/CNMP	Ausgezeichnete oder ausreichende Schmerzlinderung	Mittlere Behandlungsdauer (Tage, Bereich)	Literatur
114/36	81	49 (7–379)	[9]
94/11	70	65 (7–283)	[23]
225/0	133	47 (7–420)	[30]
145/83	155	48 (7–443)	[37]
24/20	18/12	54/19 (6–129/3–47)	[52]
284/11	256/5	96/155 (1–1215)/?	[61]
154/0	108	? (21–501)	[68]
35	27/8	101 (10–333)	[66]

Tabelle 2. Erfolgsrate der Behandlung mit intrathekaler Opioidgabe bei chronischen Schmerzen und Schmerzen nichtmaligner Genese

Anzahl der Patienten (n)	Qualität der Analgesie			Mittlere Behandlungsdauer (Bereich)	Literatur
	Ausgezeichnet (n)	Gut (n)	Unzureichend (n)		
62	46		16	Anfangstest	[74]
23	19	2	2	4,5 Monate (12–1500 Tage)	[7]
27	5	18	4	(1–13 Monate)	[21]
40	27	9	4	7 Monate (2–24 Monate)	[38]
12		3	9	6 Monate (bis zu 2 Jahren)	[44]
35	17	11	7	5 Monate	[58]
17		15	2	147 Tage (6–961 Tage)	[61]
14	7	4	3	3 Monate (1–23 Monate)	[64]
53	28		25	46 Tage (1–231 Tage)	[70]
23		12	11	8 Wochen (1–26 Wochen)	[71]
37[b]		28		231 Tage (30–1320)	[33]
65		39	26	19 Wochen (4–60 Wochen)	[31]
43[a]		28	25	Innerhalb von 2 Jahren	[5]
5[a]			5	12 Wochen	[20]
8[a]	4		4	21 Monate	[58]

[a] Schmerzen nichtmaligner Genese (alle anderen maligner Genese)
[b] 2 Patienten mit nichtmalignem Schmerz.

Tabelle 3. Komplikationsrate unter rückenmarknaher Opioidbehandlung

| | Katheter | | Porthsystem | Katheter + |
	perkutan	untertunnelt		Porthsystem
Anzahl	414	431	406	326
Verstopfung	13 %	13 %	10 %	2 %
Infektion	12 %	14 %	8 %	4 %
Schmerz bei Injektion	8 %	1 %	9 %	2 %
Verrutschen der Katheterspitze	21 %	3 %	1 %	10 %
Undichtigkeit	4 %	0,5 %	10 %	3 %
Literatur	[24, 25, 27, 77]	[24, 25, 28, 49, 69]	[6, 25, 32, 61, 69]	[40, 25, 30, 31]

Kriterien für die Patientenauswahl

Chronische Schmerzen können multifaktorielle Ursachen haben. Eine sorgfältige Analyse der Schmerzcharakteristik hinsichtlich Art, Genese, Häufigkeit des Auftretens und Dauer des Bestehens der Schmerzen erlaubt bereits eine Voraussage, ob die Schmerzen auf spinal applizierte Opioide ansprechen [3]. Viele sog. neuropathische und psychogene Schmerztypen sind nicht analgetisch behandelbar und opioidrefraktär [4]. Am besten sprechen kontinuierliche Schmerzen, die aus tiefen somatischen Geweben stammen, auf Opioide an. Bei gleichzeitig bestehenden kontinuierlichen viszeralen Schmerzen oder intermittierenden Schmerzen aus somatischen Geweben, wie sie z.B. bei pathologischen Frakturen beobachtet werden, ist die Prognose für die spinale Opioidtherapie sehr viel schlechter. Kutane Schmerzen von Geschwüren und Fisteln oder intermittierende Schmerzen, die von intestinalen Obstruktionen ausgehen, sprechen nur in Ausnahmefällen auf die spinale Opioidgabe an [3]. Die Analyse der Schmerzcharakteristik kann jedoch schwierig sein, da eine Nervenbeteiligung bei ausstrahlenden Krebsschmerzen nur bei vorhandenen neuropatischen Läsionen objektiviert werden kann, die sich aber evtl. erst nach einiger Zeit nachweisen lassen [63]. Auch läßt sich nicht immer eindeutig zwischen viszeralen Schmerzen und Schmerzen durch Aktivierung somatischer Nerven aus der Nähe des erkrankten Organs unterscheiden [63]. In Fällen, in denen eine Schmerzlinderung durch die spinale Opiodgabe nicht gesichert ist, kann die spinale Applikation eines Placebo zur Klärung der Situation beitragen.

Eine spinale Opioidbehandlung sollte insbesondere dann in Betracht gezogen werden [73], wenn die Schmerzen des Patienten auf Opioide ansprechen und durch konventionelle Behandlung (z.B. chirurgische oder medikamentöse Behandlung) nicht ausreichend gelindert werden können oder wenn die Schmerzen ein solches Ausmaß erreicht haben, daß sie im Leben des Patienten dominieren. Auch wenn die zur Schmerzbehandlung erforderliche systemische Opioidgabe mit unerträglichen unerwünschten Wirkungen verbunden ist, sind spinal applizierte Opioide eine Alternative. Die spinale Opioidinstillation ist besonders dann indiziert, wenn eine Vorbehandlung mittels Rhizotomie, Chordotomie, zerebraler oder spinaler Stimulation erfolglos war. Der Patient muß sein Einverständnis zur spinalen Opioidbehandlung geben und über potentielle unerwünschte Wirkungen und Komplikationen unterrichtet sein. Darüber hinaus muß der psychische Status des Patienten die Implantation des geplanten Dosiergerätes erlauben. Zu berücksichtigen sind auch Agressionen oder Depressionen, die mittels pharmakologischer und/oder psychologischer Behandlungsmethoden oft zusätzlich zu der spinalen Analgesie therapiert werden müssen.

Schmerzen, die nicht auf Opioide ansprechen oder Nichtakzeptanz der Methode seitens des Patienten sind Kontraindikationen der spinalen Opioidbehandlung. Des weiteren sind Patienten, die an einer generalisierten Sepsis oder Entzündung im Bereich der geplanten Implantation leiden, ebenso wie Patienten, die unter einer Antikoagulanzientherapie stehen, von der spinalen Opioidbehandlung auszuschließen [73].

Wahl des Systems zur spinalen Opioidabgabe

Die Kalkulation der Kosten der spinalen Opioidbehandlung bei 63 an unerträglichen Krebsschmerzen leidenden Patienten machte deutlich, daß die spinale Opioidinstillation bei der Langzeitbehandlung zwar teuer ist (die Kosten liegen pro Tag bei ca. US $30), daß sie sich aufgrund des guten Behandlungserfolges aber dennoch rentiert [54]. Der psychische und physische Status des Patienten bleibt stabiler als bei anderen palliativen Behandlungsmaßnahmen und die Patienten sind aufgrund des geringeren Opioidbedarfs in geringerem Maße auf Hilfe von seiten Dritter angewiesen. Um die Kosten der Behandlung in einem vernünftigen Rahmen zu halten, bedarf es der sorgfältigen Auswahl des Systems, unter Berücksichtigung der Lebenserwartung des Patienten.

Perkutane Katheter

Perkutane Katheter (Abb. 1) bieten bei der terminalen Behandlung unerträglicher Schmerzen den Vorteil, daß sie geringe Kosten verursachen und einfach einzuführen sind. Dennoch kann die Verwendung perkutaner Katheter aufgrund des relativ hohen Ausmaßes an Komplikationen wie Abknicken, Auslaufen, Brechen, Verstopfung oder Katheterdislokation bei Behandlungen über einen längeren Zeitraum nicht uneingeschränkt empfohlen werden. Durch bakterielle Filter, die mit dem periduralen Katheter verbunden sind, wird das Infektionsrisiko herabgesetzt.

Subkutane Katheter

Durch subkutane Untertunnelung des Katheters lateral zur vorderen Thoraxwand oder zur Iliakaregion wird der Entstehung von lokalen Infektionen im Bereich des Periduralraumes und damit einer periduralen Sepsis vorgebeugt [9]. Von den 100 Patienten, die während eines geschätzten mittleren Zeitraumes von 50 Tagen mit Hilfe subkutaner Katheter behandelt wurden, benötigten ca. 30 % der Patienten mehr als einen Katheter [8]. Gründe für einen Austausch des periduralen Kathe-

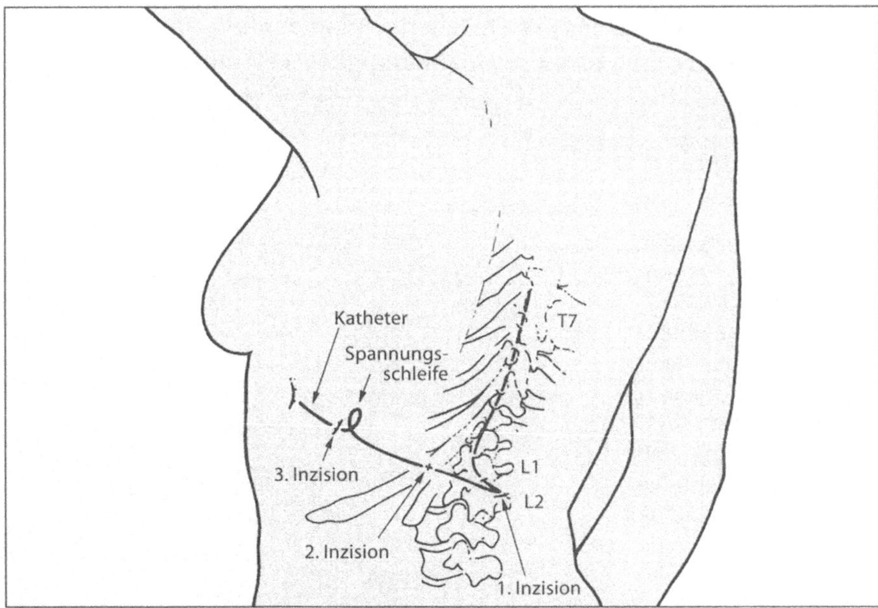

Abb. 1. Perkutaner Spinalkatheter

ters waren z.B. ein Liquoraustritt aus dem Extraduralraum (7 %), Schmerzen bei der Injektion (11 %), funktionelle Störungen (5 %) und Infektionen (3 %) [8].

Implantierbare Reservoire

Entspricht die Lebenserwartung eines Patienten mehreren Monaten, sollte der subkutane Katheter mit einem subkutanen Reservoir verbunden werden (Abb. 2 und 3). Zur Senkung des Komplikationsrisikos bedarf es jedoch noch Verbesserungen bei der Kathetertechnologie und der Technologie der Portsysteme. Implantierbare Reservoire müssen folgende Eigenschaften aufweisen: Sie müssen einfach palpabel, einfach zu injizieren und relativ kostengünstig sein und es müssen mindestens 1000 Injektionen durch die Haut möglich sein [10]. In einer Studie war bei ca. 4 % der behandelten Patienten aufgrund einer Blockierung im Portsystem die Entfernung des Reservoirs erforderlich [10].

Extern tragbare Dosiergeräte

Eine extern tragbare Pumpe (Abb. 4) kann mit dem subkutanen Katheter oder dem implantierten Reservoir mittels einer speziellen Nadel, die durch die Haut eingeführt wird, konnektiert werden [11]. Dadurch entsteht ein weitgehend geschlossener Kreislauf. Dies ermöglicht es dem Patienten, den Perfusor zum Duschen, Ankleiden etc. zu diskonnektieren, wodurch er eine größere Unabhängigkeit gewinnt.

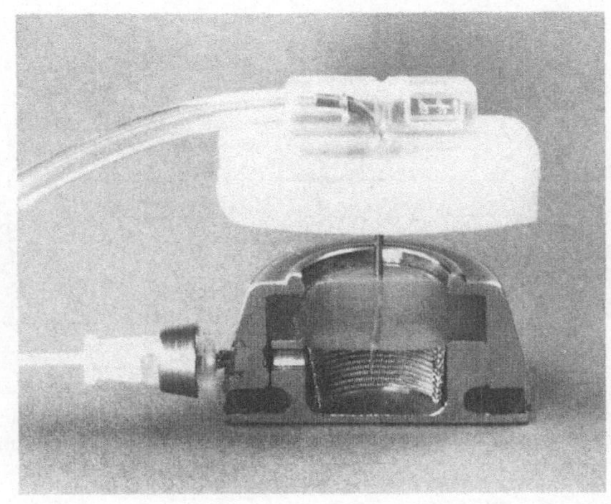

Abb. 2.
Mit einem Portsystem (Querschnitt) verbundener Intrathekalkatheter. Die Opioidlösung wird nach Punktion durch die Haut in das Portsystem injiziert, z.B. mittels einer speziellen Nadel (*oberer Teil* der Abbildung)

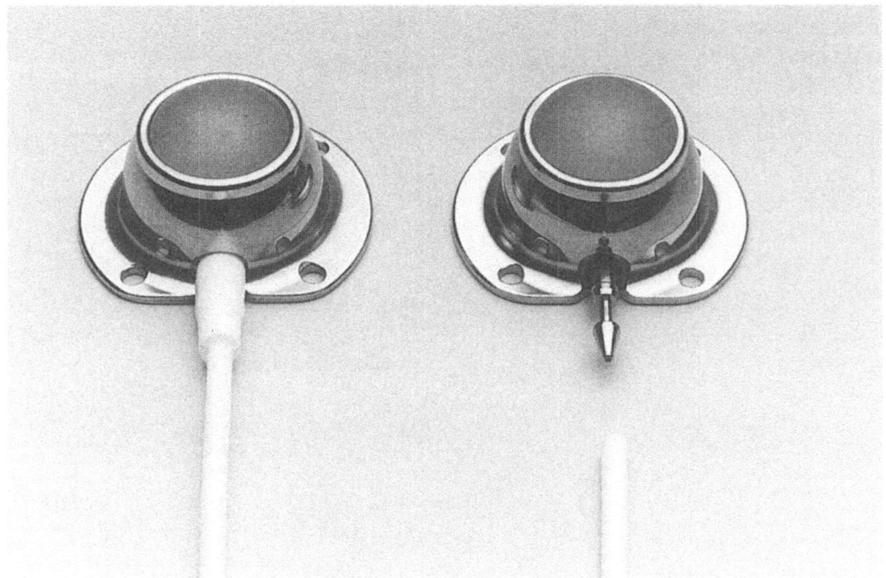

Abb. 3. Kompletter Port

Es besteht ein großer Unterschied zwischen der spinalen Opioidinfusion mit konstanter Flowrate und der kontinuierlichen bedarfsgesteuerten spinalen Opioidinfusion. Letztere bietet dem Patienten die Möglichkeit zeitlich limitierter Extrainfusionen zusätzlich zur basalen Infusionsrate nach Bedarf, z. B. in Abhängigkeit von der täglichen Fluktuation des Opioidbedarfs oder bei zunehmender Opioidtoleranz [11]. Im Vergleich zu der periduralen Infusion mit konstanten Basalraten, kann die Opioidzufuhr bei der bedarfsangepaßten periduralen Infusion etwa 30 % niedriger gehalten werden [43]. Da bei der spinalen Opioidinstillation ein abnehmender Opioidbedarf erkannt wird, kann gelegentlich wieder auf eine orale Medikation umgestellt werden [16].

Implantierbare Dosiergeräte

Die Implantation eines Dosiergerätes (Abb. 5 und 6) ist ein größerer chirurgischer Eingriff. Dennoch sind implantierbare Dosiergeräte, insbesondere solche, die programmierbar sind, bei der spinalen Langzeitopioidbehandlung vorzuziehen, da das Ausmaß an Komplikationen geringer ist als bei nach außen abgeleiteten Kathetern. Die hohen Anschaffungskosten bei nur einmaliger Nutzung des Gerätes beschränken die Anwendung implantierbarer Dosiergeräte auf Patienten mit einer längeren Lebenserwartung. Es bedarf zudem einer

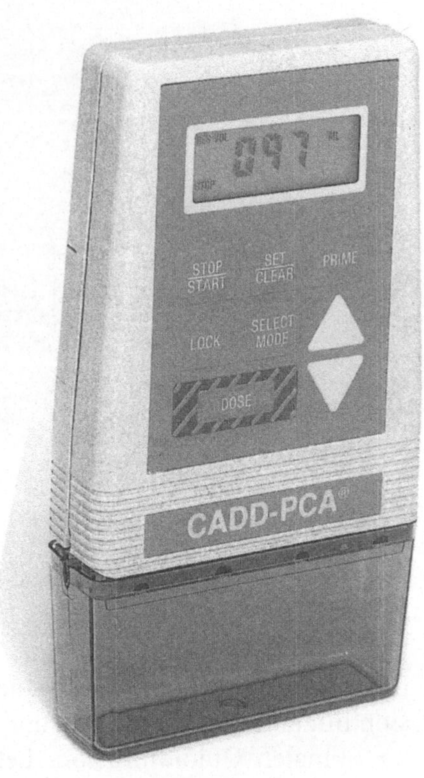

Abb. 4.
Beispiel einer extern
tragbaren Pumpe

Erleichterung des Nachfüllens der Reservoire durch technische Weiter-
entwicklungen.

Beschreibung der Implantationstechnik

Das Einführen des Katheters in den Spinalraum kann in Seitenlage,
Bauchlage oder sitzend erfolgen. Die Position sollte für den Patienten
bei der etwa 15–20 min andauernden Implantation eines subkutanen
Katheters bequem sein, ebenso bei der Implantation eines Portsystems
(Dauer ca. 30 min) oder bei der Implantation eines Dosiergerätes
(Dauer mindestens 1 h). Ein versiertes Operationsteam benötigt für die
Implantation evtl. eine kürzere Zeitspanne; in diesem Fall werden nur
geringere Mengen zusätzlicher Narkotika oder Sedativa benötigt [72].
  Nach aseptischer Präparation der Haut, einschließlich der Untertun-
nelungsstelle und der Katheteraustrittsstelle, wird nach Infiltration mit
Anästhetika und Hautinzision eine Tuohy-Nadel in den Spinalraum

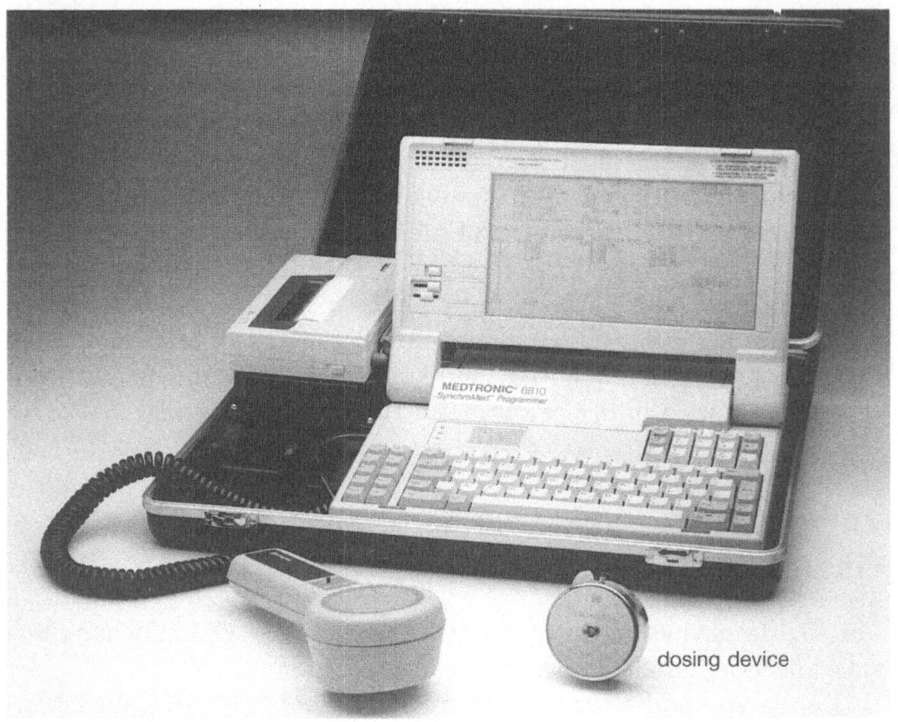

Abb. 5. Beispiel eines implantierbaren Dosiergerätes mit Programmierer

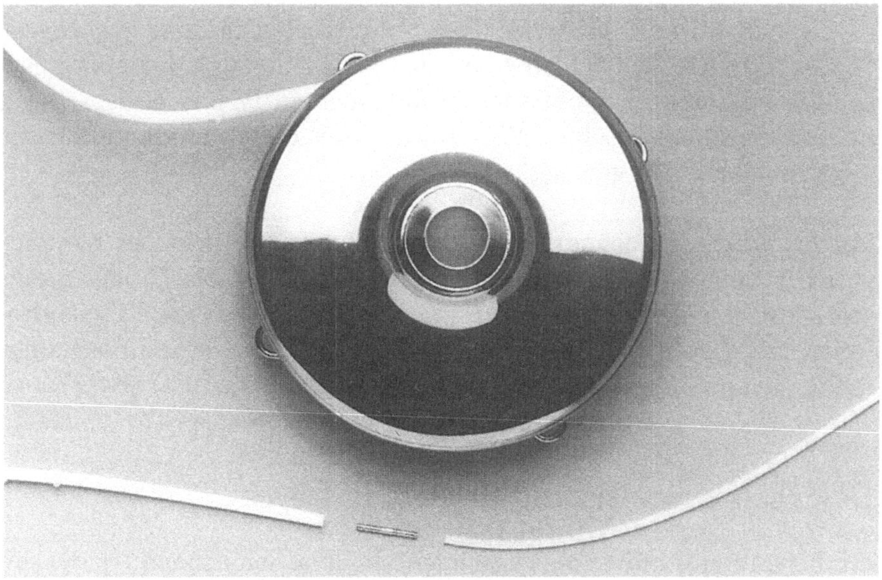

Abb. 6. Beispiel eines implantierbaren Dosiergerätes ohne Programmierer

lumbal oder thorakal eingeführt. Der Katheter wird dann durch die
Tuohy-Nadel geschoben und einige Zentimeter in den Peridural- oder
Intrathekalraum plaziert [6]. Nach der Entfernung der Tuohy-Nadel
wird ein Untertunnelungsgerät durch das subkutane Gewebe von der
gewünschten Katheteraustrittsstelle bis zur Einschnittsstelle der Tuohy-
Nadel eingeführt, nachdem das subkutane Gewebe zuvor mit Lokalanästhetika infiltriert wurde. Das Untertunnelungsgerät wird vorsichtig
zurückgezogen, bis die Katheterspitze sich außerhalb der Haut befindet. Dann kann nach Vorbereitung einer kleinen subkutanen Tasche ein
subkutanes Reservoir oder ein implantierbares Dosiergerät am distalen
Ende des Katheters implantiert und konnektiert werden. Der chirurgische Eingriff wird in der gewohnten Art und Weise beendet.

Zu beachtende Punkte vor der Implantation eines Dosiergerätes

Vor der Implantation eines Gerätes zur spinalen Opioidbehandlung
sind folgende Punkte zu bedenken [73]:
1) Der Patient und seine Familie müssen über den Eingriff, die erwarteten Ziele und die potentiellen unerwünschten Wirkungen ausführlich unterrichtet werden.
2) Das Opioid und seine Dosierung müssen festgelegt werden.
3) Über den täglichen periduralen oder intrathekalen Opioidbedarf,
   die subjektiven Schmerzangaben unter der Behandlung, das Niveau
   der Aktivität, den Schlafbedarf, den Bedarf an zusätzlichen Analgetika oder zentral wirkenden Medikamenten (z.B. Antidepressiva)
   und die unerwünschten Wirkungen unter der Behandlung müssen
   Aufzeichnungen gemacht werden.

Vor der Implantation muß der schmerzlindernde Effekt der Methode
gesichert sein. Nur so kann vermieden werden, daß bei Patienten eine
erfolglose spinale Opioidbehandlung eingeleitet wird [73]. Es gibt Hinweise, daß die gleichzeitige spinale Gabe von Opioiden und Lokalanästhetika bei opioidrefraktären Krebsschmerzen wirksam ist [65].

Ursachen eines Behandlungsmißerfolges

Ein Behandlungsmißerfolg kann folgende Ursachen haben [73]: die spinale Injektion erfolgt nicht an der richtigen Stelle; ungenügende
Opioiddosierung oder opioidresistenter Schmerz; psychische Gründe

wie Depressionen oder der Gebrauch des Schmerzes als Mittel, um die Aufmerksamkeit der Umgebung zu erhalten; fortschreitende Toleranzentwicklung gegen Opioide oder physische Abhängigkeit.

Opioidwahl

Morphin

Das hydrophile Morphin besitzt eine starke intrinsische analgetische Aktivität. Der peridurale Morphinbedarf ist etwa um das 10fache geringer als der intravenöse Morphinbedarf [19, 67], aber etwa um das 10fache höher als der intrathekale Morphinbedarf [41]. Morphin eignet sich dementsprechend zur spinalen Applikation. Da Morphin im Liquor akkumuliert [15], ist das Risiko des Auftretens einer Atemdepression bei intermittierender periduraler Morphinbolusgabe höher als bei kontinuierlicher Titration des Morphins in den Peridural- oder Intrathekalraum [12].

Methadon

Obwohl die Affinität des lipophilen Methadons zum μ-Opioidrezeptor etwa der des Morphins entspricht, ist seine intrinsische analgetische Aktivität sehr viel schwächer. Im Vergleich zu Morphin wird daher mehr Methadon zur spinalen Opioidanalgesie benötigt, und zwar je näher Methadon an das Rückenmark plaziert wird: peridural appliziertes Methadon hat eine etwa 2fach geringere Wirkung als peridural appliziertes Morphin [19, 29], die analgetische Potenz intrathekal verabreichten Methadons ist hingegen mehr als 10fach geringer als die von Morphin [41, 42]. Zudem läßt sich aufgrund seiner langen terminalen Eliminationszeit beim Wechsel von der intravenösen [48] zur periduralen Applikation [29] keine Methadoneinsparung erzielen. Eine intrathekale Applikation von Methadon erscheint daher wenig ratsam.

Pethidin

Das mäßig lipophile Pethidin besitzt nur eine schwache intrinsische analgetische Wirkung. Die analgetische Potenz peridural applizierten Pethidins ist etwa 30fach geringer als die von Morphin [13, 76]. Postoperativ beträgt der peridurale Meperidinbedarf etwa die Hälfte des intravenösen Pethidinbedarfs [67, 76], so daß Pethidin durchaus als

Alternative zu Morphin bei der spinalen Applikationsweise verwendet werden kann.

Fentanyl

Aufgrund seiner sehr hohen intrinsischen analgetischen Wirkung, wird postoperativ, verglichen mit Morphin, nur eine um das 10fache geringere Dosis Fentanyl zur periduralen Schmerzbehandlung benötigt [12]. Eine spinale Langzeitapplikation mit dem kurzwirksamen Fentanyl erscheint nur initial aufgrund des schnellen Wirkungseintritts der Analgesie sinnvoll, da bei Fentanyl die Diskrepanz zwischen der intravenösen und der periduralen Dosierung weitaus geringer ist als bei Morphin [19, 36].

Alfentanil

Im Gegensatz zu Fentanyl hat Alfentanil eine schwache intrinsische analgetische Wirkung. Obwohl die analgetische Potenz von Alfentanil bei der postoperativen intravenösen Schmerzbehandlung um das 4fache höher ist als die von Morphin [2, 67], sind beide Opioide bei der periduralen Schmerzbehandlung äquipotent [19]. Ein Vergleich des intrathekalen Bedarfs beider Opioide liegt bisher nicht vor. Das kurzwirksame Alfentanil kann initial (zur Einleitung der Therapie) als Ersatz für Fentanyl zur spinalen Opioidbehandlung verwendet werden.

Buprenorphin

Der partielle Opioidantagonist Buprenorphin ist extrem lipophil. Ein Vergleich des postoperativem Buprenorphinbedarfs unter intravenöser und periduraler Applikation weist darauf hin, daß der Opioidverbrauch bei beiden Applikationswegen identisch ist [17, 46]. Dies läßt die peridurale Langzeitschmerzbehandlung mit diesem Opioid, dessen analgetische Potenz die des periduralen Morphins um das etwa 8fache übersteigt, nicht sinnvoll erscheinen [12]. Obwohl z.Z. noch keine Untersuchungen zum Vergleich des intravenösen und intrathekalen Buprenorphinbedarfs vorliegen, erscheint die intrathekale Verabreichung von Buprenorphin wenig ratsam.

Tramadol

Der partielle Opioidantagonist Tramadol, ein Cyclohexanderivat, untersteht nicht dem deutschen Betäubungsmittelgesetz, da es vermutlich unter einer Tramadolbehandlung zu keiner Abhängigkeitsentwicklung kommt [53]. Die intrinsische analgetische Wirkung von Tramadol [12] ist sehr schwach, so daß der postoperative Tramadolbedarf – entsprechend dem des Pethidins – sehr hoch ist. Die Tatsache, daß der Opioidbedarf bei postoperativer intravenöser [45, 47] und periduraler Applikation [18] differiert und daß weder mit dem Auftreten einer Atemdepression noch mit einer Toleranzentwicklung zu rechnen ist (62), spricht für eine spinale Gabe von Tramadol zur Behandlung chronischer Schmerzen.

Unerwünschte Wirkungen und Komplikationen

Aus den Daten der Literatur (Tabellen 1 und 2) läßt sich die Anzahl der Patienten, die an unerwünschten Wirkungen und Komplikationen unter spinaler Opioidinstillation litten, nicht ableiten. Wahrscheinlich traten während des kurzen mittleren Behandlungszeitraumes von 3 Monaten (peridural) [23] oder von 6 Monaten (intrathekal) [44] bei allen Patienten unerwünschte Wirkungen oder Komplikationen auf.

Unerwünschte Wirkungen unter spinaler Opioidinstillation treten entweder ohne Bezug zur verabreichten Opioiddosis auf oder sie stehen in Relation zu der verabreichten Opioiddosis. Mögliche unerwünschte Wirkungen, die ohne Bezug zur applizierten Opioddosis sind, umfassen Harnretention, Pruritus, Schmerzen bei der Injektion, Schweißausbruch, und, je nach Lipophilität des Opioids, Sedierung [12]. Mögliche dosisabhängige Nebenwirkungen des Opioids sind Nausea/Emesis, Dysphorie, Euphorie, zentrale Dämpfung, z.B. erhebliche Sedierung, Atemdepression, Blutdruckabfall, Obstipation und Tachyphylaxie.

Bei an Opioide gewöhnten Patienten kommt es seltener zu Atemdepressionen und anderen Nebenwirkungen als bei nicht an Opioide gewöhnten Patienten [60]. Bei fast allen Patienten kommt es im Laufe einer Langzeitschmerzbehandlung zu einem Opioidmehrbedarf. Eine von 19 Ärzten durchgeführte, 163 Patienten umfassende retrospektive Studie [75] ergab, daß bei Patienten, die an durch Metastasen hervorgerufenen Schmerzen litten, der intrathekale Morphinbedarf über einen Zeitraum von 3 Monaten um das 3fache und über 6 Monate um das 5fache anstieg. Unter intrathekaler Opioidbolusbehandlung bildete sich schneller eine Opioidtoleranz aus als unter kontinuierlicher intrathekaler Opioidinfusion [64]. Es ist jedoch schwierig, zwischen einer echten Opioidtoleranz und dem Opioidmehrverbrauch aufgrund des Fortschreitens der Grunderkrankung mit zunehmendem Schmerz oder aufgrund des Auftretens opioidresistenter Schmerzen zu differenzieren. In solchen Fällen können alternative spinal applizierbare Substanzen zur ausreichenden Schmerzlinderung eingesetzt werden.

Unter den möglichen Komplikationen unter spinaler Opioidbehandlung rangieren technische Probleme, wie z. B. Probleme mit den Pumpen, auslaufendes Reservoir, Katheterdiskonnektion, Katheterdislokation, Katheterabknickung, Katheter- oder Portverstopfung, Infektionen (lokaler Art oder Meningitis), Liquoraustritt oder persistierende Fisteln mit spinalem Kopfschmerz an erster Stelle [9, 23, 37].

Alternativen zum Opioid bei der spinalen Schmerzbehandlung

Im Falle einer Opioidtoleranz wird heute eine Vielzahl von Substanzen in den Peridural- oder Intrathekalraum injiziert, z. B. D-Ala-D-Leu-Enkephalin [21, 53], Metenkephalin [1], β-Endorphin [46, 47], Clonidin [20, 27], Labetalol [40], Lysinacetylsalicylat [26, 57], Calzitonin [16, 34], Somatostatin [14, 51] und sein Derivat Octreotid [59]. Es bleibt weiteren Untersuchungen vorbehalten, eine Neurotoxizität dieser Substanzen auszuschließen und zu beweisen, daß die spinale Applikation dieser Substanzen als Monoanalgetikum oder in Kombination mit anderen Analgetika [39] für Patienten, die an unerträglichen Krebsschmerzen leiden, von Vorteil ist.

Zusammenfassung

Die rückenmarknahe (spinale: peridurale bzw. intrathekale) Instillation von Opioiden wird seit mehr als 10 Jahren zur Behandlung unerträglicher Krebsschmerzen eingesetzt. Obwohl bei den meisten Patienten durch eine peridurale oder intrathekale Opioidgabe eine gewisse Linderung ihrer Schmerzen erzielt werden kann, zeigt eine Durchsicht der Literatur, daß die Erfolgsrate dieser Methoden weit geringer ist als bisher vermutet. Der Behandlungserfolg steht v. a. in Relation zur Auswahl der Patienten, deren unerträgliche Schmerzen auf Opioide ansprechen müssen. Außerdem darf die physische und psychische Konstitution der Patienten nicht auffällig von der Norm abweichen. Die spinale Opioidtitration ist nur eine Alternative zu anderen palliativen Methoden der Schmerzbehandlung, bei denen ein hohes Risiko an unerwünschten Wirkungen und Komplikationen besteht. Die Auswahl des spinalen Systems hängt von den prospektiven Kosten in Relation zur Lebenserwartung des Patienten ab. Die Rangordnung der Systeme zur spinalen Opioidgabe (vom kostengünstigsten zum teuersten) ist: perkutane Katheter, subkutane Katheter, Portsysteme, extern tragbare Perfusoren, implantierbare Perfusoren. Die patientengesteuerte spinale Analgesie mit extern tragbaren oder implantierbaren Perfusoren bietet dem Patienten Unabhängigkeit und entlastet Ärzte und Pflegepersonal. Diese Methode ist intermittierenden spinalen Opioidbolusinjektionen oder spinalen Infusionen mit konstanten Infusionsraten vorzuziehen. Es hat sich herausgestellt, daß sich Morphin am besten zur patientengesteuerten spinalen Analgesie eignet, da bei Morphin die Diskrepanz zwischen der systemischen und der spinalen Applikation größer ist als bei anderen Opioiden. Im Falle einer Opioidtoleranz können alternative Substanzen zur Anwendung gebracht werden. Dennoch bleibt es weiteren Untersuchungen vorbehalten, die Neurotoxizität dieser Substanzen auszuschließen und ihre analgetische Wirksamkeit zu belegen.

Literatur

1. Andersen HB, Jorgensen BC, Engquist A (1982) Epidural met-enkephalin (FK 33–824): a dose-effect study. Acta Anaesthesiol Scand 26: 69–71
2. Andrews CJH, Robertson JA, Chapman JM (1985) Postoperative analgesia with intravenous infusion of alfentanil. Lancet II: 671
3. Arner S, Arner B (1985) Differential effects of epidural morphine in the treatment of cancer-related pain. Acta Anaesthesiol Scand 29: 32–36
4. Arner S, Rawal N, Gustafsson LL (1988) Clinical experience of long-term treatment with epidural and intrathecal opioids – a nationwide survey. Acta Anaesthesiol Scand 32: 253–259
5. Auld AW, Maki-Jokela A, Murdoch DM (1985) Intraspinal narcotic analgesia in the treatment of chronic pain. Spine 10: 777–781
6. Boersma FP, Noorduin H, Vanden Busche G (1989) Epidural sufentanil for cancer pain control in outpatients. Reg Anesth 14: 293–297
7. Brazenor GA (1987) Longterm intrathecal administration of morphine: a comparison of bolus injection via reservoir with continous infusion by implanted pump. Neurosurgery 21: 484–491
8. Carl P, Crawford ME, Ravlo O (1984) Tixation of extradural catheters by means of subcutaneous tissue tunneling. Br J Anaesth 56: 1369–1371
9. Carl P, Crawford ME, Ravlo O, Bach V (1986) Longterm treatment with epidural opiates. Anaesthesia 41: 32–38
10. Cherry DA (1987) Drug delivery systems for epidural administration of opioids. Acta Anaesthesiol Scand 31 [Suppl 85]: 54–59

11. Chrubasik J (1985) Zur spinalen Infusion von Opiaten und Somatostatin. Hygieneplan, Oberursel
12. Chrubasik J, Magora F (1990) Relative epidural analgesic potencies of opiates in treatment of postoperative pain. Anesth Analg 70 [Suppl]: S 60
13. Chrubasik J, Wiemers k (1985) Continous-plus-on-demand epidural infusion of morphine for postoperative pain relief by means of a small, externally worn infusion device. Anesthesiology 62: 263–267
14. Chrubasik J, Meynadier J, Blond S et al. (1984) Somatostatin, a potent analgesic. Lancet II: 1208–1209
15. Chrubasik J, Scholler KL, Wiemers K, Weigel K, Friedrich G (1984) Low-dose infusion of morphine prevents respiratory depression. Lancet I: 793
16. Chrubasik J, Falke KF, Zindler M, Volk B, Blond S, Meynadier J (1986) Is calcitonin an analgesic agent? Pain 27: 273–276
17. Chrubasik J, Vogel W, Trötschler H, Farthmann EH (1987) Continous-plus-on-demand epidural infusion of buprenorphine vs morphine in postoperative treatment of pain. Drug Res 37: 361–363
18. Chrubasik J, Warth L, Wüst H, Bretschneider H, Schulte-Mönting J, Röher HD, Zindler M (1988) Wirksamkeit peridural applizierten Tramadols bei der Behandlung von Schmerzen nach abdominalchirurgischen Eingriffen. Schmerz Pain Douleur 9: 12–18
19. Chrubasik J, Wüst H, Schulte-Mönting J, Thon K, Zindler M (1988) Relative analgesic potency of epidural fentanyl, alfentanil and morphine in treatment of postoperative pain. Anesthesiology 68: 929–933
20. Coombs DW (1985) Continous intraspinal morphine analgesia for relief on cancer pain, 1st edn. Shea, Cambridge, pp 1–29
21. Coombs DW, Saunders RL, Gaylor MS et al. (1983) Relief of continous chronic pain by intraspinal narcotic infusion via an implanted reservoir. JAMA 250: 2336–2339
22. Coombs DW, Saunders RL, Lachance D, Savage S, Ragnarsson TS, Jensen LE (1985) Intrathecal morphine tolerance: use of intrathecal clonidine, DADLE, and intraventricular morphine. Anesthesiology 62: 358–363
23. Crawford ME, Andersen HB, Augustenborg G et al. (1983) Pain treatment on outpatient basis utilizing extradural opiates. A Danish multicentre study comprising 105 patients. Pain 16: 41–47
24. Crul BJP, Delhaas EM (1991) Technical complications during long-term subarachnoid or epidural administration of morphine in terminally ill cancer patients: a review of 140 cases. Reg Anesth 16: 209–213
25. Dejong PC, Kansen PJ (1994) A comparison of epidural catheters with or without subcutaneous injection ports for treatment of cancer pain. Anesth Analg 78: 94–100
26. Devoghel JC (1983) Small intrathecal dose of lysin-acetylsalicylate relieves intractable pain in man. J Int Med Res 11: 90–91
27. Downing E, Busch EH, Stedman PM (1988) Epidural morphine delivered by a percutaneous epidural catheter for out-patient treatment of cancer pain. Anesth Analg 67: 1159–1161
28. DuPen SL, Peterson DG, Bogosian AC et al (1987) A new permanent exteriorized epidural catheter for narcotic self-administration to control cancer pain. Cancer 59: 986–993

29. Eimerl D, Magora F, Shir Y, Chrubasik J (1986) Patient-controlled analgesia with epidural methadone by means of an external infusion pump. Schmerz Pain Douleur 7: 156–159

30. Erdine S, Aldemir T (1991) Long-term results of peridural morphine in 225 patients. Pain 45: 155–159

31. Erdine S, Yücel A (1994) Long-term results of intrathecal morphine in 65 patients. Pain Clinic 7: 27–33

32. Findler G, Olschwang D, Hadani M (1982) Continuous epidural morphine treatment for intractable pain in terminal cancer patients. Pain 14: 311–315

33. Follet KA, Hitchon PW, Piper J, Kumar V, Clamon G, Jones MP (1992) Response of intractable pain to continuous intra-thecal morphine: a retrospective study. Pain 49: 21–25

34. Fraioli F, Fabbri A, Gnessi L, Moretti C, Santoro C, Felici M (1982) Subarachnoid calcitonin for intolerable pain. Lancet II: 831

35. Glynn C, Dawson D, Sanders R (1988) A double-blind comparison between epidural morphine and epidural clonidine in patients with chronic non-cancer pain. Pain 34: 123–128

36. Gourlay GK, Kowalski SR, Plummer JL, Cousins MJ, Armstrong PJ (1988) Fentanyl blood concentration – analgesic response relationship in the treatment of postoperative pain. Ansth Analg 67: 329–337

37. Hegelund K, Nielsen FM (1983) Pain treatment of long term basis, with extradural opiates. Acta Anaesthesiol Scand 27 [Suppl 78]: 69

38. Hernandez JLR, Padron FR, de VeraReyes JA (1986) Administration intratecal-lumbar de morfine en el tratamiento del dolor del cancer avanzado. Rev Esp Anaestesiol Reanim 33: 253–256

39. Heyman JS, Vaught JL, Mosberg HL, Haaseth RC, Porreca F (1989) Modulation of -mediated antinociception by delta agonists in the mouse: selective potentiation of morphine and normorphine by (D-Pen-2,D-Pen-5)enkephalin. Eur J Pharmacol 165: 1–10

40. Hogan Q, Haddox JD, Abram S t al (1991) Epidural opiates and local anesthetics for the management of cancer pain. Pain 46: 271–279

41. Jacobson L, Chabal C, Brody MC, Ward RJ, Ireton RC (1989) Intrathecal methadone and morphine for postoperative analgesia: a comparison of the efficacy, duration, and side-effects. Anesthesiology 70: 742–746

42. Jacobson L, Chabal C, Brody MC, Ward RJ (1989) Intrathecal methadone and morphine for postoperative analgesia: a comparison of the efficacy, duration and side-effects. Anesth Analg 68: 132

43. Jansen EC (1983) Morphine pumps in the epidural treatment of pain. Acta Anaesthesiol Scand [Suppl 26]: 68

44. Krames ES, Gershow J, Glassberg A, Kenefick T, Lyons A, Taylor P, Wilkie D (1985) Continous infusion of spinally administered narcotics for the relief of pain due to malignant disorders. Cancer 56: 696–702

45. Lehmann KA, Jung C, Hoeckle W (1985) Tramadol und Pethidin zur postoperativen Schmerztherapie: Eine randomisierte Doppelblinduntersuchung unter den Bedingungen der intravenösen On-demand-Analgesie. Schmerz Pain Douleur 6: 88–100

46. Lehmann KA, Gördes B (1988) Postoperative On-demand Analgesie mit Buprenorphin. Anaesthesist 37: 65–70

47. Lehmann KA, Brand-Stavroulaki, Dworzak H (1986) The influence of demand-
    and loading dose on the efficacy of postoperative patient-controlled analgesia
    with tramadol. Schmerz Pain Douleur 4: 146–152
48. Lehmann KA, Abu-Shibika M, Horrichs-Haermeyer G (1990) Postoperative
    Schmerztherapie mit l-Methadon und Metamizol. Anasth Intensivther Notfall-
    med 25: 152–159
49. Malone BT, Beye R, Walker J (1985) Management of pain in the terminally ill by
    administration of epidural narcotics. Cancer 55: 438–440
50. Margaria E, Gagliardi M, Palieri L, Treves S, Fanzago E (1983) Analgesic effect of
    peridural labetalol in the treatment on cancer pain. Int J Clin Pharmacol Ther
    Toxicol 21: 47–50
51. Meynadier J, Chrubasik J, Dubar M, Wünsch E (1985) Intrathecal somatostatin
    in two terminally ill patients. Pain 23: 9–12
52. Michon F, Des Mesnards VG, Girard M, Fischler M, Vourc'h G (1985) Analgésie
    peridurale morphinique de longue duré en pathologie néoplasique et vascu-
    laire. Cah Anesthesiol 33: 39–42
53. Moulin DE, Inturrisi CE, Foley KM (1986) Cerebrospinal fluid pharmacokine-
    tics of intrathecal morphine sulfate and D-Ala-D-Leu-Enkephalin. Ann Neurol
    20: 218–222
54. Mueller H, Lüben V, Zierski J, Hempelmann G (1988) Long term spinal opiate
    treatment. Acta Anesthesiol Belg [Suppl] 2: 83–86
55. Oyama T, Jin T, Yamaya R (1980) Profound analgesic effects of β-endorphin in
    man. Lancet I: 122–125
56. Oyama T, Fukushi S, Jin T (1982) Epidural β-endorphin in treatment of pain.
    Can Anaesth Soc J 29: 24–26
57. Pellerin M, Hardy F, Abergel A et al. (1987) Douleur chronique rebelle des can-
    cereux. Presse Med 16: 1465–1468
58. Penn RD, Paice JA (1987) Chronic intrathecal morphine for intractable pain. J
    Neurosurg 67: 182–186
59. Penn RD, Paice JA, Kroin JS (1990) Intrathecal octreotide for cancer pain.
    Lancet I: 738
60. Pfeifer BL, Sernaker HL, Ter Horst UM (1988) Pain scores and ventilatory and
    circulatory sequelae of epidural morphine in cancer patients with and without
    prior narcotic therapy. Anesth Analg 67: 838–842
61. Plummer JL, Cherry DA, Cousins MJ, Gourlay GK, Onley MM, Evans KHA
    (1991) Long-term spinal administration of morphine in cancer and non-cancer
    pain: a retrospective study. Pain 44: 215–220
62. Richter W, Barth H, Flohe L, Giertz H (1985) Klinische Untersuchung zur
    Abhängigkeitsentwicklung bei oraler Therapie mit Tramadol. Drug Res 35:
    1742–1744
63. Samuelsson H, Hedner T (1991) Pain characterization in cancer patients and the
    analgesic response to epidural morphine. Pain 46: 3–8
64. Shetter AG, Hadley MN, Wilkinson E (1986) Administration of intraspinal mor-
    phine sulfate for the treatment of intractable cancer pain. Neurosurgery 18:
    740–747
65. Sjöberg M, Appelgren L, Einsarsson S, Hultman E, Linder LE, Nitescu P, Cure-
    laru I (1991) Long-term intrathecal morphine and bupivacaine in „refractory"
    cancer pain. I. Results from the first series of 52 patients. Acta Anaesthesiol
    Scand 35: 30–43

66. Stamer U, Maier Ch (1992) Ambulante Epiduralanalgesie bei Tumorpatienten Anästhesist 41: 288–296
67. Tamsen A, Hartvig P, Fagerlund C, Dahlström B, Bondesson U (1982) Patient-controlled analgesic therapy: clinical experience. Acta Anaesthesiol Scand [Suppl 74]: 157–160
68. Tryba M, Zenz M, Strumpf M (1990) Long term epidural catheters in terminally ill patients – a prospective study of complications in 129 patients. Anesthesiology 73: A784
69. Vainio A, Tigerstedt I (1988) Opioid treatment for radiating cancer pain: oral administration vs epidural techniques. Acta Anaesthesiol Scand 32: 179–183
70. Ventafridda V, Spoldi E, Caraceni A, de Conno F (1987) Intraspinal morphine for cancer pain. Acta Anaesthesiol 31 [Suppl] 85: 47–53
71. Verdenne JB, Esteve M, Guillaume A (1986) Injection de morphine intrathécale dans le traitemant ambulatoire de la douleur néoplastique. J Chir (Paris) 123: 330–332
72. Waldman SD (1987) A simplified approach to the subcutaneous placement of epidural catheters for long-term administration of morphine. J Pain Symptom Manage 2: 163–466
73. Waldman SD, Feldstein GS, Allen ML, Turnage G (1986) Selection of patients for implantable intraspinal narcotic delivery systems. Anesth Analg 65: 883–885
74. Wang JK (1985) Intrathecal morphine for intractable pain secondary to cancer of pelvic organs. Pain 21: 99–102
75. Yaksh TL, Onofrio BM (1987) Retrospective consideration of the doses of morphine given intrathecally by chronic infusion in 163 patients by 10 physicians. Pain 31: 211–223
76. Zaren B, Hartvig P, Tamsen A (1984) Patient-controlled analgesic therapy with epidural pethidine for postoperative pain relief. In: Wüst JH, Stanton-Hicks M, Zindler M (Hrsg) Neue Aspekte der Regionalanästhesie. Springer, Berlin Heidelberg New York Tokyo, S 173–176
77. Zenz M, Piepenbrock S, Tryba M (1985) Epidural opiates: long-term experiences in cancer pain. Klin Wochenschr 46: 709–714

Intrathekale Analgesie mit dem Somatostatinanalogon Octreotid

R.D. PENN

Mit der Entwicklung von Kathetersystemen und Pumpen zur kontinuierlichen Abgabe von Analgetika ist es möglich geworden, spinal wirksame Peptide zur Schmerzlinderung einzusetzen. Dieser Beitrag beschreibt erste Erfahrungen mit der Verwendung des Somatostatinanalogons Octreotid bei Krebspatienten.

Vor der Diskussion der spezifischen Ergebnisse müssen die Grundlagen der intrathekalen Medikation erläutert werden [8]. Ein großer Vorteil dieses Verfahrens v. a. für komplexe polare Moleküle ist die Umgehung der Blut-Hirn-Schranke. Ein weiterer ebenso wichtiger Vorteil der direkten Perfusion in den Liquor (CSF) ist es, daß ein Medikament hochkonzentriert in die Nähe bestimmter Rezeptoren appliziert werden kann. Die Rexed-Laminae II – III, wo Neurotransmitter aufgenommene sensorische Reize modulieren, sind nur wenige Millimeter entfernt. Substanzen, die in den Liquor appliziert werden, können durch das Rückenmark langsam zum Wirkungsort diffundieren. Bei der kontinuierlichen Infusion mit Hilfe extern tragbarer oder implantierter Pumpen wird ein Steady-State-Zustand hergestellt, so daß die Substanz kontinuierlich dem Rückenmark zugeleitet wird. Im Falle polarer, schwach lipidlöslicher Substanzen besteht nicht nur ein Gefälle zwischen CSF und Gewebe, sondern auch zwischen lumbaler CSF und zervikaler CSF. Nach einer mehrstündigen Morphininfusion beträgt z.B. das lumbal-zervikale Verhältnis von Morphin in der CSF 5:1 [3]. Dadurch können Substanzen auch in den unteren Teil des Intrathekalraumes eingeführt werden, wodurch sich das Risiko des Auftretens zentraler unerwünschter Wirkungen verringert. Bei Bolusgaben anstelle kontinuierlicher Infusion wirken sehr hohe Konzentrationen innerhalb kürzester Zeit; jedoch können schwerwiegende zentrale unerwünschte Wirkungen auftreten. Die sicherste und wirksamste Art der spinalen Analgesie mit Narkotika, Lokalanästhetika oder Peptiden ist deshalb die langsame Perfusion.

Daraus läßt sich schließen, daß lipidlösliche oder leicht biologisch abbaubare Substanzen nicht zur langsamen Perfusion geeignet sind.

Wird z.B. Midazolam, ein lipidlöslicher GABA-Agonist, über eine Pumpe gegen Spastik infundiert [5], so wird die Spastik nicht beeinflußt. Die Redistribution des Midazolams vom Liquor in den großen Kreislauf und dann in das Gehirn ruft Schläfrigkeit hervor. Somatostatin ist eine polare Verbindung, die sich gut im Liquor verteilt, jedoch wird es im neuralen Gewebe schnell abgebaut [7]. Aus diesem Grunde werden weitaus höhere Dosen benötigt als bei einer Verbindung, die nicht durch neurale Enzyme abgebaut wird. Diese Überlegung muß bei der Wahl von Peptiden und/oder anderen Substanzen zur Infusion berücksichtigt werden.

Das Prinzip der Somatostatinapplikation basiert darauf, daß die intrinsischen Interneurone des oberflächlichen Areals des Rückenmarkhinterhorns Somatostatin enthalten [9] und daß dieses eine inhibitorische Wirkung hat [16]. Sandkühler konnte vor kurzem in neurophysiologischen Experimenten die inhibitorische Wirkung von Somatostatin auf die Schmerzweiterleitung demonstrieren [17]. Somatostatin wirkt selektiv schmerzhemmend, ohne daß die Wirkung durch Naloxon antagonisiert wird. Diese Tatsache läßt den Schluß zu, daß Somatostatin auch bei bestehender Opioidtoleranz wirksam ist.

Chrubasik et al. [2] haben als erste die antinozizeptive Wirkung von Somatostatin beim Menschen getestet. Sie fanden heraus, daß durch Somatostatinbolusgaben oder durch eine kontinuierliche intrathekale Somatostatininfusion Krebsschmerzen erheblich reduziert werden können. Zur Schmerzlinderung kam es auch bei einer Opioidtoleranz. Die Somatostatinanalgesie wurde durch Naloxon nicht antagonisiert. Auch postoperative Schmerzen konnten wirksam gelindert werden [1]. Leider ist das Peptid Somatostatin in Lösungen instabil und wird im Rückenmark durch Enzyme schnell abgebaut, wodurch die Verwendung relativ hoher Konzentrationen notwendig wird. Die Substanz ist zudem teuer und in der Praxis nicht in großen Mengen vorrätig. In hohen Dosen ist Somatostatin zudem neurotoxisch [6, 10], obwohl Chrubasik et al. [1] nachweisen konnten, daß die klinisch zur Schmerzlinderung benötigten Dosen keine neurotoxischen Veränderungen auslösen.

Die genannten Probleme lassen sich durch die Verwendung von Octreotid (Sandostatin^R, Fa. Sandoz Basel) lösen, einem im Handel erhältlichen Somatostatinanalogon, das sich bei der Behandlung spezieller endokrinologischer Erkrankungen bewährt hat. Sandostatin wird nicht durch Enzyme abgebaut, wodurch seine Wirkung länger anhält [15]. Octreotid bleibt in Lösung bei 37° C in einer implantierten Pumpe (SynchroMed, Modell 8611, Fa. Medtronic, Inc.) stabil [14]. Eine intrathekale und intraventrikuläre Infusion bei Ratten, Hunden und Affen zeigte bei Applikation von bis zu 40 µg/h keine neurotoxische Reaktion.

Aufgrund dieser Ergebnisse bewilligte die amerikanische Food and Health Administration die Anwendung von Octreotid auch beim Menschen.

Wir untersuchten Krebspatienten, die unter intrathekaler Morphinbehandlung standen und trotzdem noch immer unter Schmerzen litten. Die Umstellung der Behandlung auf intrathekal appliziertes Octreoid ermöglichte uns zu beurteilen, ob das Medikament auch im Falle einer Opioidtoleranz wirkt.

Über Implantation, Verfahren, Auswahlkriterien und Maßstäbe zur Bewertung der Ergebnisse ist bereits in vorausgehenden Publikationen detailliert berichtet worden [13].

Fall 1

Die erste Patientin, die intrathekal Octreotid erhielt, war eine 65jährige Frau mit einem Kolonkarzinom. Sie litt aufgrund eines rezidivierenden Tumors an klopfenden Schmerzen im Bein und stechenden Schmerzen in Rektum, Wirbelsäule und Bein. Unter oraler Morphingabe kam es zu Nebenwirkungen wie Miktionsstörung und Schläfrigkeit. In Abb. 1 (links) sind die oralen Narkotika, die intrathekalen Octreotiddosen und die visuellen analogen Schmerzscores während der ersten 13 Behandlungstage dargestellt. Die Qualität der Schmerzlinderung war bei 5 μg/h gut, bei 10 μg/h noch besser. Unter der Behandlung traten keinerlei unerwünschte Wirkungen auf. Die opioidbedingte Miktionsstörung verschwand nach Absetzung der oralen Narkotika.

Fall 2

Ein squamöses Zellkarzinom im Bereich des Gluteus führte bei einem 36jährigen Mann zu starken klopfenden Schmerzen in Gesäß und Bein. Weder durch Ibuprofen noch durch Kortikoide und erhöhte Dosen oral applizierten Morphins ließ sich eine angemessene Schmerzlinderung erzielen. Die Reaktion des Patienten auf die intrathekale Octreotidinfusion ist in Abb. 1 (Mitte) dargestellt. Zum Zeitpunkt der Entlassung aus der Klinik erhielt er 20 μg/h, wobei die Dosen der oralen Narkotika um das 10fache reduziert werden konnten und eine bessere Schmerzkontrolle erzielt wurde. Die Lebensqualität des Patienten wurde erheblich verbessert, da der Patient besser laufen und länger sitzen konnte. Er starb 33 Tage nach der Entlassung aufgrund eines septischen Schocks.

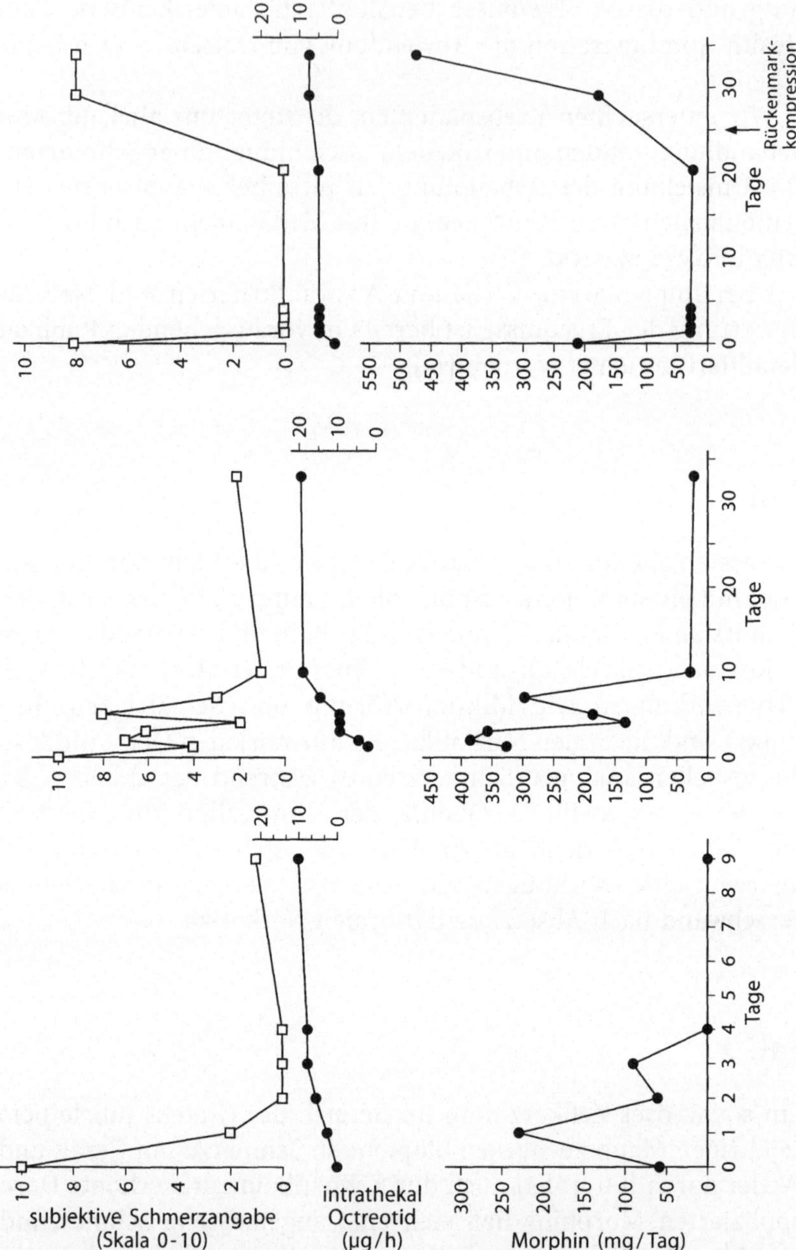

Abb. 1. Patienten unter intrathekaler Octreotidinfusion (µg/h) und oraler Zufuhr von Opioiden [Morphinäquivalente (mg) pro Tag]. Die Schmerzintensität wurde an einer visuellen Analogskala gemessen. Fall 1 (*links*), Fall 2 (*Mitte*), Fall 3 (*rechts*)

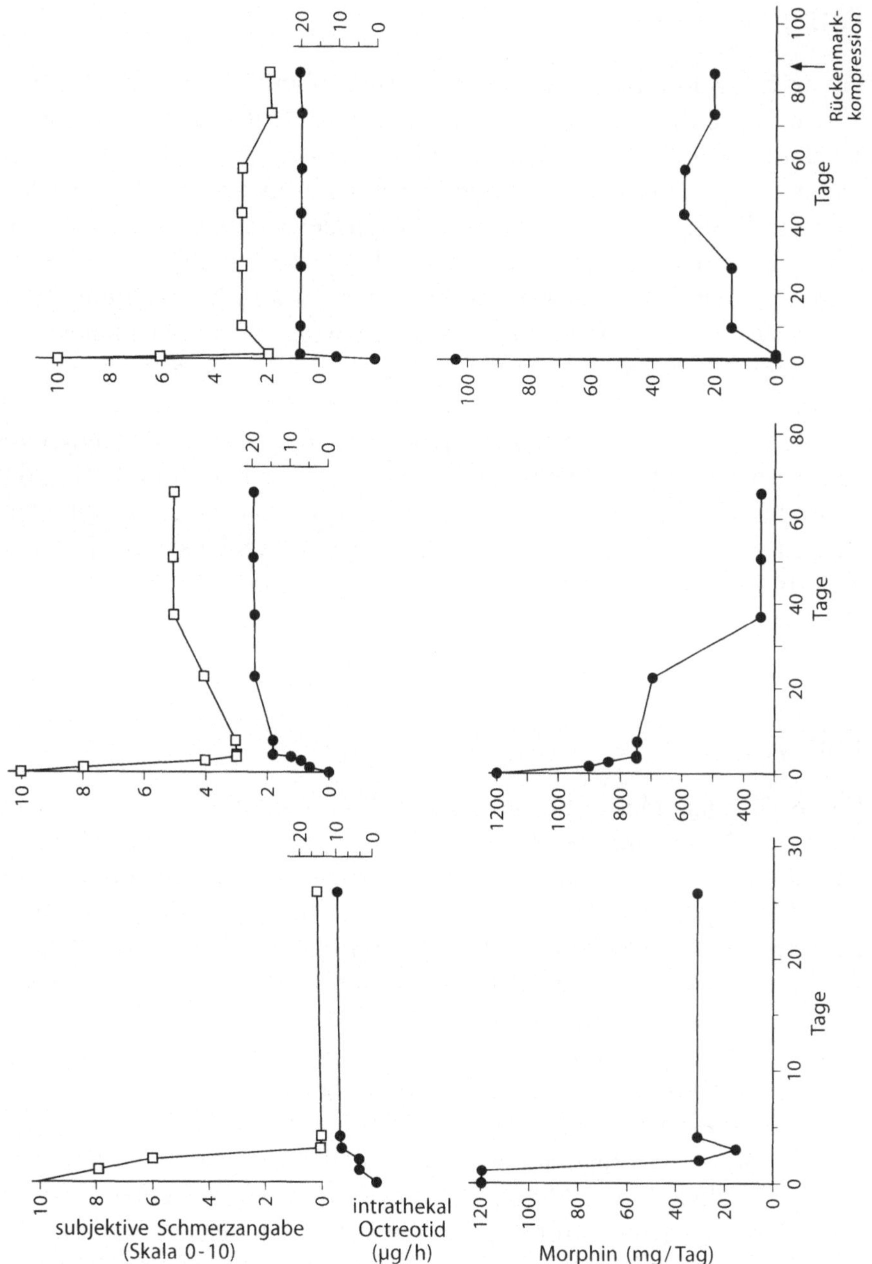

Abb. 2. Patienten unter intrathekaler Octreotidinfusion und oraler Zufuhr von Opioiden (s. Abb. 1.) Fall 4 (*links*), Fall 5 (*Mitte*), Fall 6 (*rechts*)

Fall 3

Ein an Lungenkrebs erkrankter 54jähriger Mann litt an Schmerzen im linken Thoraxbereich; ein Versuch, diese mit Hilfe einer interkostalen Blockade zu behandeln, führte zudem zu stechenden Schmerzen im linken Arm. Durch intrathekale Octreotidinfusion (5 µg/h) ließ sich eine Linderung der Thoraxschmerzen erzielen; die oralen Narkotika konnten um das 7fache reduziert werden (Abb.1, rechts). Gleichzeitig wurde jedoch das Stechen im linken Arm stärker. Nach einem Monat kam es zu einem durch eine spinale Metastase hervorgerufenen vollständigen Block in Höhe von T2, wodurch sich die Schmerzen verstärkten. Die intrathekale Octreotidinfusion mußte durch hohe orale Opioiddosen ersetzt werden, die jedoch zu keiner zufriedenstellenden Schmerzlinderung führten. Dieses Beispiel deutet darauf hin, daß neurogene stechende Schmerzen nicht auf Octreotid ansprechen. Zudem weist es darauf hin, daß die Octreotidanalgesie an die intrathekale Applikation geknüpft ist, da bei der Blockade die Schmerzen wiederauftraten.

Fall 4

Ein 61jähriger Mann litt an einem Kolonkarzinom mit invasivem Tumorwachstum im retroperitonealen Bereich. Mit 240 mg Morphin/ Tag konnten seine perianalen und skrotalen Schmerzen nur unzureichend gelindert werden; zudem kam es durch die Morphingabe zu Lethargie und Verwirrung. Zunächst konnte durch eine Umstellung der Therapie auf eine intrathekale Morphininfusion eine gute Schmerzreduktion erzielt werden; nach Ablauf eines Jahres entwickelte sich jedoch eine Opioidtoleranz mit Zunahme der Morphindosis von 7–12 mg Morphin/Tag auf 36 mg Morphin/Tag; es ließ sich keine weitere Schmerzlinderung erzielen. Eine Umstellung auf eine intrathekal verabreichte Octreotidinfusion bewirkte eine deutliche Schmerzreduktion (Abb. 2, links). Einen Monat später wurde aufgrund einer Darmobstruktion eine Notlaparotomie durchgeführt, wobei der Katheter der Infusionspumpe abknickte und die Medikamentenzufuhr unterbrochen wurde.

Anhand dieses Beispiels wird deutlich, daß Octreotid auch bei einer Opioidtoleranz eine Wirkung besitzt. 36 mg intrathekal verabreichtes Morphin/Tag konnten durch 10 µg Octreotid/Tag ersetzt werden; gleichzeitig war der orale Narkotikabedarf erheblich reduziert.

Abb. 3.
Die Vielzahl inter-
neuraler Schmerzlei-
tungen, die zu den
Neuronen des Hin-
terhorns führen und
potentiell die Nozi-
zeption beeinflussen
können

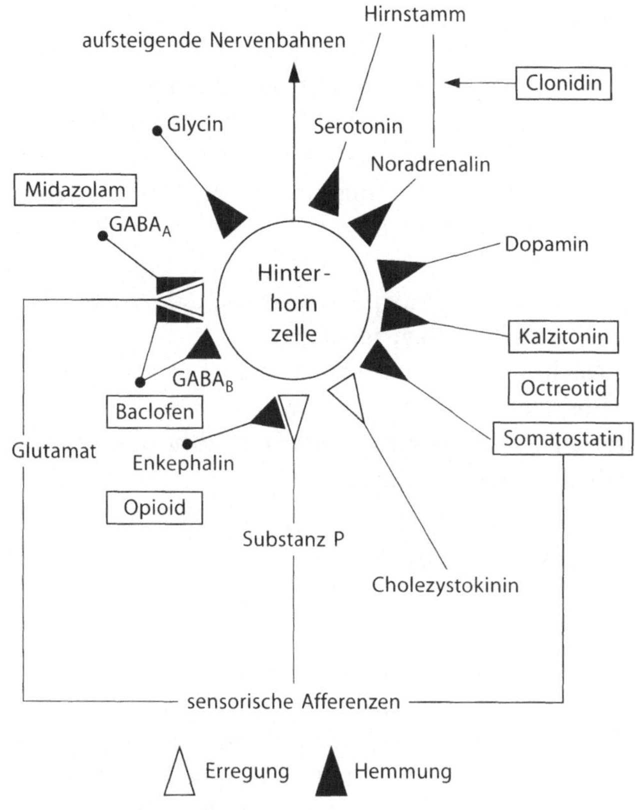

Fall 5

Ein 61jähriger Mann litt aufgrund eines metastasierenden kolorektalen
Karzinoms an Schmerzen im Abdominalbereich und in der Wirbelsäule. Unter 1200 mg Morphin/Tag kam es zu unerwünschten Wirkungen in Form von Obstipation und ausgeprägter Lethargie. Der Patient
erhielt über die Dauer von 76 Tagen (Abb. 2, Mitte) eine intrathekale
Octreotidinfusion. Zunächst waren die Schmerzen ausreichend gelindert, gegen Ende der Behandlung wurde jedoch aufgrund des Fortschreitens der Krankheit eine Erhöhung der Octreotid- und der oralen
Morphindosen notwendig. Als der Patient starke Schluckbeschwerden
bekam, mußte überdies das Morphin kontinuierlich subkutan appliziert werden. Offensichtlich konnte bei diesem Patienten ebenso wie bei
anderen im Rahmen dieser Studie behandelten Patienten durch intrathekale Infusionen keine ausreichende Besserung der im Endstadium
auftretenden allgemeinen Beschwerden erzielt werden.

Fall 6

Ein 67jähriger Mann mit einem metastasierenden Kolonkarzinom bekam Schmerzen in den Beinen und im Gesäß; mit Hilfe einer Computertomographie wurde eine präsakrale, in das Kreuzbein hineinreichende Wucherung diagnostiziert. Oral zugeführte Narkotika riefen unerwünschte Wirkungen wie Schläfrigkeit und Urinretention hervor. Die intrathekale Octreotidinfusion (20 µg/h) ermöglichte eine Reduzierung der oralen Morphindosis um das 7fache; es wurde eine gute Analgesie erzielt (Abb.2, rechts).

Nach 44 Tagen kam es zu einer Rückenmarkkompression. Die Schmerzen konnten dann mit einer Steroidtherapie wirksam gelindert werden. Nach Absetzen der Steroidtherapie kam es rasch zum Wiederauftreten der Schmerzen.

Schlußfolgerung

Diese 6 Krankenberichte weisen darauf hin, daß durch eine intrathekale Octreotidinfusion in einer Dosierung zwischen 5 und 20 µg/h eine Linderung von Krebsschmerzen erzielt werden kann. Auch bei einer Opioidtoleranz ist eine Wirkung vorhanden. Es bedarf jedoch weiterer Versuchsreihen, um die Qualität der Octreotidanalgesie zu erfassen.

In Abb. 3 ist das Spektrum inhibitorischer und exzitatorischer Interneurone abgebildet, die die Neurotransmission über das Hinterhorn beeinflussen. Einige dieser Schmerzleitungen sind bereits pharmakologisch erforscht (man verwendet Opioide, Clonidin und Baclofen). Manche dieser Medikamente führen zu erheblichen unerwünschten Wirkungen (z.B. ruft Clonidin Hypertonie hervor) [4]. Andere Medikamente (z.B. Baclofen), die theoretisch eine schmerzlindernde Wirkung zeigen sollten, erwiesen sich in der Praxis als wirkungslos [12]. An der klinischen Relevanz der spinalen Gabe von Somatostatin bei akuten [18] und chronischen [11] Schmerzen muß dagegen nicht gezweifelt werden, obwohl noch weitere Untersuchungen erforderlich sind, um den Dosisbereich festzulegen, der keine toxische Wirkung auf das Nervengewebe besitzt.

Literatur

1. Chrubasik J (1985) Spinal infusion of opiates and somatostatin. Hygieneplan, Oberursel
2. Chrubasik J, Meynadier J, Blond S et al (1984) Somatostatin, a potent analgesic. Lancet II: 1208–1209

3. Coombs DW, Tratkin JD, Meier FA (1985) neuropathologic lesions an CSF morphine concentrations during chronic continuous intraspinal morphine infusion. A clinical and post-mortem study. Pain 22: 337–351

4. Coombs DW, Sanders RL, Lachance D et al. (1985) Intrathecal morphine tolerance: use of intrathecal clonidine, DADLE, and intraventricular morphine. Anesthesiology 62: 358–363

5. Dahm LS, Beric A, Dimitrijevic MR et al. (1989) Direct spinal effect of a benzodiazepine (midazolam) on spasticity in man. Stereotact Funct Neurosurg 53: 85–94

6. Gaumann DM, Yaksh TL (1988) Intrathecal somatostatin in rats: antinociception only in the presence of toxic effects. Anesthesiology 68: 733–742

7. Griffiths EC, Jeffcoate SL, Holland DL (1977) Inactivation of somatostatin by peptidases in different areas of the rat brain. Acta Endocrinol (Copenh) 85: 1–10

8. Kroin JS (1988) Which drugs, what space? Ann NY Acad Sci 531: 40–47

9. Krukoff TL, Ciriello J, Calaresu FR (1986) Somatostatin-like immunoreactivity in neurons, nerve terminals, and fibers of the cat spinal cord. J Comp Neurol 243: 13–22

10. Long JB (1988) Spinal subarachnoid injection of somatostatin causes neurological deficits and neuronal injury in rats. Eur J Pharmacol 149: 287–296

11. Mollenholt P, Rawal N, Gordh T, Olsson Y (1994) Intrathecal and epidural somatostatin for patients with cancer. Anesthesiology 81: 534–542

12. Penn RD (1992) Intrathecal baclofen for spasticity of spinal origin: seven years' experience. J Neurosurg 77: 236–240

13. Penn RD, Paice JA, Gottshalk W et al. (1984) Cancer pain relief using chronic morphine infusion: early experience with a programmable implanted drug pump. J Neurosurg 61: 302–306

14. Penn RD, Paice JA, Kroin JS (1992) Octreotide: a potent new non-opiate analgesic for intrathecal infusion. Pain 49: 13–19

15. Pless J, Bauer W, Briner W et al (1986) Chemistry and pharmacology of SMS 201–995, a long-acting octapeptide analogue of somatostatin. Scand J Gastroenterol [Suppl] 21: 54–64

16. Randic M, Miletic V (1987) Depressant actions of methionine-enkephalin and somatostatin in the cat dorsal horn neurones activated by noxious stimuli. Brain Res 152: 196–202

17. Sandkühler J, Fu Q-G, Helmchen C (1990) Spinal somatostatin superfusion in vivo affects activity of cat nociceptive dorsal horn neurons: comparison with spinal morphine. Neuroscience 34: 565–576

18. Taura P, Planella V, Balust J, Beltran J, Anglada T, Carrero E, Burgues S (1994) Epidural somatostatin as an analgesic in upper abdominal surgery: a double-blind study. Pain 59: 135–140

Perkutane Hochfrequenzläsion der Hinterwurzelganglien zur Behandlung von Krebsschmerzen

D. Niv

Unerträgliche Schmerzen maligner Genese sind manchmal auf 1–3 Dermatome begrenzt. Die an solchen Schmerzen leidenden Patienten sind fähig, den Bereich, in dem die Schmerzen am stärksten sind, genau zu definieren; meistens läßt sich der Schmerz durch Druck auf diesen Bereich verstärken. Unserer Erfahrung nach bevorzugen Patienten mit lokalisierten Schmerzen i. allg. eine lokale Schmerztherapie.

Uematsu et al. [13] haben 1974 als erste die Technik der perkutanen Hochfrequenzläsion der Hinterwurzelganglien zur Linderung lokalisierter unerträglicher Schmerzen beschrieben. Eine Nadel, die bis zur Spitze isoliert ist, wird mit Hilfe elektrischer Stimulation unter Bildwandlerkontrolle in das betreffende Hinterwurzelganglion eingeführt; danach wird eine Hochfrequenzläsion in dessen sensiblen Teil durchgeführt. Das Verfahren kann von in Lokalanästhesie erfahrenen Anästhesisten leicht erlernt werden. Die Indikation für die Patientenauswahl zur Anwendung des Verfahrens sollte jedoch innerhalb einer multidisziplinären Schmerzeinheit gestellt werden. Der folgende Krankenbericht beschreibt die Behandlung eines Patienten mittels dieses Verfahrens:

Eine 56jährige Frau litt an lokalisierten Schmerzen in der linken Seite des Abdomens im Dermatomgebiet L1. Zwei Jahre zuvor war bei ihr aufgrund eines Uteruskarzinoms eine abdominale Hysterektomie durchgeführt worden. Direkter lokaler Druck löste keine Schmerzen aus. Die Differentialdiagnose umfaßte Metàstasen am Darmbeinkamm, projizierte Schmerzen eines abdominalen Rezidivs des Tumors und spinale Metastasen. Ein Ganzkörperknochenscan zeigte Mestastasen am Darmbeinkamm. Nach einer paravertebralen Blockade der linken L1-Nervenwurzel mit 2 ml 1,5 %igem Lidocain war die Patientin schmerzfrei. Anschließend wurden in einer einzigen Sitzung perkutane Hochfrequenzläsionen der linken Th12-, L1- und L2-Ganglien durchgeführt, wodurch eine gute Schmerzlinderung über 12 Monate erzielt wurde.

Patienten und Verfahren

Bei Patienten mit einem Malignom in der Peripherie und lokalisierten Schmerzen, die auf 1 oder 2 aneinandergrenzende Dermatome begrenzt sind, muß abgewogen werden, ob sie sich für diesen Eingriff eignen. Der Schmerz muß so stark sein, daß er mit Analgetika nicht kontrollierbar ist. Ebenfalls geeignet sind Patienten, bei denen unter einer Behandlung mit Opioiden unerträgliche unerwünschte Wirkungen bestehen bzw. deren Lebensqualität durch die Opioidbehandlung eingeschränkt ist.

Um die Reaktion des Patienten auf dieses Verfahren feststellen zu können, ist es wichtig, eine paravertebrale Nervenblockade mit Lokalanästhetika (2 ml) unter Bildwandlerkontrolle durchzuführen; ebenso wichtig ist es, den Patienten über die dem destruierenden Eingriff möglicherweise folgende Taubheit des betroffenen Hautareals zu unterrichten. Eine die Wirkungsdauer des Lokalanästhetikums übersteigende Analgesie kann zusätzlich eine diagnostische Voraussage über den Erfolg des Eingriffs ermöglichen.

Das verwendete Verfahren basiert auf der von Uematsu et al. [13] und später von Sluiter u. Mehta [10] beschriebenen Technik. Der Patient wird auf dem Bauch liegend mit leicht gebeugter Wirbelsäule auf einen röntgenstrahlendurchlässigen Operationstisch gelegt. Mit Hilfe eines C-Armröntgenbildverstärkers kann der Bereich des Eingriffs festgelegt und die Haut mit einem Lokalanästhetikum 5–8 cm lateral des Processus spinosus und 1–2 cm kaudal des betreffenden intervertebralen Foramens infiltriert werden. Nachfolgend wird eine Hochfrequenz-22-gg.-Nadelsonde in anterolateraler und leicht kranialer Richtung eingeführt, bis der Kontakt mit dem Processus transversus des involvierten Wirbels hergestellt ist. Die Nadel muß dann mehr nach vorne und kaudal gerichtet werden, bis sie in das Foramen schlüpft. Die korrekte Position der Nadelspitze muß exakt mit den Facetten der angrenzenden Räume auf der anteroposterioren Abbildung auf dem Röntgenbildverstärker übereinstimmen und die Nadelspitze muß sich im hinteren Teil des Foramens auf der lateralen Abbildung befinden.

Die Nadelposition muß außerdem durch eine Serie elektrischer Stimuli bei einer Frequenz von 5 und 100 Hz für die Motorik bzw. Sensorik überprüft werden. Die ideale Position ist erreicht, wenn die Sensorik im schmerzenden Dermatom mit Stimuli unter 0,5 V Stärke und die Motorik nicht unter dem doppelten der sensorischen Schwelle ausgelöst wird.

Nachdem der Bereich der Läsion festgelegt wurde, sollte 1 ml 2 %iges Lidocain durch die Nadel injiziert werden. Die Thermoläsion wird auf

70 °C eingestellt und 90 s lang gehalten. Bevor die Nadel schließlich gezogen wird, werden 40 mg Methylprednisolon injiziert.

Ergebnisse

Die klinischen Daten und Ergebnisse von 50 innerhalb der letzten 3 Jahre mit diesem Verfahren behandelten Patienten sind in Tabelle 1 aufgeführt. Das Durchschnittsalter der Patienten lag bei 62,5 Jahren (zwischen 43 und 71 Jahren). Insgesamt wurden 110 Läsionen durchgeführt (im Durchschnitt 2,2 Läsionen pro Patient). Das Ergebnis wurde nach 3 Monaten überprüft. Bei 31 Patienten (62 %) war der Erfolg gut – sie waren praktisch schmerzfrei und benötigten nur gelegentlich Analgetika. Bei 14 Patienten (28 %) wurde eine mäßige Schmerzlinderung erzielt; sie benötigten nur geringe Dosen mäßigstarker Analgetika. Bei 5 Patienten (10 %) stellte sich keinerlei Schmerzlinderung ein; sie benötigten Opioide zur Schmerzbehandlung.

Eine Analyse der Ergebnisse 12 Monate nach dem Eingriff zeigte, daß 48 % der Patienten noch immer von dem Eingriff profitierten und die Schmerzlinderung in den betroffenen Dermatomen als gut bezeichneten. 11 Patienten entwickelten neuralgische Schmerzen mit Hyperästhesie im Areal der behandelten Dermatome. Diese traten bereits eine Woche nach der Operation auf, dauerten 5–6 Wochen an und konnten mit trizyklischen Antidepressiva zufriedenstellend behandelt werden

Tabelle 1. Klinische Daten und Ergebnisse 3 Monate nach Hochfrequenzläsion der Hinterwurzelganglien

Anzahl der Patienten	m./w.	Primäres Karzinom	Hauptsächliche Schmerzlokalisation	Ergebnisse Schlecht	Mäßig	Gut
12	9/ 3	Melanom	Beine, Abdomen		2	10
8	–/ 8	Genitalien	Becken, Abdomen	2	3	3
7	–/ 7	Brust	Brust, Rippen		2	5
5	5/ –	Prostata	Becken, Abdomen	1	2	2
5	4/ 1	Bronchien und Mediastinum	Brust, Rippen		2	3
4	2/ 2	Ernährungstrakt	Abdomen, Hüfte	1	1	2
4	2/ 2	Lymphom	Hüften, Femur		1	3
2	2/ –	Leukämie	Hüften		1	1
2	2/ –	Blase	Hüften			2
1	–/ 1	Nieren	Kreuz	1		
50	26/24			5	14	31

Tabelle 2. Unerwünschte Wirkungen nach 110 Hochfrequenzläsionen der Hinterwurzelganglien

Nebenwirkung	Anzahl der Patienten	Behandlung	Dauer
Neuralgische Schmerzen mit Hyperästhesie	11	Trizyklische Antidepressiva	5–6 Wochen
Hypästhesie auf Nadelstich	26	Keine Behandlung	1 Monat
Hypalgesie	2	Keine Behandlung	9–11 Monate
Pneumothorax	1	Brustdrainage	3 Tage
Schmerzen am Okziput	1	Analgesie	2 Tage

(Tabelle 2). Bei 26 Patienten wurde innerhalb von 2 Wochen nach dem Eingriff eine leicht verminderte Empfindlichkeit auf Nadelstiche festgestellt. Diese Hypästhesie dauerte nicht länger als 1 Monat an.

Bei 2 Patienten bestand eine 9–11 Monate anhaltende Hypalgesie. Es kam weder zu motorischen Störungen noch zu einem Verlust der motorischen Kontrolle. Bis auf 2 Patienten, ein Patient mit Pneumothorax nach einem Thoraxeingriff und ein Patient mit Kopfschmerzen nach Durapunktion, wurden die Patienten 2 h nach dem Eingriff nach Hause entlassen. Ein durch die Behandlung hervorgerufener Pneumothorax wurde mit einer Drainage behandelt, so daß der Patient 3 Tage später die Klinik verlassen konnte. Die vermutlich mit der Durapunktion in Zusammenhang stehenden Kopfschmerzen sprachen auf ein peripheres Analgetikum an, so daß auch dieser Patient 2 Tage später nach Hause entlassen werden konnte.

Diskussion

Seit Uematsu et al. das Verfahren der perkutanen Hochfrequenzrhizotomie 1974 erstmals beschrieben haben [13], haben verschiedene Autoren ihre Erfahrungen mit dieser Technik, nicht nur bei Krebspatienten, sondern auch bei Patienten mit postherpetischen Neuralgien, Schmerzen nach chirurgischen Eingriffen und posttraumatischen Schmerzen sowie bei Patienten mit Rückenbeschwerden beschrieben [4, 8, 10, 11].

Das Verfahren hat viele Vorteile; der Eingriff ist einfach, die Dauer des Krankenhausaufenthaltes kurz, und die Wirkung tritt fast immer unmittelbar ein. Ein anderer Vorteil dieses Verfahrens gegenüber offenen chirurgischen Eingriffen an Nervenwurzeln ist die Tatsache, daß der Patient während des Eingriffes bei vollem Bewußtsein ist und somit antworten und kooperieren kann. Der Patient kann so, während er elektrisch stimuliert wird, helfen, die Nervenwurzel, die für seine Schmerzen verantwortlich ist, zu finden. Die Reaktion des Patienten auf die Stimulation ist unerläßlich, um festzustellen, ob sich die Elektrode in der Nähe des sensiblen Teils des Ganglions befindet.

Letcher u. Goldering [7] untersuchten die Wirkung der Thermokoagulation auf periphere Nerven und fanden heraus, daß bei ansteigender Temperatur zuerst die dünnen Nervenfasern geschädigt werden. Das Ziel des Eingriffs ist eine selektive Läsion, d.h. eine maximale Schädigung der nozizeptiven dünnen myelinhaltigen und nicht myelinhaltigen Nervenfasern und die minimale Schädigung der dickeren motorischen und propriozeptiven Nervenfasern. Aus diesem Grunde halten die meisten Autoren eine Temperatur von 70–80 °C für ideal [8, 10, 11].

Smith et al. [12] zufolge werden dünne und dicke Nervenfasern gleichermaßen schnell zerstört. Nach Meinung Dubuissons [4] trägt die Thermokoagulation der dicken afferenten Nervenbahnen ebenfalls zum Erfolg des Eingriffs bei. Bei Krebs, Herpes zoster und anderen Ursachen, die mit Deafferenzierungsssschmerz assoziiert sind, kann die Stimulation einer dicken afferenten Nervenbahn durch leichte Berührung oder durch Streichen der Haare intensive brennende Schmerzen hervorrufen. Es ist daher schwierig zu sagen, inwiefern die Erhaltung der dicken afferenten Nervenbahnen wichtig ist.

Es muß darauf geachtet werden, daß die dicken efferenten motorischen Fasern nicht durch die Läsion geschädigt werden. Das Hinterwurzelganglion kann anatomisch von den motorischen Nervenfasern separiert werden, weshalb es möglich ist, die Spitze der Elektrode durch eine Reihe elektrischer Tests exakt in das Ganglion zu plazieren. Zudem sind durch eine Läsion in Höhe des Ganglions nicht nur die Körperzellen der Nervenfasern, die zum Hinterhorn des Rückenmarks laufen, sondern auch die Körperzellen der sensiblen Fasern, die durch das Vorderhorn in das Rückenmark eintreten, betroffen [3]. Neueste Untersuchungen führten zu der Erkenntnis, daß sich die Struktur und die Aktivität des Hinterwurzelganglions nach einer Schädigung peripherer Nerven verändert [2, 15]. Möglicherweise trägt die spontane Entladung, die die Ganglien nach einer peripheren Schädigung aufweisen, zur Schmerzlinderung durch Thermokoagulation bei. Außerdem beugen Läsionen der Ganglien der Regeneration der Nervenfasern und den diese begleitenden spontanen Entladungen vor [6, 14].

Seit fast 100 Jahren [5, 9] ist bekannt, daß jedes Dermatom von mehr als einer Nervenwurzel innerviert wird. Nachdem das Schmerzareal, in dem die Schmerzen am stärksten sind, und die dementsprechende Nervenwurzel lokalisiert wurden, zogen wir in den meisten Fällen vor, die Läsion ebenfalls an den beiden benachbarten Ganglien durchzuführen.

Obwohl manche Autoren zweifeln, daß eine Korrelation zwischen einer wirksamen Nervenblockade und einem guten Ansprechen auf eine Nervendurchtrennung [1] besteht, glauben wir dennoch, daß Blockaden ein sinnvolles Mittel zur Ermittlung der involvierten Segmente darstellen. Sollte der Schmerz auch nach mehreren wiederholten Blockaden nicht gelindert werden, so wird auch eine Läsion keine Abhilfe schaffen können [1].

Die perkutane Hochfrequenzläsion der Hinterwurzelganglien ist daher ein sehr wirksames Verfahren zur Schmerzlinderung. Bei einer genauen Auswahl der Patienten mit lokalisierten Schmerzen kann diese Methode sehr wirksam sein, so daß die Analgetikumzufuhr bei diesen Patienten reduziert werden kann. Die Einfachheit des Eingriffes und das geringe Risiko des Auftretens von Nebenwirkungen lassen die perkutane Hochfrequenzläsion der Hinterwurzelganglien als zusätzliches Mittel zur Behandlung lokalisierter Krebsschmerzen sinnvoll erscheinen.

Literatur

1. Bonica JJ (1974) Floor discussion: dorsal rhizotomy. Adv Neurol 4: 626
2. Burchiel K (1984) Effects of electrical and mechanical stimulation on two foci of spontaneous activity which develop in primary afferent neurons after peripheral axotomy. Pain 18: 249–265
3. Coggeshall RE, Applebaum MB, Frazen M, Stubbs TB, Sykes MT (1975) Unmyelinated axons in human ventral roots, a possible explanation for the failure of dorsal rhizotomy to relieve pain. Brain 98: 157–166
4. Dubuisson D (1989) Root surgery. In: Wall PD, Melzack R (eds) Textbook of pain, 2nd edn. Churchill Livingstone, Edinburgh, pp 784–794
5. Foerster O (1933) The dermatomes in man. Brain 56: 1–39
6. Govrin-Lippman R, Devor M (1978) Ongoing activity in severed nerves: source and variation with time. Brain Res 159: 45–186
7. Letcher FS, Goldring S (1968) The effect of rediofrequency current and heat on peripheral nerve action potential in the cat. J Neurosurg 29: 42–47
8. Nash TP (1986) Percutaneous radiofrequency lesioning of dorsal root ganglia for intractable pain. Pain 24: 67–73
9. Sherrington CS (1898) Experiments in the examination of the spinal nerves: source and variation with time. Brain Res 159: 406–410
10. Sluiter ME, Mehta M (1981) Treatment of chronic neck and back pain by percutaneous thermal lesions. In: Lipton S, Miles J (eds) Persistent pain. Modern methods of treatment, vol. 3. Academic Press, London, pp 141–179
11. Sluiter ME (1988) The use of radiofrequency lesions for pain relief in failed back patients. Int Disabil Stud 10: 37–43
12. Smith HP, McWhorter JM, Challa VR (1981) Radiofrequency neurolysis in a clinical model. Neuropathological correlation. J Neurosurg 55: 246–253

13. Uematsu S, Udvarhelyi GB, Benson DW, Siebens AA (1974) Percutaneous radio-
    frequency rhizotomy. Surg Neurol 2: 319–35
14. Wall P, Gutnick M (1974) Properties of afferent nerve impulses originating from
    a neuroma. Exp Neurol 43: 580–593
15. Wall PD, Devor M (1983) Sensory afferent impulses originate from dorsal root
    ganglia as well as from the periphery in normal and nerve-injured rats. Pain 17:
    327–339

Biostimulationsverfahren zur Linderung von Krebsschmerzen

W.C.V. Parris

Im Gegensatz zu chronischen Schmerzen benigner Genese sind Krebsschmerzen fast immer mit einer spezifischen pathologischen Läsion assoziiert. Diese Läsion kann durch invasives Tumorwachstum, Druck auf ein Organ, Gefäßinfiltration, Knochenbefall, Narbenbildung nach Operationen oder durch Auswirkungen strahlentherapeutischer Maßnahmen verursacht sein. Wie auch chronische Schmerzen benigner Genese können Krebsschmerzen Gemütsstörungen hervorrufen, die den Schmerz überlagern und verstärken können. Neben diesen psychischen Faktoren können auch die Beschäftigung des Patienten mit dem Tod und daraus resultierende Verzweiflung die Schmerzen verstärken. Krebsschmerzen sollten ebenso wie chronische Schmerzen benigner Genese mit Hilfe eines multidisziplinären Therapieansatzes behandelt werden. Biostimulationsverfahren sind aufgrund des günstigen Kosten-Nutzen-Verhältnisses besonders attraktiv. Zu den am häufigsten angewandten Methoden zählen:

1) transkutane elektrische Nervenstimulation (TENS),
2) periphere Nervenstimulation,
3) Akupunktur,
4) Akupressur,
5) Aurikulotherapie,
6) Physiotherapie,
7) Bewegungstherapie,
8) Vibrationstherapie,
9) Magnetfeldtherapie,
10) Low-power-Lasermodulation,
11) Laser-TENS-Therapie,
12) Ultraschallverfahren,
13) dorsale Rückenmarkstimulation,
14) tiefe Hirnstimulation,
15) Wärmetherapie,
16) Eismassage,
17) traditionelle Methoden.

Neben der Tatsache, daß diese Verfahren ein relativ geringes Komplikationsriko besitzen, kann die erzielte Wirkung überdurchschnittlich gut sein.

Bevor auf die verschiedenen Biostimulationsverfahren im einzelnen eingegangen wird, werden an dieser Stelle die allgemeinen Grundlagen dieser Verfahren erläutert und kommentiert. Die in der modernen Schmerztherapie angewandten Biostimulationsverfahren haben eine historische Basis; schon zu Zeiten Sokrates wurde eine Art Biostimulation verwendet. Diese Elektrostimulation wurde unter Ausnutzung der von elektrischen Fischen freigesetzten Energie bei an Arthritis und Kopfschmerzen leidenen Patienten angewandt (*Scribonius longus*). Im späten Mittelalter führte die Entwicklung der Leidener Flasche und des elektrostatischen Generators erneut zur Anwendung der Elektrotherapie [7]. In der nachfolgenden Zeit wurde die Elektrotherapie jedoch in der Schulmedizin stark vernachlässigt und meist nur von Quacksalbern angewandt.

Die von Melzack u. Wall 1965 veröffentlichte, bereits als klassisch einzustufende Gate-control-Theorie [11] bietet die wissenschaftliche Grundlage des Wirkungsmechanismus der Biostimulation zur Schmerzbehandlung.

Die medizinische Praxis verfügt heute über verschiedene Möglichkeiten der Elektrostimulation. Die meisten Geräte zur Elektrostimulation bestehen aus einem Impulsgenerator, einem Verstärker und Elektroden. Durch eine Modulation der Intensität der Impulse, der Stromstärke, der Stärke des Widerstandes und der Gewebe, die die Elektroden von den peripheren Nerven trennen, lassen sich unterschiedliche Intensitäten der Elektrostimulation erzielen. Die spezifische Wirkung der Elektrostimulation wird somit von der jeweiligen Stromfrequenz und Impulsbreite bestimmt.

Vor Beginn der Schmerztherapie mittels Elektrostimulation muß gesichert sein, daß die Behandlung eine schmerzfreie Parästhesie hervorruft. Eine schmerzfreie Parästhesie läßt sich mittels folgender Verfahren erzielen:

1) transkutane Nervenstimulation mittels Elektroden, die auf die Haut aufgeklebt werden,
2) periphere Nervenstimulation mittels direkt auf einem Nerven implantierter Elektroden,
3) periphere Nervenstimulation mittels subkutan implantierter Elektroden,
4) kutane Anwendung eines Vibrators, mit dessen Hilfe schnell adaptierte niedrige Schwellenreize aktiviert werden,

5) Stimulation des Rückenmarks, entweder direkt oder über die Dura mittels gegenläufiger Aktivierung primärer afferenter kollateraler Nerven.

Das TENS-Gerät sollte robust und handlich sein, jedoch nicht so klein, daß seine Verwendung für ältere Patienten kompliziert wäre. Das Gerät sollte batteriebetrieben sein; implantierbare Geräte müssen über einen Hochfrequenzsender verfügen, der den Reizstrom drahtlos auf eine subkutan implantierte Empfängerspule übermittelt. Die Qualität der Reizübertragung hängt wesentlich von der Art der verwendeten Elektroden ab. Auch der Widerstand des darunterliegenden Gewebes und der Haut beeinflußt die Reizübertragung auf die Elektrode und somit die Intensität der Schmerzlinderung.

Wie auch andere Maßnahmen zur Schmerztherapie beruhen Biostimulationsverfahren entscheidend auf einem Placeboeffekt. Leider wurde der Placeboeffekt in initialen Untersuchungen zur Wirkung der transkutanen Nervenstimulation und der peripheren Nervenstimulation nicht berücksichtigt [23]. Diese Untersuchungen werden daher von vielen Wissenschaftlern als fehlerhaft angesehen. Dennoch haben neuere randomisierte kontrollierte Doppelblindstudien zur Wirkung der TENS-Geräte [5] die Ergebnisse früherer Untersuchungen bestätigt. Biostimulationsverfahren (einschließlich der transkutanen und der peripheren Nervenstimulation) haben daher einen berechtigten Platz bei der Behandlung chronischer Schmerzen.

Bourke et al. [3] haben nachgewiesen, daß bei Patienten, die präoperativ mittels transkutaner Nervenstimulation behandelt wurden, ein geringerer Halothanbedarf während eines Eingriffs an der Hand bestand. Thorsteinsson et al. [21] wiesen nach, daß TENS eine 3fach bessere Wirkung als Placebo bei der Behandlung chronischer Neuropathien besitzt. Pike [18] zeigte 1978, daß der postoperative Bedarf an Narkotika bei Patienten, die intraoperativ mit TENS behandelt wurden, wesentlich geringer war als bei Patienten, die nicht mit TENS therapiert wurden. Ali et al. [1] zeigten darüber hinaus, daß in Studien zur Lungenfunktion, in deren Verlauf auch die postoperative arterielle O_2-Spannung, die Vitalkapazität der Lunge und die funktionelle Residualkapazität untersucht wurden, Patienten, die bei Eingriffen im oberen Abdominalbereich mit TENS behandelt wurden, signifikant bessere Parameter hatten als Patienten, die mittels Placebostimulation behandelt wurden. All diese Studien beweisen, daß Biostimulationsverfahren (insbesondere TENS und die periphere Nervenstimulation) bei der Behandlung chronischer Schmerzen bei weitem wirksamer sind als Placebostimulation.

Transkutane elektrische Nervenstimulation

Von allen Biostimulationsverfahren wird TENS am häufigsten angewandt und von den Patienten besonders gut akzeptiert. Es gibt verschiedene Arten der Stimulation mit einer großen Variabilität der Reiz-
frequenz (von 1–5 Hz bis 100–150 Hz). In einer von Mannheimer u.
Carlsson [10] durchgeführten Untersuchung konnte nachgewiesen werden, daß eine Frequenz von 70 Hz bei der Mehrzahl der an chronischen
Schmerzen leidenden Patienten sehr wirksam ist. Melzack [12] beob-
achtete, daß eine Stimulation mit hoher Intensität und niedriger Frequenz zwar wirksam chronische Schmerzen lindern, gleichzeitig aber
auch unangenehme Muskelkontraktionen hervorrufen kann.

Häufig läßt die schmerzlindernde Wirkung der TENS-Therapie im
Laufe der Zeit nach. Dieses Phänomen tritt zwar nicht bei jedem
Patienten auf, wurde aber in verschiedenen Studien nachgewiesen.
Bates u. Nathan [2] wiesen in einer über einen Zeitraum von 7 Jahren
durchgeführten Langzeitstudie nach, daß TENS bei einer Vielzahl von
an chronischen Schmerzen leidenden Patienten zwar eine Wirkung
besaß, daß jedoch bei ca. 25 % der Patienten ein allmähliche Abnahme
der schmerzlindernden Wirkung zu beobachten war.

Hinsichtlich der prospektiven Wirkung der Therapie konnten
Johansson et al. [6] zeigen, daß an Extremitätenschmerzen leidende
Patienten besser auf die Behandlung ansprachen als an Axialschmerzen
leidende Patienten. Alter und Geschlecht besitzen offenbar keinen Einfluß auf die Wirkung der Therapie. Axiale, diffuse, psychogene und
zentrale Schmerzen sprechen kaum auf die Methode an. Bei an chronischen Schmerzen leidenden Patienten kann die TENS-Therapie als einzige Methode oder als zusätzliches Verfahren zur Unterstützung anderer etablierter Schmerzbehandlungsverfahren eingesetzt werden.

TENS ist eine praktisch risikofreie Behandlungsmethode. Dennoch
können insbesondere bei der Langzeitbehandlung mit TENS einige
Probleme auftreten:
1) Entwicklung einer allergischen Dermatitis, die durch das Elektro-
    den-Gel hervorgerufen werden kann;
2) leichtes Erythem an der Stimulationsstelle;
3) brennendes oder prickelndes Gefühl an der Stelle, an der die Elektrode
    angelegt wird, wenn zu wenig Elektroden-Gel verwendet wird, und
4) gesteigerte Schmerzintensität bei Patienten, die an einem brachia-
    len Plexusabriß leiden.

Eine mögliche gesteigerte Schmerzintensität klingt gewöhnlich nach
Absetzung der TENS-Therapie wieder ab [24].

Es gibt nur wenige echte Kontraindikationen zur transkutanen Nervenstimulation, z. B. ein Herzschrittmacher oder andere implantierte elektrische Geräte, deren Wirkung durch das mittels der Stimulation erzeugte elektrische Feld beeinflußt wird.

Periphere Nervenstimulation

Die Implantation von Geräten zur peripheren Nervenstimulation wurden erstmals von Sweet u. Wepsic [20] in die klinische Praxis eingeführt. Picaza et al. [17] wiesen nach, daß sich mittels dieser Stimulatoren bei 20 von 23 Patienten eine mäßige bis erhebliche Schmerzreduktion erzielen läßt. Die meisten dieser Patienten hatten sich einem spinalen chirurgischen Eingriff unterzogen und litten an Kompressionsneuropathien oder Phantomschmerzen. Die periphere Nervenstimulation wird meist auf die Nn. peroneus, ulnaris, ischiadicus, occipitalis, obturatorius oder pudendus gesetzt.

Primär wurden Manschettenelektroden verwendet, bei denen jedoch das potentielle Risiko einer Nervenkompression oder des Verrutschens der Elektrode bestand. Zu den daraus resultierenden Komplikationen zählen Infektionen, technische Probleme und postoperative Hypersensibilität. Bei dem Versuch, diese Komplikationen zu umgehen, entwikkelte Nashold [14] eine neue Elektrode, die sog. Knopfelektrode, bei deren Verwendung das Komplikationsrisiko weit geringer ist als bei der von Manschettenelektroden. Andererseits bedurfte es bei 50 % der von ihm untersuchten Patienten einer zusätzlichen Operation, um die Position der Stimulationselektrode zu korrigieren. Obwohl die periphere Nervenstimulation durchaus bei an chronischen Schmerzen leidenden Patienten wirksam ist, weisen die mit der Implantation eines Geräts verbundenen technischen Probleme und das Komplikationsrisiko darauf hin, daß dieses Verfahren nur bei einer ausgewählten Patientengruppe zur Anwendung gebracht werden sollte und daß der Eingriff zudem von einem erfahrenen Neurochirurgen vorgenommen werden muß.

Akupunktur

Die Akupunktur wird in der traditionellen chinesischen Medizin seit mehr als 2000 Jahren angewandt. Man versteht darunter eine spezifische Behandlung bestimmter Hautareale unter Verwendung feiner

Nadeln (Gold, Silber oder Stahl). Die Nadeln müssen gedreht oder elektrisch stimuliert werden; die Behandlung führt zu einer Analgesie. Die Akupunktur [8] basiert auf dem Prinzip, daß verschiedene Krankheiten und Schmerzsyndrome durch einen Widerspruch zwischen den Leitbahnen Yin (Geist) und Yang (Blut) hervorgerufen werden, die in bestimmten Arealen, die Kanäle oder „Meridiane" genannt werden, zirkulieren. Es gibt ca. 361 klassische Akupunkturpunkte, die auf 14 Meridianen im Körper liegen. Die meisten dieser Punkte werden verschiedenen Organen zugeordnet.

In der westlichen Welt wurde die Akupunktur erstmals 1683 von dem holländischen Arzt Willem Ten Rhyne praktiziert. Um 1972, nachdem Präsident Nixon die Volksrepublik China besucht hatte, lebte das Interesse an der Akupunktur in den USA und Europa wieder auf. Man untersuchte vornehmlich die analgetische Wirkung der Akupunktur bei chirurgischen Eingriffen. Das Interesse ließ jedoch wieder nach, nachdem feststand, daß sich die Akupunktur nicht als Alternative zur Anästhesie anwenden läßt. In China werden dennoch ca. 5–10 % der chirurgischen Eingriffe bei ausgewählten Patienten unter Anwendung der Akupunktur durchgeführt. Die schmerzlindernde Wirkung der Akupunktur zur Therapie der verschiedensten Schmerzsyndrome ist nachgewiesen, insbesondere bei Kreuzschmerz, Neuralgien und Muskelschmerz. Vor kurzem zeigte Nathan [15], daß die schmerzlindernde Wirkung der Akupunktur eher mit Nerven als mit Meridianen in Zusammenhang steht. Die Bedeutung der afferenten Transmission zum Erzielen einer Analgesie kann durch Infiltration ausgewählter Akupunkturpunkte mit Lokalanästhetika demonstriert werden. Reichmanis u. Becker [19] belegten, daß die schmerzlindernde Wirkung der Akupunktur wesentlich größer ist als die einer Placebostimulation. Diese Wirkung kann nicht nur mittels Akupunkturnadeln, sondern auch mittels intensiver Elektrostimulation, Hitze und einer Vielzahl anderer sensorischer Reize erzielt werden. Auf dieser Hypothese basieren auch andere Therapieformen wie *Akupressur*, *Vibrationstherapie*, *Wärmetherapie*, *Eismassage*, *Lasertherapie* und *Ultraschalltherapie*. Das Konzept wird *Hyperstimulationsanalgesie* genannt. Durch intensive TENS läßt sich eine langanhaltende Analgesie erzielen; die Dauer der Schmerzlinderung übersteigt die der Behandlung um mehrere Stunden und in Einzelfällen Tage oder sogar Monate. Die Anwendung der Hyperstimulationsanalgesie bei der Behandlung von Muskelschmerzsyndromen kann so wirksam sein, daß Travell u. Rinzler [22] vermuten, die Triggerpunkte der westlichen Schulmedizin könnten mit den Akupunkturpunkten der chinesischen Medizin übereinstimmen. So kann durch bloße Nadelstiche in bestimmte Punkte u.U. eine wirksame

Analgesie erzielt werden. Diese Wirkung wird von Lewit [9] „Nadeleffekt" genannt. Frost et al. [4] zeigten in einer kontrollierten Doppelblindstudie, daß sich bei Patienten mit Triggerpunkten bei Muskelschmerzen durch eine Injektion mit einer normalen Kochsalzlösung eine bessere Schmerzlinderung erzielen ließ als durch eine Injektion mit Mepivacain.

Aurikulotherapie

Das Prinzip der Aurikulotherapie wurde von dem französischen Arzt Nogier [16] entwickelt, der als erster die Meinung vertrat, man könne Schmerzen mittels elektrischer Stimulation bestimmter Punkte im Bereich des äußeren Ohres lindern. Mehrere andere Ärzte befanden die Aurikulotherapie als wirksam; Melzack u. Katz [13] hingegen konnten in Doppelblindstudien keine schmerzlindernde Wirkung der Aurikulotherapie nachweisen. Sie fanden jedoch heraus, daß die Stimulation bestimmter Punkte im Bereich des äußeren Ohrs ein Wärmegefühl auslöst. Das Eintreten dieser Reaktion weist darauf hin, daß Reize vom äußeren Ohr auf die „central integrating instructors" projiziert werden. Möglicherweise bildet dieses Gefühl in Verbindung mit einer starken Placebosuggestion die Basis der Wirkung der Aurikulotherapie.

Folgende Punkte bilden die physiologische Grundlage der Akupunktur und der Hyperstimulationsanalgesie:
1) Mäßige bis starke sensorische Reize können zur Schmerzlinderung genutzt werden;
2) sensorische Reize können auch in geringer Entfernung vom Schmerzareal wirksam sein;
3) sensorische Reize von kurzer Dauer können eine Linderung chronischer Schmerzen über einen Zeitraum von mehreren Tagen, Wochen oder sogar Monaten hervorrufen.

Andere Biostimulationsverfahren beruhen jedoch auf anderen Wirkungsmechanismen. So wird z. B. angenommen, daß die *Magnetfeldtherapie* Wirkung zeigt, wenn das aus den Mitochondrien stammende ATP erhöht wird. Möglicherweise kann diese Beziehung zwischen freien O_2-Radikalen und paramagnetischem O_2 im Gewebe durch das magnetische Feld auf noch ungeklärte Art modifiziert werden, wodurch eine Analgesie eintritt. Der Wirkungsmechanismus der *Low-Power-Laser-Modulation* konnte bisher noch nicht präzise erklärt werden.

Literatur

1. Ali JA, Yaffee CS, Serretti C (1981) The effect of transcutaneous electric nerve stimulation on postoperative pain and pulmonary function. Surgery 89: 507–512
2. Bates JAV, Nathan PW (1980) Transcutaneous electrical nerve stimulation for chronic pain. Anesthesia 35: 817–822
3. Bourke DL, Smith BAC, Erickson J, Gwartz B, Lessard L (1984) TENS reduces halothane requirement during hand surgery. Anesthesiology 61: 769–772
4. Frost FA, Jessen B, Siggaard-Andersen J (1980) A control, double-blind comparison of mepivacaine injection vs saline injection for myofascial pain. Lancet I: 499–501
5. Harrison RF, Woods T, Shore M, Mathews G, Unwin A (1986) Pain relief in labour using transcutaneous elctrical nerve stimulation (TENS). A TENS/TENS placebo controlled study in two parity groups. Br J Obstet Gynaecol 93: 739–746
6. Johansson F, Almay BGL, von Knorring L, Terenius L (1980) Transcutaneous electrical nerve stimulation in patients with chronic pain. Pain 9: 55–61
7. Kane K, Taub A (1975) A history of local electrical analgesia. Pain 1: 125–138
8. Kao FF (1973) Acupuncture therapeutics. Eastern, New Haven
9. Lewit K (1979) The needle effect in the relief of myofascial pain. Pain 6: 83–90
10. Mannheimer C, Carlsson CA (1979) The analgesic effect of transcutaneous electrical nerve stimulation in patients with rheumatoid arthritis. A comparative study of different pulse patterns. Pain 6: 329–334
11. Melzack R, Wall PD (1965) Pain mechanisms: a new theory. Science 150: 971–979
12. Melzack R (1975) Prolonged relief of pain by brief transcutaneous somatic stimulation. Pain 1: 357–373
13. Melzack R, Katz J (1984) Auriculotherapy fails to relieve chronic pain. JAMA 251: 1041–1043
14. Nashold BS (1980) Peripheral nerve stimulation for pain. J Neurosurg 53: 132–133
15. Nathan PW (1978) Acupuncture analgesia. Trends Neurosci 1: 21–23
16. Nogier PFM (1972) Treatise of auriculotherapy. Maisonneuve, Metz
17. Picaza JA, Cannon BW, Hunger SE, Boyd AS, Gum J, Maurer D (1975) Pain suppression by peripheral nerve stimulation. I. Oberservations with transcutaneous stimuli. Surg Neurol 4: 105–114
18. Pike PM (1978) Transcutaneous electrical stimulation: its use in management of postoperative pain. Anaesthesia 33: 165–171
19. Reichmanis M, Becker RO (1977) Relief of experimentally induced pain by stimulation at acupuncture loci. Comp Med East West 5: 281–288
20. Sweet WH, Wepsic JG (1968) Treatment of chronic pain by stimulation of fibres of primary afferent neurons. Trans Am Neurol Assoc 93: 103–105
21. Thorsteinsson G, Stonnington HH, Stillwell GK, Elveback LR (1977) Trancutaneous electrical stimulation: a double-blind trial of its efficacy for pain. Arch Phys Med Rehabil 58: 8–13
22. Travell J, Rinzler SH (1952) The myofascial genesis of pain. Postgrad Med 11: 425–434
23. Vander Ark GD, McGrath KA (1975) Transcutanous elctrical stimulation in treatment of postoperative pain. Am Surg 130: 338–340
24. Wynn Parry CB (1980) Pain in avulsion lesions of the brachial plexus. Pain 9: 41–56

Neurochirurgische Schmerzbehandlung

Y. Lazorthes

Wenn hartnäckige Schmerzen durch medikamentöse Therapie nicht gelindert werden können, muß ein chirurgischer Eingriff in Betracht gezogen werden. Da es viele Therapieverfahren gibt, läßt sich keine allgemeingültige Richtlinie aufstellen. Spezialisten auf dem Gebiet der Schmerztherapie stimmen lediglich darin überein, daß der chirurgische Eingriff gezielt auf die jeweilige Art von Schmerz gerichtet sein muß. Bei der Auswahl des Verfahrens dominieren die persönlichen Erfahrungen auf einem speziellen Gebiet, wie z.B. der Mikrochirurgie, der stereotaktischen Chirurgie oder der Implantatation von Geräten zur Schmerzbehandlung.

Chirurgische Eingriffe zur Schmerzbehandlung haben eine lange Tradition. Bereits im 16. Jahrhundert durchtrennte Ambroise Paré kleine Gefäße im Gehirn, um Migräneschmerzen zu lindern. Im 17. Jahrhundert führte der königliche Chirurg Maréchal Trigeminusneurotomien gegen Gesichtsneuralgien durch. Mit Ausnahme dieser Einzelfälle entstand das Konzept der chirurgischen Schmerzbehandlung jedoch erst Ende des 19. Jahrhunderts mit der Veröffentlichung der Werke Horsleys über die Chirurgie am Trigeminusganglion und Abbés über die Rhizotomia posterior.

Heute, in einer Zeit, in der Nadel, Katheter und Elektrode oft das Skalpell ersetzen, kann man jedoch nicht mehr von einer chirurgischen Schmerztherapie in dem 1940 von René Leriche definierten Sinne [8] sprechen. Damals basierte die Hirn- und Rückenmarkchirurgie allein auf anatomischen Kenntnissen [3, 8, 17]. Der chirurgische Eingriff war immer mit einer Verletzung verknüpft (sog. destruierende chirurgische Verfahren zur gezielten Unterbrechung der Schmerzleitung). Inzwischen gibt es neben den destruierenden chirurgischen Eingriffen auch konservative Methoden wie die 1966 entwickelte Nervenstimulation [4, 10, 11, 14] und seit 1977 die spinale Opioidbehandlung [1, 2, 7, 18] (sog. konservative Verfahren zur Stärkung neurophysiologischer Schmerzkontrollmechanismen).

Neuroanatomische Verfahren

Verfahren der Unterbrechung der aszendierenden Schmerzleitung

Die Unterbrechung der aszendierenden Schmerzleitung wird peripher oder medullär durchgeführt, da die Topographie der nozizeptiven Schmerzleitungen dort bekannt ist und die Nervenfasern relativ leicht erreichbar sind. Ursprünglich wurden die chirurgischen Eingriffe mit bloßem Auge unter Allgemeinnarkose durchgeführt. Heute erlaubt die Verwendung mikrochirurgischer Instrumente, der Thermokoagulation und des chirurgischen CO_2-Lasers einen präziseren Eingriff. Die Verfahren der perkutanen Neurolyse haben eine so starke Weiterentwicklung erfahren, daß sie heute unter stereotaktischer Kontrolle in Lokalanästhesie durchgeführt werden können. Da der Patient während des

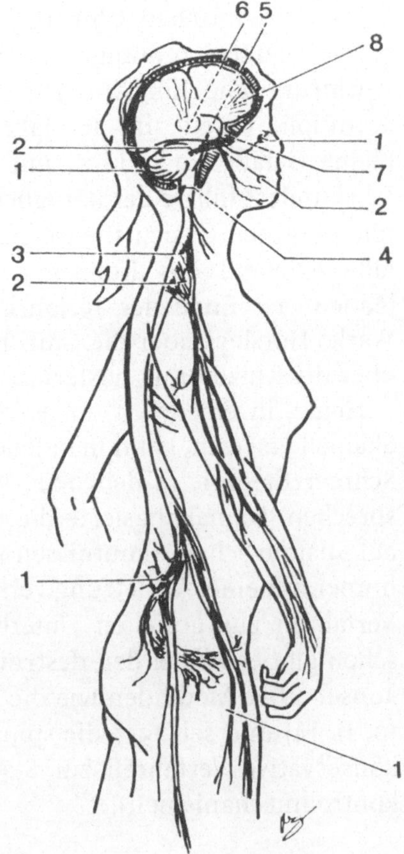

Abb. 1.
Verfahren der Unterbrechung nozizeptiver Schmerzleitungen: *1* periphere Neurotomie, *2* Rhizotomia posterior, *3* Läsion der radikulärmedullären Verbindung, *4* obere zervikale Chordotomie, *5* mesenzephale Traktotomie, *6* Thalamotomie, *7* Hypophysektomie, *8* frontale Lobotomie

Eingriffs bei Bewußtsein ist, ist durch sensible Nervenstimulation in Verbindung mit motorischer Stimulation eine präzise neurophysiologische Bestimmung des Ziels möglich; auf diese Weise verringert sich das Risiko einer Verletzung der benachbarten motorischen Bahnen. Beispiele für dieses Verfahren sind die perkutane Thermokoagulation des Trigeminusganglions, die perkutane zervikale Chordotomie und die perkutane Rhizotomia posterior.

Zur Neurolyse werden selten chemische Stoffe (z.B. reiner Alkohol, Phenol, Glycerol) verwendet, da das Ausmaß der Diffusion der chemischen Substanzen nicht kontrolliert werden kann. Die Neurolyse wird besser „thermisch", d.h. mit Hochfrequenzströmen erzeugt, mittels einer aktiven Elektrode, die an einen Thermistor angeschlossen ist, der eine präzise Überwachung der Temperatur und eine exakte Abgrenzung der Verletzung ermöglicht. Nozizeptive Fasern reagieren, da sie weniger geschützt sind, sehr viel empfindlicher auf die Koagulation; bei progressiver Koagulation ist es daher möglich, die dicken myelinhaltigen Nerven unberührt zu lassen. Unabhängig davon, welches Verfahren oder welcher Wirkstoff verwendet wird, muß die Stelle, an der die Unterbrechung der Schmerzleitung vorgenommen wird, in Abhängigkeit vom klinischen Schmerztyp und dem Schmerzareal gewählt werden. Man muß zwischen peripheren und zentralen Verfahren unterscheiden.

Abbildung 1 zeigt die möglichen Behandlungsverfahren von der Peripherie bis zum Zentrum.

Periphere Neurotomie

Bei der peripheren Neurotomie wird die nervale Leitung zwischen der verletzten Stelle und dem Eintritt in das ZNS unterbrochen. In der Theorie ist dieses Verfahren vielversprechend, in der Praxis wird es jedoch selten angewandt, weil 1) das Schmerzareal selten auf das Versorgungsgebiet eines einzelnen peripheren Nerven beschränkt ist und daher multiple Neurotomien mit jeweils beschränkter Wirkung durchgeführt werden müssen; 2) periphere Nerven i. allg. gemischt sind und die Neurotomie daher eine motorische Schädigung hervorrufen kann; und 3) der Durchtrennung vor dem ersten spinalen Ganglion i. allg. eine Nervenregeneration folgt, d.h. die Schmerzen können später wiederauftreten. Aus diesen Gründen kommt die periphere Neurotomie als chirurgisches Verfahren nur noch selten zur Anwendung. Die perkutane Neurolyse beschränkt sich i. allg. auf:
1) das periphere Versorgungsgebiet des Trigeminusnervs bei Gesichtsneuralgien,

2) den hinteren Ast von C2 bei Arnold-Neuralgie,
3) die interkostalen Nerven (einzeln oder multipel) bei interkostaler
   Neuralgie,
4) die hinteren Äste der lumbalen Spinalnerven bei perkutaner Thermokoagulation an den Gelenkfacetten bei chronischen lumbalen
   Schmerzen („Syndrom der hinteren Nervenäste"),
5) den N. cutaneus femoris lateralis in Höhe der Spina iliaca bei der
   entsprechenden Neuralgie.

Es bestehen Ähnlichkeiten zwischen der peripheren Neurolyse und der
Entfernung viszeraler sympathischer Ganglien. Die perkutane oder chi-
rurgische Sympathektomie, insbesondere des Ganglion stellatum bei
Schmerzen der oberen Extremitäten, des Ganglion coeliacum bei
Abdominalschmerzen und des Ganglion splanchnicum oder Lumbal-
ganglion bei Schmerzen der unteren Extremitäten wurde von René
Leriche, dem Pionier der neurochirurgischen Schmerzbehandlung, ent-

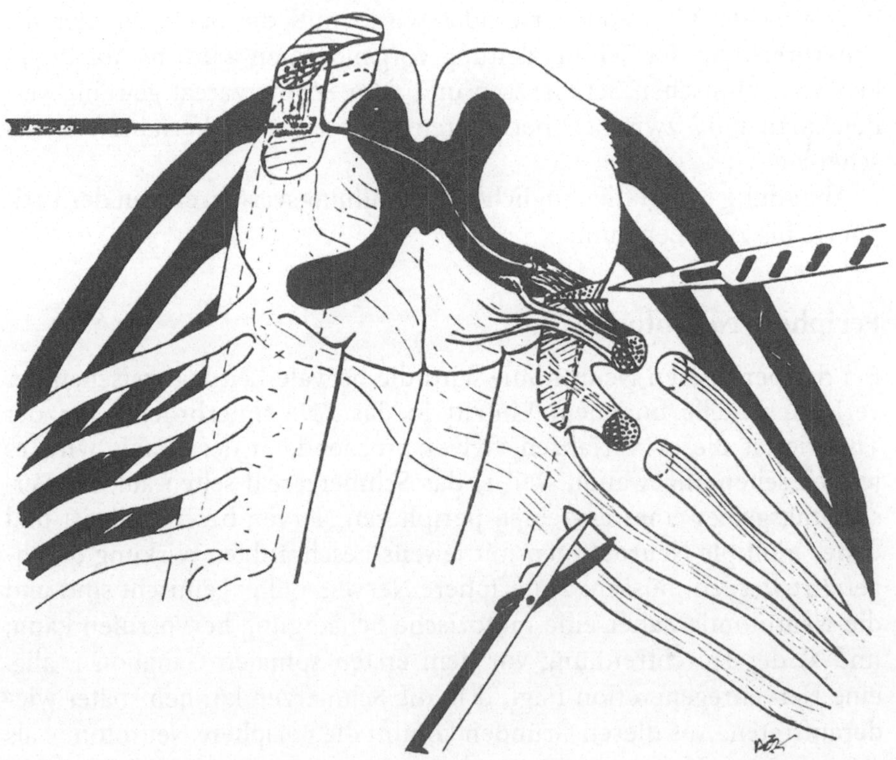

Abb. 2. Die radikulomedulläre Nervendurchtrennung: *oben rechts* klassische Rhizotomia posterior, *unten rechts* seltektive Rhizotomia posterior, *links* perkutane
Chordotomie

wickelt. Die aktuellen Indikationen für diese Arten von Sympathekto-
mien sind aus den gleichen Gründen wie die der peripheren Neurolyse
eingeschränkt.

Rhizotomia posterior

Bei der Rhizotomia posterior (Abb. 2) wird das erste sensible Neuron
am Eintritt in das Spinalganglion vor dem Rückenmark oder Hirnstamm unterbrochen. Diese Methode wurde erstmals 1889 und in verstärktem Maße nach dem 2.Weltkrieg durchgeführt [3, 12, 17]. Sie
basiert im wesentlichen auf der Tatsache, daß alle Fasern der hinteren
Wurzel sensibel sind und daß eine Schädigung dieser Fasern definitiv
ist. Die Rhizotomia posterior ruft keine motorische Störung hervor.
Aufgrund des Überlappens von Dermatomen muß sie jedoch über und
unter das Schmerzareal ausgedehnt werden. Um einen größeren Eingriff zu vermeiden, ist die Indikation daher auf unilaterale, klar defi-
nierte, abgegrenzte Schmerzareale begrenzt, die nur einen Nerv oder
maximal 2 benachbarte Nerven in Mitleidenschaft ziehen.

Die Rhizotomia posterior der Spinalnerven wird gewöhnlich in offener Chirurgie durchgeführt, indem mit Hilfe neurochirurgischer Verfahren eine kleine Öffnung in den Spinalkanal eingebracht wird (Laminektomie). Sie kann ebenso mittels perkutaner Thermokoagulation
durchgeführt werden.

Hauptindikation zur Neurotomie ist die Therapie der refraktären
Trigeminusneuralgie. Die Neurotomie besteht hier in einer Durchtrennung eines Astes des Trigeminusnervs zwischen dem Ganglion trigeminale und seiner Eintrittsstelle in den Hirnstamm. Aufgrund der Tatsache, daß Nervenfasern in Höhe der Penetration in den Hirnstamm
dissoziieren, kann die selektive Neurotomie jedoch nur dann angewandt werden, wenn das Schmerzareal genau eingegrenzt und das
Risiko einer Störung der kornealen Sensibilität und der motorischen
Funktionen der Kaumuskulatur ausgeschlossen ist. Zur Pathogenese
solcher Neuralgien gibt es verschiedene Hypothesen, z.B. ein abnorma-
ler Kontakt des Nerven mit der benachbarten Gefäßversorgung; eine
Gefäßobliteration. Eine andere Hypothese hat beim Hemispasmus
facialis zur Entwicklung der konservativen mikrochirurgischen vasku-
lären Dekompression geführt, da bei offenen chirurgischen Verfahren
das Risiko einer Verletzung des Angulus pontocerebellaris besteht. Die
perkutanen Methoden, insbesondere die perkutane Thermokoagulation des Ganglion trigeminale (Abb. 3), kommen daher häufiger zur
Anwendung als die Neurotomie.

Abb. 3.
Perkutane Thermo-
koagulation des
Ganglion trigemi-
nale: der ganglio-
zisternale Komplex
und die Penetration
der Koagulations-
elektrode; *dmm*
Dura mater der
mittleren zerebra-
len Fossa, *dmp*
Dura mater der
hinteren zerebralen
Fossa, *ar.* Arachno-
idea, *VM* motori-
sches Trigeminus-
bündel, *VS* sensibles
Bündel, *cit.* Trige-
minuszisterne, *f.o.*
Foramen ovale

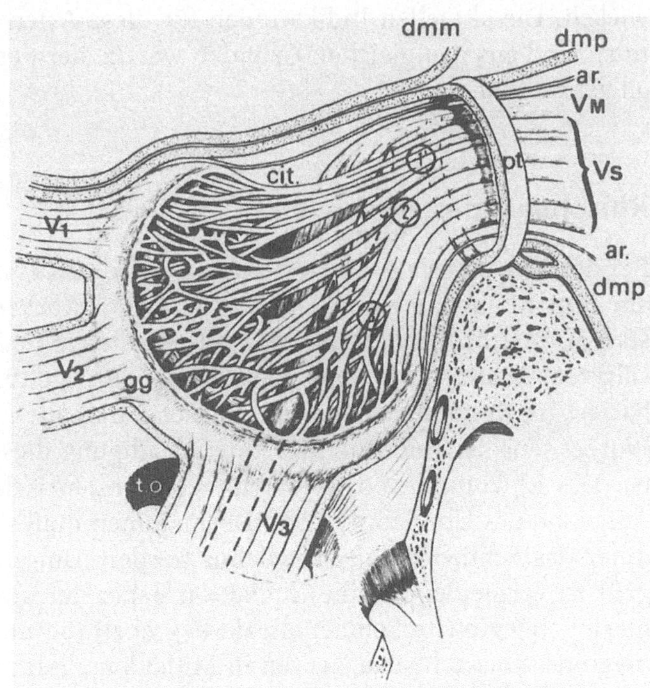

Die perkutane Thermokoagulation des Ganglion trigeminale wurde erstmals 1965 von Sweet u. Wepsic [15] beschrieben; das Verfahren besteht aus einer selektiven Nervendurchtrennung unter Verwendung kontrollierter Hochfrequenzthermokoagulation am Ganglion trigeminale [5]. Die Behandlung wird in einer kurzen Allgemeinnarkose durchgeführt. Die perkutane Thermokoagulation ist nur gering invasiv, relativ risikolos und eignet sich für alle Patienten, v.a. für ältere Patienten. Die Analgesie ist langanhaltend und Sensibilitätsstörungen, wie z.B. eine taktile Hypästhesie, bleiben auf die sensiblen Äste des Trigeminusnerves, die in das Schmerzgeschehen involviert sind, beschränkt. Die langfristigen Resultate sind ausgezeichnet; zwar treten bei 15 % der behandelten Patienten die Schmerzen nach einiger Zeit wieder auf, jedoch läßt sich der Eingriff ohne erhöhtes Risiko wiederholen.

Die selektive Hochfrequenzthermokoagulation wird auch bei anderen Neuralgien angewandt, z.B. die perkutane Thermokoagulation des Ganglion petrosum bei Glossopharyngeusneuralgien [6]. Die Rhizotomia posterior trifft zwar nur sensible Nervenbahnen, sie ist aber nicht selektiv; die Durchtrennung zerstört sowohl die taktilen sensiblen als auch die thermosensiblen Fasern. Nur mit mikrochirurgischen Verfahren ist es möglich, selektive Durchtrennungen an der vorderen Verbin-

dungsstelle und somit eine selektive Nervendurchtrennung [12] durchzuführen.

Die selektive Nervendurchtrennung ist insbesondere bei Neuralgien
der oberen Extremitäten indiziert, da es in diesen Fällen wichtig ist, die
Funktion der Hand aufrechtzuerhalten. Sie wird auch bei chronischem
Deafferenzierungsschmerz befürwortet, da bei diesem Schmerzsyndrom das Gleichgewicht zwischen sensibler Erregung und medullärer
Hemmung proximal des Ausmaßes der Nervenläsion hergestellt werden
muß. Dies ist z.B. bei Schmerzen nach Gliedmaßenamputationen und
nach Scherverletzungen des Plexus brachialis der Fall.

Anterolaterale Chordotomie

Unter der anterolateralen Chordotomie versteht man eine Durchtrennung der thermosensiblen Fasern des Tractus spinothalamicus in Höhe
des Rückenmarks. Sie wurde 1912 von Spiller u. Martin [13] entwickelt,
war aber zu diesem Zeitpunkt noch zu unpräzise, weil sie mit bloßem
Auge in offener Chirurgie durchgeführt werden mußte [3, 17]. Erst 1965
wurde sie weiterentwickelt, als Rosomoff [9] eine präzise Durchtrennung im zervikalen Bereich mit Hilfe der Thermokoagulation durch-
führte (Abb. 3). Bei der anterolateralen Chordotomie ist es möglich, die
am Schmerzgeschehen beteiligten Nerven in Lokalanästhesie durch
perkutane Nervenstimulation in Höhe von C1–C2 unter radiologischer
Kontrolle exakt zu identifizieren. Dennoch ist der Eingriff aufgrund der
Mobilität und der anatomischen Variationen der Medulla oblongata am
zervikalen Ende und durch die notwendige Kooperation des Patienten,
der während des Eingriffs bei vollem Bewußtsein ist, ausgesprochen
heikel. Selbst nach exakter Ermittlung des Schmerzareals bedarf es
höchster Präzision von seiten des operierenden Arztes, damit die Analgesie auf dieses Areal begrenzt bleibt.

Bis 1975 wurde das Verfahren mit großem Erfolg eingesetzt; die ante-
rolaterale Chordotomie war z.B. in den USA und Kanada die am häufigsten angewandte Methode der chirurgischen Schmerztherapie mit
schätzungsweise ca. 2000 Patienten pro Jahr; in den darauffolgenden
Jahren kamen bevorzugt konservative neurophysiologische Verfahren
zur Anwendung.

Die Indikation zur Anwendung der anterolateralen Chordotomie
wurde aufgrund des hohen Risikos respiratorischer und Sphinkterkom-
plikationen, die durch bilaterale Nervenverletzungen entstehen, auf
unilaterale Schmerzlokalisationen begrenzt. Da nach 1–2 Jahren der
Schmerz erneut auftreten kann, wird als Hauptindikation der refrak-

täre neoplastische Schmerz unilateraler Lokalisation angegeben; dieser Schmerztyp tritt jedoch ausgesprochen selten auf [5].

Mesenzephale Traktotomien

Bei der mesenzephalen Traktotomie wird in Höhe des Gehirnstammes mit Hilfe perkutaner stereotaktischer Verfahren das spinothalamische Bündel durchtrennt, in dem die sensiblen Trigeminusnervenfasern des Gesichts verlaufen. Der Eingriff ist sehr präzise, aber dennoch risikoreich. Die Indikationen sind auf Krebsschmerzen begrenzt. Das Verfahren wird heute nur noch in wenigen spezialisierten Kliniken zur Anwendung gebracht.

Sensible Thalamotomie

Im Thalamus, der Schaltstelle sensibler Nervenfasern, haben Neurochirurgen lange Zeit nach effektiven Zielgebieten für die Behandlung chronischer Schmerzen gesucht, insbesondere nach Einführung stereotaktischer Verfahren. Teile des Thalamus können selektiv ausgeschaltet werden, wodurch eine korrespondierende, kontralaterale Anästhesie hervorgerufen wird. Dennoch besteht das Risiko des Auftretens einer Anaesthesia dolorosa. Aus chirurgischer Sicht wurde der Thalamus als Zielgebiet eines stereotaktischen Eingriffs deshalb verworfen, für die Analgesie mittels elektrischer Neurostimulation ist er jedoch weiterhin von Interesse.

Hypophysektomie

Zur Hypophysektomie, die einer hypophysealen Lysis entspricht, werden stereotaktisch transnasal neurolytische Substanzen (reiner Alkohol) oder die Thermokoagulation verwendet [5]. Die Hypothese der Analgesie durch Hypophysektomie beruht auf der Hormonabhängigkeit mancher Krebserkrankungen (Prostata und Brust) und der Vermutung, daß therapierefraktäre Schmerzen durch die Ausschaltung der Hypophyse gelindert werden können. Obwohl das Verfahren aufgrund der von Talairach [16] entwickelten spezifischen stereotaktischen Maßnahmen einfach durchzuführen ist, ist es selten indiziert; meist wird eine Therapie mit Morphin vorgezogen.

Methoden der Aktivierung intrinsischer Schmerzkontrollmechanismen oder der neurophysiologischen Kontrolle

Elektrische Nervenstimulation

Neurophysiologische Grundlagen und Prinzipien [4, 5, 10, 11, 14]
Siehe Beitrag Parris „Biostimulationsverfahren".

Technik

Die elektrische Nervenstimulation kann, von außen nach innen betrachtet, an 4 verschiedenen Lokalisationen, nämlich Haut, sensiblen peripheren Nerven, Columna dorsalis und sensorischen Thalamuskernen durchgeführt werden (Abb. 4).

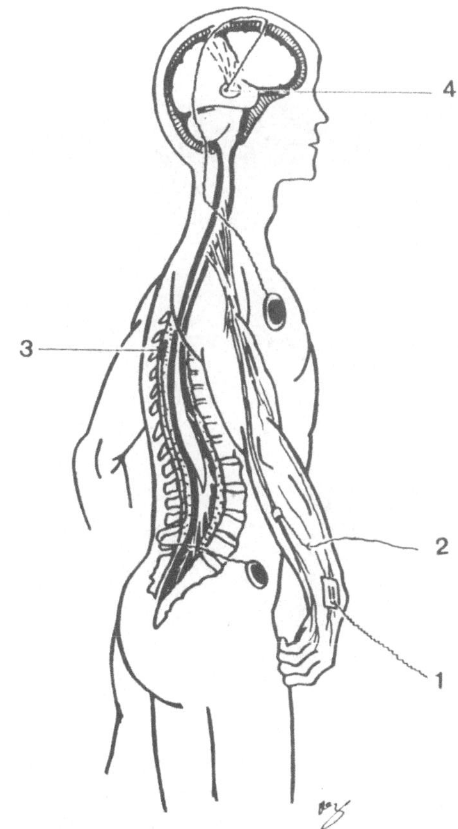

Abb. 4.
Lokalisation der analgetischen Verfahren der elektrischen Nervenstimulation:
1 transkutane Stimulation, *2* Stimulation peripherer Nerven,
3 Stimulation der spinalen Columna dorsalis, *4* Thalamusstimulation

Nur die 3 letztgenannten erfordern einen chirurgischen Eingriff und die Implantation eines Neurostimulators. Die Methode sollte zunächst auf die einfachsten und sichersten Stimulationsareale angewandt werden. Ziel der Behandlung ist eine „angenehme" elektrische Parästhesie mit größtmöglichster Ausdehnung im Schmerzareal.

Implantierbare Neurostimulatoren

In Anlehnung an die Herzschrittmacher, werden Neurostimulatoren (Abb. 5) in 2 Typen eingeteilt:

1) Bei *Hochfrequenzstimulatoren* werden die Impulse extern erzeugt. Der implantierbare Teil besteht aus einer elektrischen Stimulationselektrode; zwischen der aktiven Kathode, die über ein Kabel an einen Hochfrequenzrezeptor angeschlossen ist, und dem Nerv besteht ein Kontakt. Die Elektroden unterscheiden sich hinsichtlich des Stimulationsareals und der Implantationstechnik (entweder direkt, in offener Chirurgie oder perkutan mittels Stereotaxis).

Ein externer Hochfrequenzgenerator ermöglicht Modulation und Steuerung des Signals über eine auf der Haut angebrachte Antenne. Die

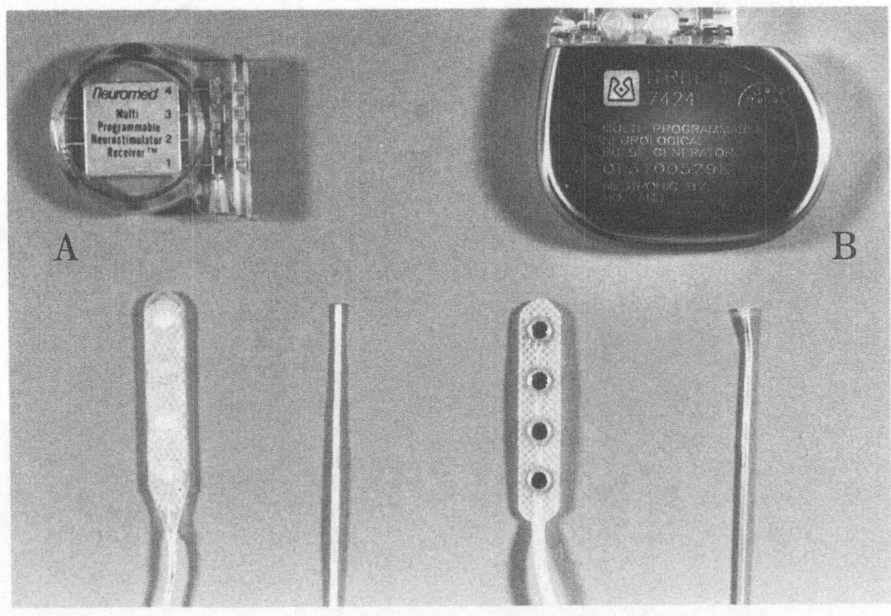

Abb. 5. Multiprogrammierbare implantierbare Neurostimulatoren: *A* Hochfrequenzempfänger, *B* vollimplantierbarer Stimulator. Zusätzlich ist jeweils eine 4-Kontakt-Elektrode abgebildet, die durch Laminektomie oder perkutane Verfahren implantiert werden kann

neuesten Modelle verfügen über mehrere Kanäle, wodurch verschiedene Elektrodenkontakte aktiviert werden können.

2) *Vollimplantierbare Stimulatoren* verfügen über eine implantierbare Batterie als Energiequelle. Die Lebensdauer der Batterie ist abhängig von der Stimulationsstärke und -frequenz, liegt aber bei ca. 5 Jahren. Die implantierbaren Stimulatoren sind angenehm für den Patienten, da sie durch einen Magneten an- und ausgeschaltet werden können. Sie werden mit Hilfe eines Steuerpultes programmiert, wodurch individuelle Veränderungen im Laufe der Behandlung möglich sind.

Implantationsverfahren

Die Implantation der aktiven Kathode ist abhängig vom Zielgebiet der Stimulation [4, 10].

- Zur Stimulation peripherer Nerven wird die ringförmige Kathode direkt in offener Chirurgie auf dem das Schmerzareal innervierenden peripheren Nerv, wie z.B. dem kubitalen Nerv oder dem Ischiasnerv, angebracht. In manchen Fällen, z.B. dem Trigeminusnerv, kann sie auch perkutan implantiert werden.
- Zur Stimulation des Rückenmarks wird eine unipolare, bipolare oder quadripolare Elektrode in den an die Columna dorsalis angrenzenden Periduralraum implantiert (Abb. 6). Der perkutane Eingriff ist wenig invasiv und kann daher in Lokalanästhesie durchgeführt werden; allerdings besteht bei einer perioperativen Nachprüfung der Implantationsstelle das Risiko einer Verschiebung der Elektrode. Bei tiefer zerebraler Stimulation bedarf die Implantation der Elektrode spezialisierter stereotaktischer Verfahren.

Stimulationsparameter

Das Ziel sowohl der peripheren als auch der zentralen Stimulation ist die Auslösung einer elektrischen Parästhesie des gesamten Schmerzareals durch die Stimulation der sensiblen Nervenbahnen (der dicken myelinhaltigen Fasern). Die Topographie dieser Parästhesie hängt von der korrekten und präzisen Plazierung der Elektrode ab. Die Stimulationsparameter sind spezifisch und ermöglichen die selektive Aktivierung der dicken myelinhaltigen Fasern. Biphasische, symmetrische und variable Stimuli bewirken eine „angenehme Parästhesie". Dazu werden eine Stromstärke zwischen 0 und 12 Volt, eine Stimulationsfrequenz zwischen 10 und 100 Hertz und eine Wellenlänge zwischen 0,1 und 1 m/s benötigt. Die Stimulation erfolgt in 10- bis 20minütigen Interval-

Abb. 6.
Kontrollaufnahme
eines implantierbaren
Hochfrequenzneurosti-
mulators und seiner
4-Kontakt-Elektrode

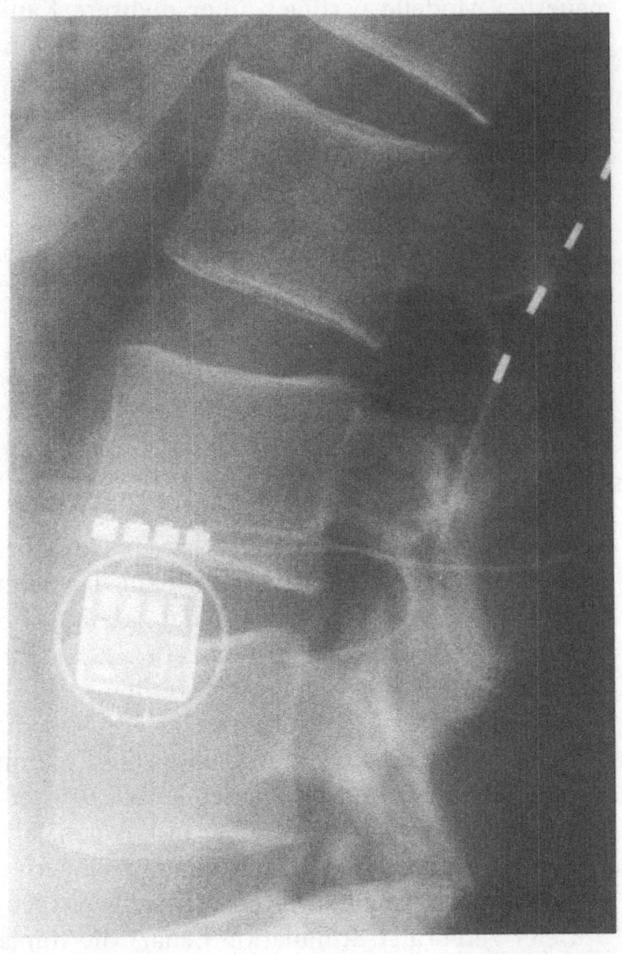

len 3- bis 4mal täglich. Die Dauer der Analgesie ist von Patient zu Patient unterschiedlich; die Stimuli werden individuell an den einzelnen Patienten angepaßt.

Indikationen

Die Implantation von Neurostimulatoren hat sich bei folgenden Indikationen bewährt:
- inkomplette posttraumatische periphere Nerven- oder Nervenwurzelläsionen,
- partielle brachiale Plexusläsionen,
- Amputationsschmerz (Phantomschmerz, Stumpfschmerz, Neuroma),

– Algodystrophie-Syndrome,
– Schmerzen bei inkompletter Paraplegie,
– arachnoide Plexusfibrose, insbesondere im lumbalen Bereich.

Das eine vollständige Deafferenzierung begleitende Schmerzsyndrom wird Anaesthesia dolorosa genannt. Diese spricht nur teilweise auf eine Nervenstimulation an; in diesem Fall wird eine langfristige Analgesie nur durch eine tiefe zerebrale Stimulation erzielt. Starke Schmerzen, wie z. B. Krebsschmerzen, können mit diesem Verfahren nicht gelindert werden; sie stellen sogar eine eindeutige Kontraindikation dar.

Selbst bei Vorliegen der genannten Indikationen sollten Langzeitnervenstimulationen mit Implantaten nur nach einer ausreichend langen erfolgreichen perkutanen Teststimulation durchgeführt werden [4, 10].

Intraventrikuläre Morphintherapie

Intraventrikuläre Implantationen: Bei diesem Verfahren wird ein intraventrikulärer Katheter in das Vorderhorn des Seitenventrikels oder in den rechten lateralen Ventrikel, in Nähe des Foramen Monroi, implantiert; der Zugang erfolgt durch ein Bohrloch an der Sutura coronalis ca. 3–4 cm entfernt von der medianen kranialen Linie (Abb. 7). Dieser Katheter ist mit einem subkutanen Gerät im Schädel oder in geringer Entfernung im Subklavikularraum konnektiert.

Indikationen

Die Indikationen zur intraventrikulären Morphintherapie ist bei folgenden Schmerzsyndromen gegeben:
– chronische refraktäre neoplastische Schmerzen,
– refraktäre Schmerzen, die nicht auf Medikamente, insbesondere nicht auf systemisch und oral verabreichte Opioide ansprechen,
– bilaterale, mediane oder diffuse Schmerzen, d. h. Schmerzen, die durch chirurgische perkutane analgetische Verfahren nicht gelindert werden können,
– Patienten ohne Risiko für Komplikationen wie z. B. intrakranialer Hypertonus, Hautinfektionen oder generalisierte Sepsis,
– Wahrscheinlichkeit eines Therapieerfolgs,
– Zustimmung von seiten des über die Therapie aufgeklärten Patienten und seiner Familie,
– günstige Umstände für nachfolgende Behandlung.

Nach einer intraventrikulären Injektion von 0,2–2 mg Morphin setzt die Analgesie schnell ein und hält lange an (1–8 Tage). Aufgrund der guten

analgetischen Wirksamkeit und des geringen Opioidbedarfs ist diese
konservative und reversible Methode zur Behandlung refraktärer neo-
plastischer Schmerzen geeignet.

Neurochirurgische Strategien

Die neurochirurgische Behandlung chronischer Schmerzen hat 3 Ziele:
Wirksamkeit: unmittelbare und anhaltende Analgesie.
Sicherheit: der neurochirurgische Eingriff sollte kein großes Trauma
sein und darf den allgemeinen Gesundheitszustand des Patienten nicht
beeinträchtigen.

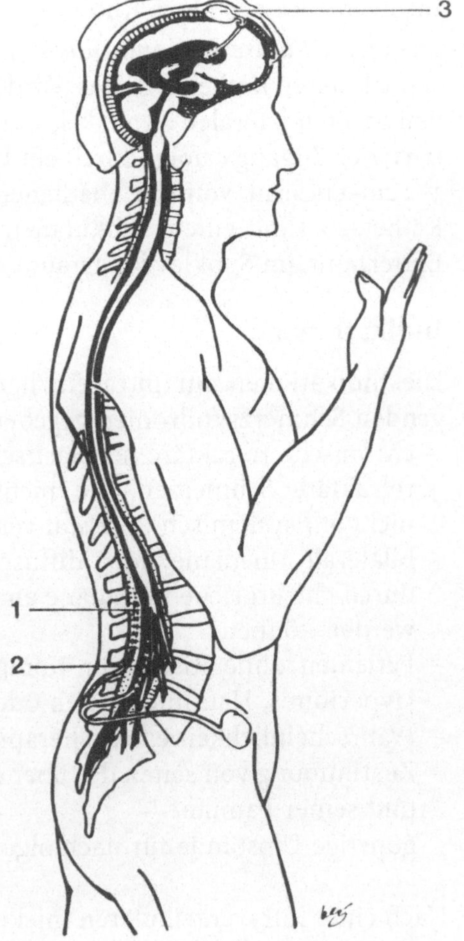

Abb. 7.
Darstellung eines Port-
systems für intrazere-
broventrikuläre Opioid
gabe unter Verwen-
dung von Kontrastmit-
tel. Katheterspitze:
1 lumbal-peridural,
2 lumbal-intrathekal,
3 Hirnventrikel

Akzeptable Kosten: im Hinblick auf das Verfahren sowie auf die gesellschaftlichen und beruflichen Konsequenzen für den Patienten in der Folgezeit.

Wahl des neurochirurgischen Verfahrens

Die Wahl des neurochirurgischen Verfahrens wird nicht nur durch die Lokalisation und die Ausdehnung des Schmerzareals, sondern auch durch die Ätiologie und das Ausmaß der assoziierten sensorischen Nervenschädigung bestimmt. Bei Schmerzen benigner Genese ist das indizierte Verfahren somit im wesentlichen von der Sensibilität des Gewebes im Schmerzareal abhängig und eine übermäßige nozizeptive Stimulation muß den durch die Deafferenzierung und die begleitende Hypästhesie oder komplette Anästhesie hervorgerufenen neurogenen Schmerzen entgegenstehen. Dies zeigt sich besonders im Falle von Gesichtsschmerzen trigeminalen Ursprungs: normalerweise folgt die Trigeminusneuralgie nicht unmittelbar auf die Gesichtsverletzung. Sie wird durch permanenten Streß hervorgerufen und tritt besonders häufig bei älteren Menschen auf; zur Therapie empfiehlt sich die perkutane selektive Thermokoagulation des Trigeminusganglions. Die thermische Neurolyse ist jedoch unwirksam, solange sie nicht mit einer Anästhesie auf schwere und gelegentlich auch leichte Druckreize einhergeht. Diese lokalisierte Sensibilitätsstörung wird von den Patienten i. allg. in Kauf genommen; im ophthalmologischen Bereich ist sie jedoch gefährlich, da eine korneale Anästhesie die Entwicklung einer kornealen Ulzeration prädisponiert. Bei Auftreten einer Gesichtsneuralgie im ophthalmologischen Bereich, insbesondere bei einem jungen Patienten, ist daher ein offenes chirurgisches Verfahren, z. B. eine mikrovaskuläre Dekompression zu empfehlen.

Andererseits ist es in den seltenen Fällen einer kontinuierlich auftretenden Trigeminusneuralgie, die mit sensorischen Problemen einhergehen (Neuropathie traumatischen iatrogenen Ursprungs), sinnlos und auch gefährlich, die Symptome durch eine perkutane Neurolyse zu verstärken. Alternative Therapien in einem solchen Fall sind z. B. die elektrische Nervenstimulation, zuerst transkutan und später, falls sich diese als unwirksam erweist, die Stimulation des Trigeminusganglions.

Ebenso ist die analgetische Nervenstimulation bei allen anderen Arten neurogener Schmerzen benigner Genese, die mit sensorischer Deafferenzierung einhergehen, indiziert; zu diesen zählen u. a. unvollständige periphere Nervenläsionen, arachnoidale Entzündungen und

Schmerzen bei Paraplegie oder Amputation. Die Wahl des Verfahrens der elektrischen Stimulation umfaßt die periphere transkutane Stimulation bis hin zur zentralen thalamus-medullären Stimulation.

Bei starken Krebsschmerzen kann die Wahl der Methode auf die Implantation eines intraventrikulären Implantats fallen, wenn die Schmerzen in der oberen Körperhälfte lokalisiert sind. Heutzutage wird die destruierende Chirurgie bei der Behandlung von Krebsschmerzen nur noch selten angewandt; ihre relative Wirksamkeit rechtfertigt nicht das Komplikationsrisiko und erst recht nicht die Entstehung neuer Schmerzen durch Deafferenzierung.

Schlußfolgerungen

Von allen zur Verfügung stehenden chirurgischen Verfahren müssen primär diejenigen gewählt werden, die dem Patienten den geringsten Schaden zufügen. Das Prozedere heißt:
- über ein großes technisches Repertoire und erfahrenes Personal verfügen und multidisziplinär vorgehen,
- alle möglichen konservativen Verfahren verwenden und deren Wirkungslosigkeit ausschließen, bevor ein destruierender Eingriff in Betracht gezogen wird,
- den perkutanen Methoden vor der offenen Chirurgie Priorität beimessen,
- vor einem zentralen Eingriff periphere Ziele wählen.

Literatur

1. Behar M, Olshwano D, Magora F, Davidson JT (1979) Epidural morphine in treatment of pain. Lancet I: 572–578
2. Besson JM, Lazorthes Y (1984) Sustance opioïdes médullaires et analgésie. Aspects fondamentaux et applications cliniques. INSERM (Paris) 127: 1–500
3. Guillaume J, de Seze S, Mazars G (1949) Chirurgie cérébro-spinale de la douleur. Presses universitaires de France, Paris
4. Lazorthes Y, Upton ARM (1985) Neurostimulation: an overview. Future Publishing Company, New York
5. Lazorthes Y, Verdie JC (1978) Traitement des douleurs irréductibles. Les techniques antigésiques percutanées. Pierre Fabre, Castres
6. Lazorthes Y, Verdie JC (1979) Radiofrequency coagulation of the petrous ganglion in glossopharyngeal neuralgia. Neurosurgery 4: 12–16
7. Lazorthes Y, Gouarmeres C, Verdie JC, Montsarrat B, Bastede R, Campan L et al. (1980) Analgésie par injection intrathernie de morphine. Etude pharmacosinétique et applications aux douleurs irréductibles. Neurochirurgie 26A: 159–164
8. Leriche R (1940) La chirurgie de la douleur. Masson, Paris

9. Rosomoff ML, Caroll F, Brown J, Sheptak P (1965) Percutaneous radiofrequency cervical cordotomy. Techn J Neurosurg 23: 639–644
10. Sedan R, Lazorthes Y (1978) La stimulation électrique thérapeutique. Neurochirurgie 24: 1–138
11. Shealy CM, Mortimer JT, Reswick J (1967) Electrical inhibition of pain by stimulation of the dorsal column: preliminary clinical reports. Anesth Analg 46: 489–494
12. Sindou M (1972) Etude de la jonction radiculo-médullaire postérieure. La radicellotomie postérieure sélective dans la chirurgie de la douleur. Thèse Mèd, Lyon
13. Spiller WG, Martin E (1912) The treatment of pain of organic origin in the lower part of the body by division of the anterolateral column of the spinal cord. JAMA 58: 1489–1490
14. Sweet WH, Wepsic JG (1968) Treatment of chronic pain by stimulation of fibres or primary afferent neurons. Trans Am Neurol Assoc 93: 103–105
15. Sweet WH, Wepsic JG (1974) Controlled the mocoagulation of trigeminal ganglion and rootlets for differential destruction of pain fibres. I: Trigeminal neuralgia. J Neurosurg 35: 143
16. Talairach J, Szikla G, Tournoux P, Bonn P, Bancaud J (1962) Le chirurgie stéréotaxique hypophysaire. Confia Neurol (Basel) 22: 204–213
17. White JC, Sweet WH (1969) Pain and the neurosurgeon. A 40 years experience. Thomas, Springfield/ILL
18. Wang JK (1979) Analgesic effects of intrathecally administered morphine. Reg Anesth 4: 2–3

Sachverzeichnis

Springer-Verlag und Umwelt

Als internationaler wissenschaftlicher Verlag sind wir uns unserer besonderen Verpflichtung der Umwelt gegenüber bewußt und beziehen umweltorientierte Grundsätze in Unternehmensentscheidungen mit ein.

Von unseren Geschäftspartnern (Druckereien, Papierfabriken, Verpackungsherstellern usw.) verlangen wir, daß sie sowohl beim Herstellungsprozeß selbst als auch beim Einsatz der zur Verwendung kommenden Materialien ökologische Gesichtspunkte berücksichtigen.

Das für dieses Buch verwendete Papier ist aus chlorfrei bzw. chlorarm hergestelltem Zellstoff gefertigt und im pH-Wert neutral.

GH 155 x 235 mm / Satzspiegel 108 x 190 mm